E-Book inside

Mit dem Kauf dieses Buchs erhalten Sie das zugehörige E-Book gratis. Sie können dabei aus zwei Dateiformaten wählen: EPUB (gängiges Format für E-Reader und Tablets) und PDF (für PC und Laptop). So kommen Sie an Ihr kostenloses E-Book:

Rufen Sie im Internet diese Website auf:
↗ http://www.junfermann.de/ebook-inside

Geben Sie den unten stehenden Code in das dafür vorgesehene Feld ein und klicken Sie → Code einlösen. Nach Eingabe Ihrer E-Mail-Adresse und Auswahl des E-Book-Formats erhalten Sie sofort einen Download-Link für das gewünschte E-Book an Ihre E-Mail-Adresse.

Bitte beachten Sie, dass der Code für Sie personalisiert wird und nur einmal gültig ist. Die Datei müssen Sie zunächst auf Ihrem Computer speichern, bevor Sie sie auf ein mobiles Endgerät überspielen können.

6EZ853HM

Martina Fischer-Klepsch

Soziale Phobie – die heimliche Angst

Selbsthilfeprogramm mit Übungen aus der Praxis

MARTINA FISCHER-KLEPSCH

SOZIALE PHOBIE – DIE HEIMLICHE ANGST

SELBSTHILFEPROGRAMM MIT ÜBUNGEN AUS DER PRAXIS

Junfermann Verlag
Paderborn
2021

Coverfoto © Galacticus (https://stock.adobe.com)

Covergestaltung / Reihenentwurf JUNFERMANN Druck & Service GmbH & Co. KG, Paderborn

Satz & Layout JUNFERMANN Druck & Service GmbH & Co. KG, Paderborn

Bibliografische Information der Deutschen Nationalbibliothek

Die Deutsche Nationalbibliothek verzeichnet diese Publikation in der Deutschen Nationalbibliografie; detaillierte bibliografische Daten sind im Internet über http://dnb.d-nb.de abrufbar.

ISBN 978-3-7495-0193-9
Dieses Buch erscheint parallel als E-Book und Audiobook.
ISBN 978-3-7495-0205-9 (EPUB), 978-3-7495-0207-3 (PDF), 978-3-7495-0409-1 (Audio).

MIX
Papier | Fördert gute Waldnutzung
FSC® C013205

„Was immer du tun kannst oder träumst, es zu können, fang damit an! Mut hat Genie, Kraft und Zauber in sich.“

(Johann Wolfgang von Goethe)

Inhalt

Einleitung

Liebe Leserin, lieber Leser,

warum haben Sie dieses Buch zur Hand genommen? Erleben Sie sich manchmal als zurückhaltend oder schüchtern? Ängstigt Sie die Vorstellung, auf eine Veranstaltung zu gehen, auf der nur wenige Ihnen bekannte Menschen sind? Haben Sie Angst zu erröten, zu zittern oder im Mittelpunkt der Aufmerksamkeit zu stehen? Beispielsweise, wenn Sie auf eine Party kommen und alle Blicke auf Sie gerichtet sind? Meinen Sie, dass Sie zu introvertiert sind und zweifeln Sie deshalb an Ihrem Wert? Fürchten Sie sich generell vor Blamage? Fällt es Ihnen beispielsweise schwer, sich bei beruflichen Meetings zu äußern, weil Sie der Meinung sind, dass es sowieso niemanden interessiert, was Sie zu sagen haben?

Dann ist dieses Buch das richtige für Sie. Vielleicht kann es Ihnen helfen, besser zu verstehen, was mit Ihnen los ist. Und vor allem zeigt es Ihnen auf, dass Sie mit Ihren Problemen nicht alleine sind. Eventuell kommen Ihnen die folgenden Beispiele bekannt vor:

Die 26-jährige Michelle galt schon als Kind als sehr vernünftig und ist heute beruflich erfolgreich. Leider hatte sie noch nie einen Freund und war auch noch nie verliebt. Sie fühlt sich gehemmt, was niemand von ihr erwarten würde, da sie gelernt hat, ihre Scheu zu überspielen. Sie hat jedoch große Angst, dass man ihr ihre Unsicherheit ansieht, zum Beispiel indem sie errötet; ein Problem, das ihre Mutter schon hatte.

*

Die 30-jährige Caroline bekam während einer Krise mit ihrem Partner Angst, in der Öffentlichkeit zu essen. Sie sorgte sich, dass sie dabei zittern könnte. Diese Angst hatte begonnen, als sie mit ihrem Team und einem neuen Chef essen gehen musste. Der Chef hatte ausgerechnet ihr gegenüber gesessen und sie nach ihrem Privatleben gefragt. Das hatte Caroline sehr verunsichert.

*

Der 25-jährige Jonas, der in einer sehr extrovertierten und kommunikativen Familie aufwuchs, entwickelte im Studium extreme Ängste vor Referaten und Prüfungen, weshalb sein Studium eine Qual für ihn wurde und sich ziemlich in die Länge zog. Heute ist er arbeitslos und hat große Angst davor, sich wieder zu bewerben.

*

Der 30-jährige Michael traute sich nicht, sich näher mit Frauen einzulassen, weil er befürchtete, im entscheidenden Moment bei körperlichem Zusammensein „zu versagen", was größte Scham bei ihm verursachen würde. In so eine Situation möchte er auf keinen Fall kommen! In letzter Zeit hat er angefangen, sich beim Feiern Mut anzutrinken.

*

Anette hat panische Angst davor, sich in der Öffentlichkeit übergeben zu müssen. Deshalb hat sie immer eine Plastiktüte dabei und vermeidet es, mit öffentlichen Verkehrsmitteln zu fahren. Sie isst nach Möglichkeit keine fettigen Nahrungsmittel und geht nicht in Krankenhäuser oder Apotheken, weil sie befürchtet, sich dort anzustecken und sich dann übergeben zu müssen. Sie ist froh, dass sie keinen Kinderwunsch hat, weil sie gehört hat, dass schwangere Frauen häufig unter Übelkeit und Erbrechen leiden.

Ist auch Ihnen eine der beschriebenen Ängste und Sorgen vertraut? Die Betroffenen aus den Beispielen sind (bis auf Jonas) berufstätig und gehen ihren Aufgaben nach, ohne dass andere ihnen ihr Problem anmerken. Denn bis auf ihre engsten Freunde weiß niemand von ihren Ängsten und Unsicherheiten, und manchmal noch nicht einmal diese.

Die Soziale Phobie umfasst ein ganzes Spektrum von Problemen, Unsicherheiten, Beeinträchtigungen und Folgeproblemen. Bei jedem Betroffenen ist sie etwas anders gelagert und zeigt sich mit unterschiedlichen Beschwerden, die auf den ersten Blick nicht vergleichbar sein müssen. Als langjährige Verhaltenstherapeutin sind mir die verschiedenen „Gesichter" der sozialen Unsicherheit, der Sozialen Phobie und ihrer Vorstufen bekannt: angefangen von einer leichten Schüchternheit, die sich nach kurzer Aufwärmphase wieder auflöst, über Gehemmtheit, die sich im Kontakt mit Fremden und in der Angst vor Bewertung zeigt, bis hin zu starker Angst, die zu ausgeprägtem sozialem Rückzug und massiven Folgeproblemen führt.

Ein Hauptproblem der Sozialen Phobie ist, dass man ihr nicht entweichen kann. Andere Phobien wie Tierphobien (z. B. die Angst vor Spinnen), Höhenangst, Flugangst und auch Angst, mit öffentlichen Verkehrsmitteln zu fahren oder sich in engen Räumen oder in Menschenmengen aufzuhalten, ermöglichen ein weitgehend angstfreies Leben, wenn die relevanten Situationen gemieden werden. Dies ist zwar in den meisten Fällen keine Lösung, die die Betroffenen auf Dauer zufriedenstellt. Aber immerhin sind sie weitestgehend symptomfrei, wenn sie den beängstigenden Situationen aus dem Weg gehen. Menschen mit einer Sozialen Phobie können ihre Ängste nicht komplett vermeiden, weil sie in vielen Situationen mit anderen Menschen zu tun haben müssen. Das können der Kassierer im Supermarkt sein, die Nachbarin, Kollegen am Arbeitsplatz oder Menschen, die den gleichen Bus benutzen. Ganz ohne Kontakte kann man kaum ein halbwegs normales Leben führen. Das ist der Hauptgrund, warum die Soziale Phobie so belastend und einschränkend ist. Und weil die sozialen Situationen nicht vermieden werden können, stehen die Betroffenen sie häufig unter großer Angst und Anspannung durch. Sie haben sich vielleicht einige Verhaltensweisen zurechtgelegt, die Ihnen helfen, die Angst auszuhalten. Das kann der konsequente Blick aufs Smartphone im Bus sein, aber auch die oben (im Beispiel von Anette) erwähnte Plastiktüte in der Tasche oder die perfekte Vorbereitung des Redebeitrags: Das ist das sogenannte Sicherheitsverhalten, das wiederum zu Folgeproblemen und weiterer Anspannung führt. Damit stellt das, was eigentlich helfen sollte, schließlich eine weitere Belastung dar.

Alle schüchternen und von Sozialer Phobie Betroffenen möchten zu gerne ein leichteres Leben führen, ohne sich ständig über irgendetwas Gedanken machen zu müssen. Sie wollen ihren Alltag entspannter bewältigen. Und das Zusammensein mit anderen Menschen sollte, wie das Leben insgesamt, eher freudvoll sein und eine Quelle von Spaß und Genuss als von Stress und Angst.

Mit diesem Buch möchte ich Ihnen dabei helfen,
- Ihre Ängste besser zu verstehen, indem Sie sie analysieren und dadurch eine deutlichere Einschätzung dafür bekommen, was mit Ihnen los ist,
- einen Weg zu finden, Ihre Unsicherheiten zu verringern oder sich ganz davon zu befreien,
- Strategien zu entwickeln, die neben der Bewältigung von Angst und Unsicherheit zu einer gesünderen Psyche führen.

Es ist für Sie geeignet,
- wenn Sie schüchtern oder in sozialen Situationen unsicher sind oder an sozialen Ängsten leiden, die Sie als übertrieben ansehen und derentwegen Sie sich Sorgen machen,
- wenn Sie sich Begleitmaterial zu einer Psychotherapie wünschen, um auch für sich zu Hause Unterstützung und hilfreiche Impulse zu bekommen (die Sie ggf. mit Ihrem Therapeuten gemeinsam besprechen können), auch wenn der Therapeut keine spezielle Erfahrung in der Behandlung von Sozialen Phobien hat.
- wenn Sie schon eine Therapie gemacht haben, die aber noch nicht ausreichend geholfen hat oder nicht übungsorientiert genug vorgegangen ist,
- wenn Sie einen Angehörigen haben, der unter sozialen Ängsten leidet, und Sie ihn besser verstehen und vielleicht auch Hilfe und Unterstützung geben wollen,
- wenn Sie noch nicht wissen, an welche Therapeutin Sie sich wenden können oder noch keinen Therapieplatz gefunden haben.

Das Buch soll Ihnen dabei helfen, Ihre Ängste zu verstehen: Wie sind sie entstanden? Wann und in welchen Situationen treten sie auf? Was genau bedeutet für Sie überhaupt Angst? Gibt es nur die eine Angst oder verschiedene Angstgefühle und Angstintensitäten für Sie? Welche Gedanken, welche Gefühle und welche Körperreaktionen treten bei Ihnen in Verbindung mit Angst auf? Wie verhalten Sie sich in Angstsituationen, was tun Sie ganz genau? Und hilft Ihnen Ihr Verhalten oder hält es die Unsicherheit aufrecht, sodass sie im Laufe der Zeit dadurch sogar noch stärker wird? Worin, also bei welchen Vorhaben, Plänen und Zielen, fühlen Sie sich durch die Ängste eingeschränkt?

Was möchten Sie erreichen: Was werden Sie tun, wenn Ihnen die Angst nicht mehr im Wege steht? In welchen Situationen ist Ihnen eine Veränderung besonders wichtig? Gibt es Menschen, denen Sie gerne ohne Angst näherkommen würden? Was wünschen Sie sich oder was brauchen Sie, um mit mehr Lebensfreude durchs Leben gehen zu können?

Auf dem Weg zu Ihren Zielen möchte Sie dieses Buch schrittweise begleiten wie durch eine kleine Verhaltenstherapie: Es vermittelt Ihnen, wie Sie Ihr eigener Therapeut oder Ihr eigener Coach werden können. Ich werde Ihnen dabei Schritt für Schritt meine Vorgehensweise erklären und Gedankenanregungen, Übungen und weitere Impulse an die Hand geben, an denen Sie sich orientieren können. Ebenso erhalten Sie wichtige Informationen über die Soziale Phobie, die sogenannte Psychoedukation, die auch in der verhaltenstherapeutischen Praxis erfolgen würde. Dabei werden Sie Modelle kennenlernen, mit denen Sie herausbekommen können, was die Hintergründe der Sozialen Phobie sind und wie sie sich bei Ihnen entwickelt hat. Sie werden durch Selbstbeobachtung und Achtsamkeit lernen, was in Ihnen in sozialen Situationen genau vorgeht. Sie werden erkunden, welche Gedanken und negative Selbstbewertungen zu sozialen Ängsten beitragen und wie Sie diese verändern können. Schließlich werde ich Ihnen Übungen vorstellen, mit denen Sie Ihre sozialen Ängste im Laufe der Zeit verringern können.

Da die meisten Menschen mit sozialen Ängsten auch unter negativen Gedanken und bewertenden Selbstgesprächen leiden, bekommen Sie zudem Techniken an die Hand, mit denen Sie Ihre Denkweise auf den Prüfstand stellen können. In einem ergänzenden Teil des Buches möchte ich Ihnen ein Basisprogramm gesunder Lebensführung vorstellen. Dabei ist das Erlernen von Achtsamkeit und Meditation ebenso wichtig wie Übungen für soziale Kompetenz und Emotionsregulation. Wir werden auch das Thema „Selbstwertgefühl" streifen. Und falls das nicht ausreichen sollte, so finden Sie Empfehlungen, wie Sie professionelle Hilfe, zum Beispiel bei einer Verhaltenstherapeutin, finden können.

Ein Wort zur Kognitiven Verhaltenstherapie

Es ist nicht das Ziel dieses Bandes, einen Überblick über die neueren Entwicklungen in der Verhaltenstherapie oder der Psychotherapie überhaupt zu geben. Aber Sie sollten meine Arbeitsweise kennen und wissen, auf welchen Grundüberlegungen mein Ansatz, der als ganzheitlich bezeichnet werden kann, basiert. Denn Sie möchten sich ja als ganzer Mensch entwickeln können.

Der Ansatz, den ich Ihnen hier vorstelle, basiert auf der Kognitiven Verhaltenstherapie (KVT). Er ist in vielen wissenschaftlichen Studien als effektiver Ansatz, insbesondere bei Angst- und Zwangsstörungen, bestätigt worden. Es ist überdies gängige Lehrmeinung, dass die Verhaltenstherapie durch die sogenannte dritte Welle eine stimmige Erweiterung erfahren hat. Während sich die „erste Welle" nur am beobachtbaren Verhalten des Menschen orientierte, bezog die „zweite Welle" die Gedanken, die sogenannten Kognitionen, mit in die Therapie ein. Die „dritte Welle" gibt den Gefühlen, also den Emotionen, einen wichtigen Raum. Deshalb wird zunehmend auch „erlebnisaktivierend" gearbeitet. Zudem erhielten einige neuere Strömungen einen wichtigen Stellenwert in der Verhaltenstherapie. Dazu gehört die Achtsamkeit oder Meditation, die den betroffenen Menschen dabei hilft, einen besseren Zugang zu sich selbst und damit zu ihrem Befinden zu erhalten, sei es körperlich, gedanklich oder emotional. Weiterhin wird ein liebevoller, gütiger und selbstfürsorglicher Umgang gefördert. Näheres dazu werde ich in diesem Buch vorstellen (Kapitel 12).

Mein verhaltenstherapeutischer Ansatz bezieht die Biografie und eine systemische Sicht mit in die Therapie ein. Die sogenannte Schematherapie ist eine wichtige Erweiterung meiner Sichtweise und therapeutischen Arbeit. Eine kurze Skizzierung der Schematherapie finden Sie auf Seite 147 ff.

Schon vor einiger Zeit wurde mir bewusst, dass die bisher publizierten Manuale und Selbsthilfebücher schwerpunktmäßig auf Kognitiver Verhaltenstherapie basierten und dabei die Verhaltensübungen etwas aus dem Blick geraten sind. Deshalb möchte ich Ihnen ganz bewusst entsprechende Übungen vertiefter vorstellen, als das in anderen Publikationen der Fall ist.

Wichtig ist vor allem zu verstehen: Es gibt nicht die eine Stellschraube, die plötzlich alles verändert und die Sie zu einem neuen Menschen ohne Schüchternheit, Angst und Unsicherheit macht. Aber es gibt viele Rädchen, die ineinandergreifen und die, konsequent und achtsam umgesetzt, zur Verbesserung beitragen können.

Wenn Sie sich also wünschen, ohne Angst mit Kolleginnen Mittagessen zu gehen, sich auf eine neue Stelle zu bewerben und sich mit mehr Selbstvertrauen in ein Bewerbungsgespräch zu begeben, sich bei Meetings zu Wort zu melden, Ihren Geburtstag unbeschwert mit Freunden zu feiern, andere Frauen oder Männer kennenzulernen und sich selbst insgesamt positiver zu sehen und einzuschätzen, dann kann Ihnen dieses Buch dabei helfen.

Die Soziale Phobie während und nach der Coronakrise

Während ich das Buch schreibe, ist unser ganzes Land, ja, die ganze Welt von der Corona-Krise betroffen. Wie gravierend das Abstandsgebot sich auf soziale Unsicherheit auswirkt, kann man im Moment schon feststellen: Die Vermeidung geselliger und sozialer Situationen ist ja gewollt, politisch gefordert und der Kontakt sogar unter Strafe gestellt. Menschen mit verschiedenen Arten von Ängsten werden in ihrem Vermeidungsverhalten unterstützt, weil sie zu Hause bleiben *sollen*. Auch in meiner Praxis habe ich in der Zeit, als Psychotherapie als Gespräch per Video durchgeführt werden konnte und sollte, die Auswirkungen auf die Psyche meiner Patienten bemerkt: Während eine Gruppe durch Corona noch stärker verunsichert und ängstlich reagiert hat, gab es eine andere Gruppe, die es gut fand, zu Hause bleiben zu dürfen. Dieser Gruppe ging es interessanterweise kurzfristig sogar besser, weil sie nicht mehr gefordert war, sich den Herausforderungen des „kontaktreichen" Alltags zu stellen. Ganz nach dem Motto „Wer sich nicht bewegt, spürt seine Fesseln nicht" richtete sich diese Gruppe mit Corona zu Hause ein. Für Menschen mit sozialen Ängsten ist es sogar zunächst angenehm, eine Mund-Nasen-Schutzmaske zu tragen und sich dahinter verstecken zu dürfen. Umso schwieriger ist es, sich wieder zeigen zu müssen.

Es wird eine Zeit nach der Corona-Krise geben. Ich gehe aber davon aus, dass der Umgang mit der Pandemie unser Leben dauerhaft beeinflussen und die Form des Kontaktes verändern wird. Aber: Unser Bedürfnis nach Kontakt und Bindung zu anderen Menschen wird bleiben. Vielleicht werden uns gute Beziehungen sogar noch wichtiger, noch wertvoller werden. Hoffentlich hilft Ihnen dieses Buch, dabei zu sein, wenn die Menschen, vielleicht auch gestärkt durch die Krise, wieder mehr aufeinander zugehen können.

Noch eine Anmerkung zur Genderschreibweise: Mir ist es wichtig, dass Ihnen die Inhalte dieses Buches in Ihrer schwierigen Lebenssituation helfen. Dazu gehört auch, dass der Lesefluss nicht durch sperrige Genderstar-Konstruktionen unterbrochen wird. Ich habe mich deshalb gegen das Gendern entschieden und werde stattdessen locker wechselnd mal die männliche und mal die weibliche Form wählen in der Hoffnung, so alle Menschen – unabhängig von ihrem Geschlecht – zu erreichen.

Teil I

Die Angst vor anderen Menschen

1. Habe ich ein Problem?

1.1 Schüchternheit und Soziale Phobie

Es gibt wohl kaum einen Menschen, der nicht einmal Angst davor hat, sich zu blamieren, peinlich zu verhalten oder von anderen abgelehnt zu werden. Schüchternheit und leichte Formen von sozialer Unsicherheit sind sehr weit verbreitet. Es wird Sie vermutlich entlasten zu hören, wie viele Menschen sich in bestimmten Situationen oder auch generell als schüchtern oder gehemmt erleben. Die Angst, vor einer Gruppe zu reden, geben 50 Prozent aller Befragten als Problem an (Hoyer & Härtling, 2019). Dabei kennen die meisten Menschen in so einer Situation Anspannung, Aufregung und eine gewisse Erwartungsangst.

In einer repräsentativen Bevölkerungsstichprobe (Stein, Walker & Forde, 1994) wurde nach sozialen Ängsten gefragt. Dabei stellte man fest, dass sich mehr als die Hälfte der Teilnehmenden als schüchtern bezeichnete und 61 Prozent der Befragten unter sozialen Ängsten in mindestens einer Situation litt. „33 Prozent der Befragten schätzten ihre Angst als ‚viel größer' als die meisten anderen Menschen ein".

Bereits in der Schule oder im Studium wagt ein Schüler oder eine Studentin oft nicht, bestimmte Fragen zu stellen aus Sorge, von anderen als dumm empfunden zu werden und sich dann unterlegen zu fühlen. Sich selbst zeitweise als schüchtern, gehemmt, zurückhaltend, introvertiert und in bestimmten sozialen Situationen als unsicher oder ängstlich zu erleben ist normal. Typisch ist zum Beispiel die Befangenheit zu Beginn einer Feier, wenn man den Raum betritt. Da hilft das Glas Sekt zur Begrüßung, denn das löst die Zunge. Auch sonst eher unbefangene und kommunikative Menschen verkrampfen manchmal und fühlen sich etwa in Redepausen unwohl. Ebenfalls normal ist das Gefühl von Scham, beispielsweise bei einem Missgeschick, wenn man versehentlich im Restaurant etwas vom Tisch hat fallen lassen. Es gibt wohl kaum jemanden, dem es angenehm ist, bei einer neuen Arbeitsstelle am ersten Tag den Kollegen vorgestellt zu werden und ein paar Worte über sich selbst zu sagen; oder der in größerer Runde bei einem Meeting die Ergebnisse eines Projektes vorstellen soll und sonst wenig Erfahrung damit hat, etwas zu präsentieren. Man geht davon aus, dass mehr als 60 Prozent der Menschen aufgeregt sind oder zumindest leichte Ängste verspüren, wenn sie vor einer Gruppe reden sollen (Stein, Walker & Forde, 1994).

All diese Beispiele von plötzlicher Befangenheit, Schüchternheit, Hemmung oder Peinlichkeit können vorkommen und sind weitestgehend normal. Diese Schüchternheit wird zudem meistens von den Betroffenen akzeptiert: Die Momente von Unbehagen sind dabei zwar nicht angenehm, werden aber bald darauf wieder vergessen. Eine gesunde Reaktion besteht darin, einzelne Situationen von Unsicherheit nicht so tragisch zu nehmen und sich davon nicht aus dem Konzept bringen zu lassen.

Wann wird Schüchternheit zum Problem?

Ein Hauptfaktor, der dazu beiträgt, dass jemand ein ernstes Problem mit Schüchternheit hat, ist der Leidensdruck: Wenn die sozialen Ängste häufiger werden und das Leben begleiten, wenn sie mit negativen Gedanken und Bewertungen der eigenen Person verbunden sind, dann fangen sie an, das Leben zu beeinträchtigen. Wenn die anfänglich „normale" Schüchternheit dazu führt, dass soziale Situationen gemieden werden und beispielsweise Termine wegen einer vorgetäuschten Krankheit abgesagt werden, dann wird die Unsicherheit zu einer Sozialen Phobie.

Dies ist auch dann der Fall, wenn die Angst vor Bewertung „grundsätzlicher" Natur ist und mit dem Gefühl einhergeht, in vielen Situationen oder immer von anderen als unsicher, inkompetent, langweilig oder unattraktiv angesehen zu werden.

Wenn Sie meistens Angst davor haben, im Mittelpunkt zu stehen oder in der Öffentlichkeit zu sprechen oder zu essen, dann ist aus der normalen Schüchternheit sicher ein Thema geworden. Ein Problem mit Sozialer Phobie haben Sie auch dann, wenn Sie häufig versuchen, angstbesetzte Situationen so gut es geht zu vermeiden oder sie nur unter starker Angst durchstehen.

Kernangst bei der Sozialen Phobie ist die Angst vor Bewertung, Peinlichkeit, Blamage, Demütigung und Ablehnung und dies über einzelne, eher seltene Situationen hinaus. Ein Soziophobiker (oder auch Sozialphobiker, ich verwende beide Begriffe synonym) hat Angst, im Mittelpunkt der Aufmerksamkeit zu stehen und sich zu blamieren. Dabei können die gefürchteten Inhalte unterschiedlich sein. Häufig besteht die Hauptsorge darin, dass die eigenen Angstsymptome (zittern, erröten, beim Reden den Faden verlieren oder einen Black-Out haben, auf einem Date kein Wort herauskriegen, verkrampft sein) von anderen wahrgenommen und negativ bewertet werden.

Situationen, über die sich andere Menschen keine Gedanken machen, sondern in denen sie sich sogar wohlfühlen, sind für Betroffene angstbesetzt und eine Art Prüfung, in der sie gut „performen" müssen. Während sich andere entspannen und amüsieren, fühlen sich sozial ängstliche Menschen angestrengt und wie in einer Leistungssituation gefordert. Anstatt nach Kontakten mit anderen Menschen erholt und angenehm angeregt zu sein, sind sie erschöpft und ausgelaugt und neigen dazu, sich selbst schlecht zu machen. Sie befürchten, kritisiert oder gekränkt zu werden und empfinden Kritik gleich als Abwertung ihrer Person. Mit all diesem Problemen geht häufig ein niedriges Selbstwertgefühl einher. Die Grübeleien und Gedanken über soziale Situationen führen zu permanenter Selbstbeobachtung und Prüfung, wie die eigene Person wohl in den Augen anderer Menschen gesehen wird. Das ist alles ungeheuer anstrengend und sorgt dafür, sich am liebsten ins Schneckenhaus zurückziehen zu wollen. Daher führt die Soziale Phobie zur Vermeidung entsprechender Situationen, zu Schutzstrategien und dem sogenannten Sicherheitsverhalten, mit dem soziale Anlässe unter Angst oder starker Anspannung durchgestanden werden (vgl. hierzu Abschnitt 2.3).

1.2 Formen der Sozialen Phobie

Die Soziale Phobie hat viele Gesichter und ist häufig auch für Expertinnen nicht so leicht zu erkennen. Dabei kommen die komplexeren Formen, die mit anderen psychischen Problemen assoziiert sind, in der verhaltenstherapeutischen Praxis sogar häufiger vor als die weniger gravierenden Formen. Schauen wir uns doch die unterschiedlichen Ängste einmal genauer an:

Die Redeangst

Angst vor öffentlichem Reden oder vor „Auftritten" ist sehr weit verbreitet und „Lampenfieber" ist auch Menschen, die sich beruflich „zeigen" müssen wie Schauspielern, gut bekannt. Interessanterweise wird die Redeangst als Soziale Phobie erst dann diagnostiziert, wenn die Angst bereits in relativ kleinen Gruppen von drei bis vier Personen auftritt. Die Angst vor dem öffentlichen Sprechen in größeren Gruppen ist so weit verbreitet, dass diese schon fast als normal angesehen werden kann. Wie erwähnt, haben mehr als 60 Prozent der Bevölkerung dieses Problem. Das Reden vor größeren Gruppen ist, wenn man nicht studiert und Referate vortragen oder beruflich präsentieren muss, eher auf privaten Feiern wie auf Hochzeiten oder runden Geburtstagen ein Thema. Und solche Anlässe kommen nun mal nicht regelhaft vor, sodass es auch entsprechend weniger Übungsmöglichkeiten gibt.

Menschen, die Angst vor dem Sprechen haben, reagieren bereits dann verunsichert, wenn sie mit wenigen Menschen verabredet sind und etwas Persönliches gefragt werden. Dann haben sie das Gefühl, dass alle Augen auf sie gerichtet sind und dass sie sich blamieren, wenn sie zum Beispiel nicht unterhaltsam und eloquent von ihrem letzten Urlaub erzählen können. Sie sind daher häufig sehr schweigsam, lassen andere reden oder antworten nur sehr knapp und kurz angebunden, was später zu erhöhter Selbstkritik und dem Gefühl, langweilig und uninteressant zu sein, führen kann.

Das ist bei Jonas der Fall, der im Studium starke Ängste vor Referaten entwickelt hatte. Mittlerweile hat sich die Angst so weit ausgedehnt, dass er sogar bei Treffen mit Freunden, die er eigentlich genießt, weil er sehr kontaktfreudig ist, ein Problem damit hat, etwas Persönliches gefragt zu werden. Es geht ihm nicht gut damit, was er anderen nicht zeigen möchte. Er stellt den Anspruch an sich, immer locker sein zu müssen.

Die Angst, vor anderen zu essen oder zu trinken

Die Angst, vor anderen zu essen, ist u. a. mit der Sorge verbunden, mit der Hand zu zittern und dabei etwas zu verschütten. Für Soziophobikerinnen ist es eine schreckliche Vorstellung, dass das Zittern ihrer Hand von anderen wahrgenommen und sie deshalb für unsicher gehalten werden könnten. Beim Trinken aus besonders filigranen Gläsern ist das Trinken schwieriger, weil größere Gläser oder Tassen mit beiden Händen angefasst werden können. Beim Essen ist das Einnehmen einer Suppe mit dem Löffel stärker angstbesetzt als das Essen von festen Nahrungsmitteln mit Messer und Gabel, wobei in der Regel auch das schwieriger ist, als zum Beispiel ein Sandwich mit den Händen zu essen. Die Angst vor dem Essen oder Trinken führt meistens zu einer Verkrampfung der Hand oder des Armes, was wiederum das Risiko des Zitterns erhöhen kann. Leider breitet sich diese Angst, wie im übrigen auch die bei anderen spezifischen Sozialen Phobien, durch die Vermeidung immer mehr aus und kann dazu führen, dass nicht mehr im Restaurant, auf Feiern oder außerhalb des engsten Familienkreises gegessen werden kann.

Caroline hatte besonders Probleme dabei, wenn sie mit Messer und Gabel essen musste. Sie hatte Angst, mit der Hand zu zittern, wenn sie das Essen mit dem Messer auf die Gabel schob. Deshalb bestellte sie eher ein Essen, für das sie nur die Gabel benötigte. Im Laufe der Zeit hörte sie aber ganz damit auf, ins Restaurant zu gehen und vermied es, mittags mit den Kollegen in der Kantine zu essen.

Die Angst, vor anderen zu schreiben

Bei der Angst, vor anderen zu schreiben, wird das Zittern der Hand, das von anderen gesehen und negativ bewertet werden kann, besonders gefürchtet. Diese Angst kann beim Unterschreiben oder beim Ausfüllen von Formularen, zum Beispiel beim Einchecken ins Hotel oder auch beim Eingeben der PIN von der Kreditkarte, auftreten. Häufig ist sie auch eine Form der Präsentationsangst und tritt beim Schreiben an einem Flipchart auf.

Die Angst beim Bezahlen

Die Angst beim Bezahlen an einer Supermarktkasse ist vergleichbar mit der Angst, vor anderen zu schreiben. Man muss das passende Bargeld parat haben oder Wechselgeld entgegennehmen. Dabei wirken nicht nur die Blicke der Kassiererin, sondern auch die der Wartenden in der Schlange für Sozialphobiker bedrohlich. Sie scheinen nichts Besseres zu tun zu haben, als die (sozialphobische) Person an der Kasse zu beobachten und das Warten macht sie möglicherweise ungeduldig. In dieser Situation haben Betroffene mehr als in anderen Situationen die Sorge, ihre Mitmenschen zu verärgern und dafür verantwortlich zu sein, dass andere ungehalten reagieren. Ältere oder behinderte Menschen sind besonders von diesen Ängsten betroffen.

Die Prüfungsangst

Bei der Angst vor Prüfungen geht die Furcht vor dem Scheitern in einer Prüfung mit der Angst vor der Bewertung einher. Im Vordergrund steht die Angst, das Gelernte nicht abrufen zu können und zu versagen. Häufig führen überhöhte Ansprüche an das Ergebnis und die eigene Leistungsfähigkeit zu hoher Anspannung und zu der Angst vor dem Misslingen. Diese setzt oft schon bei der Vorbereitung ein und behindert eine konsequente Prüfungsvorbereitung mit der Folge, dass man aufschiebt. Dann stellt bereits das Lernen am Schreibtisch ein Problem dar und es bestehen gravierende Konzentrationsmängel, sodass in der Folge Prüfungstermine abgesagt werden. Die Prüfungsangst wird oft als spezifische Phobie diagnostiziert, ist jedoch häufig eine Form der Sozialen Phobie.

Die Angst vor dem Telefonieren

Durch die Digitalisierung mit Chats und Kurznachrichten haben sich viele, insbesondere jüngere Menschen abgewöhnt, miteinander zu telefonieren. Manchmal finden sogar Beziehungsgespräche oder lange Diskussionen im Chat statt. Man muss sich nicht so „zeigen", kann sich Zeit lassen, bis man reagiert, und vorher noch einmal überlegen. Beim Telefonieren ist man „ungeschützter" oder „sichtbarer". Der andere bekommt mehr von einem mit: die Reaktionszeit, Klang und Modulation der Stimme, Schnelligkeit des Sprechens, die spontane Wortwahl, die Interaktion mit dem anderen. Es bleibt einem beim Telefonieren nichts anderes übrig, als sich zu „zeigen". Mehr ist dieses natürlich noch bei einem Videotelefonat der Fall, bei dem man auch gesehen werden kann. Viele Soziophobiker fürchten sich davor, beim Arzt oder einer Behörde anzurufen und etwas nachzufragen oder um etwas zu bitten. Sie haben Sorge, ihr Anliegen nicht verständlich machen zu können, unfreundlich behandelt oder abgelehnt zu werden. Es kann jedoch auch vorkommen, dass die Angst besteht, zu telefonieren, wenn jemand zuhört. Dies stellt ein Problem in Büros, insbesondere in Großraumbüros dar, in denen man sich nicht zurückziehen kann und andere Kolleginnen einen sehen und hören können.

Die Angst vor dem Erbrechen: Emeteophobie

Auch die Emeteophobie, die Angst vor dem Erbrechen, kann eine spezifische Soziale Phobie sein. Die Betroffenen befürchten, sich übergeben zu müssen, auch wenn sie alleine sind, oder sie haben Angst, andere Menschen könnten sich in ihrer Gegenwart erbrechen. Eine Soziale Phobie ist es bei der Befürchtung, sich in der Öffentlichkeit erbrechen zu müssen und dabei von anderen gesehen und bewertet zu werden. Die Angst vor dem Erbrechen kann sehr einschränkend sein, weil sie zu ausgeprägtem Vermeidungsverhalten führen kann. So werden Fahrten auf Schiffen, im Bus oder auch in anderen Verkehrsmitteln aus Angst vor Peinlichkeit und Blamage gemieden. Bestimmte Speisen werden aus Sorge vor der Übelkeit nicht gegessen, was manchmal zu Gewichtsabnahme führen kann. Manche Betroffene haben wegen ihrer Emeteophobie immer eine Plastiktüte dabei. Dieses ist eine Form des Sicherheitsverhaltens, das eine große Rolle bei der Aufrechterhaltung der Sozialen Phobie spielt. Der Abbau des Sicherheitsverhaltens ist daher wichtig und wir werden darauf im Übungsteil ausführlich zu sprechen kommen.

Anette kam mit der Angst vor dem Erbrechen, die sie sehr in ihren Aktivitäten und der Kontaktgestaltung einschränkte, in meine Praxis. Sie hatte vor Therapiebeginn jahrelang nicht mehr selbst in einer Apotheke eingekauft aus Angst, dort mit kranken Menschen in Kontakt zu kommen und sich bei ihnen anzustecken. Außerdem mied sie Krankenhäuser. Aus Angst, sich zu übergeben, fuhr sie nicht mit öffentlichen Verkehrsmitteln. Sie hatte immer eine Plastiktüte dabei, falls es zum „Schlimmsten" kommen sollte.

Die Angst vor dem sexuellen Versagen

Die Sorge, beim intimen Zusammensein mit einer Freundin im entscheidenden Moment zu versagen und Erektionsprobleme zu bekommen, tritt bei Männern relativ häufig auf. Meistens vergeht die Sorge wieder, wenn in einer Beziehung Vertrauen entsteht und erste positive Erlebnisse Sicherheit gegeben haben. Bei manchen Männern bleibt das Problem aber sogar innerhalb einer festen Partnerschaft bestehen. Neben organischen Ursachen wie Diabetes, Herzerkrankungen und Bluthochdruck spielen psychische Ursachen vermutlich eine größere Rolle. Bei Männern spricht man von erektiler Dysfunktion: Die Angst, nicht seinen „Mann stehen zu können", tritt in der Kennenlernphase und der Anbahnung eines intimen Kontaktes häufiger auf als in festen Beziehungen.

Frauen kennen auch sexuelle Probleme wie Vaginismus. Dabei bestehen Schmerzen beim Geschlechtsverkehr, die so stark sein können, dass ein Koitus nicht möglich ist. Psychologischer Hintergrund ist ein ähnlicher wie bei anderen Formen von Versagensängsten. Das „Gelingen" des sexuellen Kontaktes wird als Leistung angesehen und das Nichtgelingen dementsprechend als Scheitern.

So war es bei dem 30-jährigen, beruflich erfolgreichen Michael, der viele Freunde hatte, gerne ausging und viel reiste. Er hatte, nachdem sich seine erste Freundin vor Jahren von ihm getrennt hatte, keine feste Beziehung mehr und wollte eher in Affären sein Glück suchen. Er trieb intensiv Sport, um einen trainierten Körper vorweisen zu können, und wollte ein unterhaltsamer Gesprächspartner sein. Bei neuen Kontakten zu Frauen hatte er große Angst vor dem sexuellen Versagen, weshalb er lange Zeit keine Frau mehr getroffen hatte. Zuletzt war ihm vor dem ersten Date richtiggehend übel geworden vor Angst, beim späteren Intimwerden nicht funktionieren zu können.

Die Angst vor dem Benutzen öffentlicher Toiletten, vor dem Einkoten oder Einnässen

Während das Bestehen Sozialer Ängste bereits schambesetzt ist und meistens verschwiegen wird, wird über Intimes wie die Benutzung öffentlicher Toiletten, die Verdauung oder gar Probleme mit der Sexualität gar nicht gesprochen. Die Angst, öffentliche Toiletten zu benutzen, ist bei Männern, die jedoch auch nicht darüber reden, relativ weit verbreitet. Bei der Nutzung von Urinalen, die von anderen Männern im Raum frei einzusehen sind, entsteht die Sorge, nicht urinieren zu können, was als peinliche Blamage erlebt wird. Diese Form der Sozialen Phobie wird Paruresis genannt, was übersetzt „schüchterne Blase" heißt. Wenn nur dieses Problem besteht, wird in der Regel keine Therapie besucht, weil die Benutzung öffentlicher Toiletten bzw. die Benutzung von Urinalen meistens gemieden werden kann.

Es gibt Soziophobiker, die Angst davor haben, sich in der Öffentlichkeit „in die Hose zu machen", die sogenannte Diarrhoephobie. Es werden nur Orte aufgesucht, bei denen ein WC verfügbar und leicht erreichbar ist. Fahrten mit öffentlichen Verkehrsmitteln werden vorher akribisch vorbereitet, um die genaue Kenntnis der Umgebung von U-Bahn-Stationen zu haben. Bei Menschen mit entzündlichen Darmerkrankungen (Morbus Crohn und Colitis Ulcerosa) kann diese Angst ein Begleitphänomen ihrer medizinisch verursachten Erkrankung darstellen. Es gibt aber auch Fälle, die rein psychologischer Natur sind: Durch die Angst vor dem „Missgeschick" ist der

Körper somatisch gesehen in permanentem Aufruhr, was die Wahrscheinlichkeit von Durchfall oder Diarrhoe verstärkt. Ähnlich ist es bei der Angst davor, den Urin nicht halten zu können. Aus Sorge davor wird das Trinken, vor allem vor Fahrten oder in der Öffentlichkeit, vermieden oder es wird zu wenig getrunken, was sekundär zu einer Verkleinerung der Blase und dadurch zu stärkerem Harndrang bereits nach kleinen Trinkmengen führen kann.

Für manche Menschen ist es schon ausgesprochen schlimm, wenn andere ihr Magenknurren oder andere Verdauungsgeräusche hören können oder wenn sie einen Schluckauf haben oder aufstoßen müssen. Normale menschliche Regungen sind damit bereits extrem peinlich.

Hanna hatte eine extrem flache Atmung, was ihre Anspannung, die ohnehin permanent vorhanden war, verschärfte. Sie atmete nicht mehr tief oder in den Bauch ein, weil es ihr unangenehm war, wenn jemand sah oder hörte, wie sie atmete.

Die Angst vor dem Erröten: Erythrophobie

Jeder kennt das Gefühl, dass es plötzlich heiß aufsteigt, wenn man sich ertappt oder beschämt fühlt. Solche Situationen treten häufig bereits in der Schule oder in der Pubertät, zum Beispiel bei den ersten Kontakten mit attraktiven Personen des anderen Geschlechts, auf. Das Erröten verliert sich bei den meisten Menschen in der Regel jedoch wieder. Bei Erythrophobikerinnen ist das Rotwerden an sich jedoch so schambesetzt, dass allein die Sorge davor dazu führt, dass es auftritt. Während die Angst anfangs meistens tatsächlich in blamablen Situationen auftrat, kann sie später bereits beim Einkaufen und bei völlig unverfänglichen sozialen Kontakten mit Menschen, die man nicht wiedersieht, entstehen. Wer diese Sorge nicht hat, wird es vermutlich nicht so schlimm finden, wenn jemand errötet. Für die Betroffenen wird das Leben dadurch jedoch zum Spießrutenauflauf und der Leidensdruck kann enorm sein. Im Übrigen ist das Problem hierbei ähnlich wie bei anderen Formen der Sozialen Phobie auch: Durch die Befürchtung davor und die ständige Selbstbeobachtung und das „Hinspüren“, verbunden mit der bangen Frage „Bin ich schon rot?“, tritt es häufig überhaupt erst auf.

Die 21-jährige Nora war schon als Kind eher schüchtern. Sie beschreibt das auch von ihrer Mutter, die deshalb kaum Freundinnen hatte. Da es auch wenige Verwandte gab, hatte die Familie wenige Außenkontakte. Nora hat Angst, besonders im Kontakt zu Männern zu erröten. Das wäre ihr extrem peinlich. Sie hatte noch nie einen Freund und wenn sie sich mal zu einem Date verabredet, schminkt sie sich perfekt, sodass man mögliche Röte nicht sehen kann. Sie verabredet sich lieber abends, nach Möglichkeit in einem Lokal, in dem es nicht so hell ist. Sie ist dann so mit sich selbst beschäftigt, dass sie sich kaum auf ein Gespräch konzentrieren kann, und empfindet sich als völlig „unentspannt" und steif. Meistens kommt sie danach frustriert nach Hause und hat überhaupt keinen Spaß gehabt. Sie geht jede einzelne Gesprächssequenz noch einmal durch und kritisiert sich selbst und ihr „Fehlverhalten".

Die Angst, ein Hochstapler zu sein: das Impostor-Syndrom

Abschließend möchte ich der Vollständigkeit halber noch kurz das Impostor-Syndrom nennen, worunter hautpsächlich Menschen mit Selbstwertproblemen leiden. Sie sind davon überzeugt, dass sie ihrem Job eigentlich gar nicht gewachsen sind und fühlen sich ständig wie ein Hochstapler, auch wenn die Rückmeldungen von Kollegen und Vorgesetzten durchweg positiv ausfallen. Ihre eigene Selbsteinschätzung ist so gering, dass sie permanent unter der Sorge leiden, sie könnten eines Tages „geoutet" werden als jemand, der falsch auf dieser Stelle ist. Dass diese Angst zu einer Fülle von Folgeproblemen führt, wie etwa zusätzlicher Angst vor dem Präsentieren oder vor Feedback-Gesprächen, leuchtet unschwer ein.

Dem 45-jährigen Florian macht die Arbeit als Softwareentwickler viel Spaß und sie geht ihm leicht von der Hand. Neulich wurde ihm sogar eine Position als Gruppenleiter angeboten, die er jedoch abgelehnt hat, weil er es sich nicht zutraut, andere Menschen zu führen. Er ist der Meinung, dass es eigentlich gar nicht stimmt, dass er einen guten Job mache. Eigentlich wartet er nur darauf, dass es herauskommt, dass er eigentlich nichts kann. Seinen Erfolg schreibt er eher dem „Zufall" als seiner eigenen Leistung zu. Er ist der Meinung, dass er bisher einfach Glück gehabt habe. Leider kann er deshalb seine Erfolge auch nicht als Ressource verbuchen und sein Selbstwertgefühl ist entsprechend gering.

1.3 Soziale Phobie – die heimliche Angst

Bei anderen Phobien wie der Tierphobie, der Höhenangst oder der Agoraphobie tritt das, wovor die Patienten Angst haben, in der Regel nicht auf: Die Angst davor, dass das Tier einem etwas tut, dass man aus großer Höhe in die Tiefe fällt oder die Angst vor dem Absturz des Flugzeuges, dem Kontrollverlust, der Ohnmacht etc. wird von Angstpatienten selbst als übertrieben angesehen. Bei der Sozialen Phobie kann das Gefürchtete leider tatsächlich auftreten: das Erröten, Verkrampfen, Zittern, die Sprechblockade, der leere Kopf, die Erektionsprobleme – all das ist nicht übertrieben, die Sorge davor wird leider oft bestätigt. Zudem ist die Scham eines der mit der Sozialen Phobie einhergehenden Hauptprobleme: Während Menschen mit anderen Ängsten in den letzten Jahren zunehmend offen mit ihren Symptomen und den entsprechenden Folgen umgehen können und im Freundeskreis über eine Psychotherapie sprechen, schämen sich Soziophobikerinnen wegen ihrer Symptome und verheimlichen sie häufig sogar im näheren Umfeld.

Deshalb ist es nicht übertrieben, von einer „heimlichen Angst" zu sprechen: Die Betroffenen sind so sehr damit beschäftigt, ein „gesundes" Bild nach außen aufrechtzuerhalten, dass sie ihr Vermeidungsverhalten durch Notlügen verbergen und keine Mühe und Anstrengung scheuen, damit niemand merkt, wie es ihnen geht. Leider ist das aber auch einer der Hauptfaktoren, weshalb die Soziale Phobie in der Regel nicht von selbst wieder verschwindet, sondern sehr hartnäckig und chronisch verläuft. Weil das Krankheitsbild so komplex und umfassend ist, handelt es sich bei der sozialen Angst eigentlich um mehr als „nur" um eine Soziale Phobie. Der Begriff Soziale Phobie verleitet zu der falschen Annahme, es handele sich um ein leichtes Problem. Man muss jedoch davon ausgehen, dass es sich bei dieser Art von Angst um eine je nach Ausprägungsgrad schwere Störung handelt, die komplexer ist als eine reine Phobie. Deshalb hat man sich in jüngerer Zeit in Fachkreisen auf einen anderen Begriff verständigt: Weil der Problemkreis so viele verschiedene Themen mit einbezieht, spricht man heute auch von einer Sozialen Angststörung.

Durch die Verheimlichung ist auch die Suche nach Hilfe schwierig. Es entsteht ein Teufelskreis aus Angst vor Blamage, dem Verstecken der Angst, der Vermeidung und dem Sicherheitsverhalten, das die Angst davor, entdeckt und abgelehnt zu werden, nur noch weiter verstärkt.

Es stellt sich die Frage: Wie sollen Sie Tipps und Hilfestellungen bekommen, wenn Sie sich nicht mal einem Freund oder jemandem im Bekanntenkreis anvertrauen? Und wie sollen die Ängste von selbst besser werden, wenn Sie so sehr dagegen ankämpfen und sich mit Sicherheitsverhalten notdürftig beruhigen, sodass ein akzeptierender und gnädiger Umgang mit sich selbst unmöglich ist? Wie sollen Sie die Angst verlieren, deren Gegenstand so schlimm für Sie ist, dass nicht sein kann, was nicht sein darf?

Einen ersten Gedankenimpuls möchte ich Ihnen schon jetzt am Anfang des Buches geben, der im Zuge der weiteren Kapitel noch greifbarer für Sie werden soll: Akzeptanz ist die Voraussetzung für die Überwindung eines psychischen Problems. Und genau deshalb sind das Verstecken und die Heimlichkeit so problematisch. Es verhindert, dass Hilfe und Unterstützung gesucht und gefunden werden kann.

Wie häufig ist die Soziale Phobie?

Man geht davon aus, dass in Deutschland drei bis vier Millionen Menschen unter einer Sozialen Phobie leiden. Epidemiologische Untersuchungen geben die Wahrscheinlichkeit, im Laufe des Lebens eine Soziale Phobie zu bekommen, mit ca. 13 Prozent an, wobei die Angaben je nach eingesetzten Studien und Messinstrumenten schwanken (Stangier, Heidenreich & Peitz, 2009). Es wird davon ausgegangen, dass jedes Jahr vier bis acht Prozent der Bevölkerung an einer Sozialen Phobie erkranken. Aktuell, also zum jeweiligen Zeitpunkt, leiden drei bis vier Prozent der Bevölkerung unter einer Sozialen Angststörung (Hoyer & Härtling, 2019). Damit stellt sie die häufigste Angststörung und nach der Depression und der Substanzabhängigkeit die dritthäufigste psychische Störung in Deutschland dar. Trotz der nachgewiesenen Häufigkeit und der großen Beeinträchtigung für die Betroffenen kommt es bei der Diagnosestellung durch Unterschätzung der Symptomatik und der Schwierigkeiten, die Störung von anderen Angststörungen und depressiven Störungen abzugrenzen, häufig zu Fehleinschätzungen. Die Häufigkeit des Vorkommens der Sozialen Angststörungen spiegelt sich somit leider nicht in der Menge an Publikationen und Forschungsbemühungen. Viele Menschen halten Soziale Angst, Schüchternheit und Hemmung für Charakterzüge und kommen nicht auf die Idee, dass die damit verbundenen Probleme geändert und verbessert werden können. Dabei sind die Fälle, die in den Statistiken erfasst werden, ja die sogenannten krankheitswertigen. Das sind die Fälle, die nach klinischer Einschätzung so gravierend sind, dass sie eine entsprechende Diagnose rechtfertigen. Die Menschen mit leichteren sozialen Ängsten, die das Kriterium für eine Diagnose nicht erfüllen, sind in diesen Statistiken nicht mit aufgenommen. Das sind dann bis zu 50 Prozent der Bevölkerung, die Angst haben, vor einer Gruppe eine Rede zu halten oder andere soziale Unsicherheiten unterschiedlicher Abstufungen zeigen (Stangier, Heidenreich & Peitz, 2009). Gewisse Symptome sozialer Angst kennen viele, wenn nicht sogar die meisten Menschen, wenn sie in abgegrenzten sozialen Situationen Aufregung, Anspannung, Unsicherheit oder auch Angst verspüren. Wir werden weiter unten noch mehr über die Abstufungen und Schweregrade der Sozialen Phobie sprechen. Wichtig ist dabei die eigene Bewertung der vorhandenen Symptome als schlimm oder peinlich, denn nur dann kann sich die Symptomatik ausweiten und verschlimmern.

Eine interessante Frage ist in dem Zusammenhang auch, ob die sozialen Ängste durch Mediennutzung zunehmen und durch soziale Netzwerke mit allem, was dazu gehört: sozialer Vergleich, „Cybermobbing", die Möglichkeit, sich zu verstecken oder durch schöne Bilder „aufzuhübschen" etc. Dazu sind mir aber keine Zahlen bekannt. Wir werden auf die Problematik des sozialen Vergleichs und die nachteiligen Folgen für das Selbstwertgefühl noch weiter unten zu sprechen kommen (vgl. Kapitel 15).

Sind Männer und Frauen gleich häufig betroffen?

Die Soziale Phobie ist unter Männern und Frauen ungefähr gleich häufig verteilt. In der Literatur wird davon ausgegangen, dass mehr Frauen unter Sozialer Angststörung leiden (Verhältnis 3:1). Dabei spielt aber vermutlich auch eine Rolle, dass Männer die Angst noch stärker unterdrücken und beispielsweise mit Alkoholkonsum kompensieren. Dann wird vermutlich eher eine begleitende (komorbide) Störung diagnostiziert. In meine Praxis kommen aber immer noch mehr Frauen als Männer. Dabei ist die Offenheit, eine Psychotherapie in Anspruch zu nehmen, in den letzten Jahren auch bei Männern größer geworden. Leider stelle ich aber oft fest, dass die Männer länger warten als Frauen, bevor sie sich Hilfe suchen. Bei Männern kommt es auch heute noch häufiger vor, dass sie bestimmte Situationen eher unter Angst und Anspannung durchstehen, als sie zu vermeiden. Männer trinken häufiger Alkohol, um die Unsicherheiten zu lindern und lockerer zu werden. Und oft sind bei Männern die Probleme schon größer geworden oder es haben sich zusätzliche Beschwerden entwickelt, bevor sie sich zur Verhaltenstherapie anmelden. Auf die anderen Beschwerden und Folgen der Sozialen Phobie werden wir später noch ausführlich zu sprechen kommen (vgl. Abschnitt 2.4).

1.4 Die Diagnose Soziale Phobie / Soziale Angststörung

In diesem Abschnitt erfahren Sie etwas über diagnostische Kriterien nach den Systemen, mit deren Hilfe Psychotherapeutinnen und Forscher die psychischen Symptome ihrer Patienten und Probandinnen kategorisieren. Diese möchte ich Ihnen kurz vorstellen. Aber wie bereits oben betont: Entscheidend ist nicht das Bestehen einer „Diagnose“, sondern einzig und allein die Tatsache, dass Sie die genannten Unsicherheiten oder Ängste bei sich spüren und daran arbeiten möchten. Bitte bedenken Sie auch, dass Sie, wenn Sie unsicher sind und Fragen haben, jederzeit ein Feedback in einer Verhaltenstherapiepraxis bekommen können, wenn Sie einen Termin in der Sprechstunde vereinbaren. Näheres dazu finden Sie in Kapitel 17.

Es gibt internationale Diagnosesysteme, mit deren Hilfe alle Krankheiten verschlüsselt werden können. Jeder Bereich hat ein eigenes Kapitel mit Ziffern, die für das Bestehen der Krankheit oder Störung vergeben werden können. So haben auch die psychischen Störungen ein Kapitel, das so umfassend ist, dass es dafür ein ganzes Buch gibt.

Im deutschen Sprachraum wird das ICD (*International Classification of Mental Disorders,* Dilling & Freyberger, 2019) verwendet. Auch ich muss im Rahmen meiner verhaltenstherapeutischen Praxis diagnostizieren und die Diagnosen nach ICD verschlüsseln. Ohne Diagnose zahlen die Krankenkassen keine Therapie: Die jeweilige Störung, deren Behandlung von den Psychotherapeutinnen bei den Krankenkassen beantragt wird, muss „krankheitswertig" sein, also eine bestimmte Stärke aufweisen, damit die Krankenkasse ihre Kostenzusage erteilt.

Die Diagnosesysteme werden alle paar Jahre neu aufgelegt. Dafür gibt es große, sich international austauschende Expertengruppen. Ziel ist es heutzutage, die Störungen „deskriptiv" zu erfassen, das heißt, dass sie nach ihren Phänomenen beschrieben werden, ohne Bewertung oder einer bestimmten Schule folgend (wie früher der Begriff „Neurose", der stark psychoanalytisch geprägt war). Immer noch aktuell ist die 10. Version des ICD. Es wird bereits seit einigen Jahren überarbeitet und die Veröffentlichung des ICD-11 von Jahr zu Jahr verschoben. Daher müssen wir uns in dieser Auflage des Buches mit der 10. Version, also dem ICD-10 begnügen.

Soziale Phobien nach ICD-10 – F40.1

(Dilling, Mombouer & Schmidt, 2016)

„Furcht vor prüfender Betrachtung durch andere Menschen, die zu Vermeidung sozialer Situationen führt. Umfassendere Soziale Phobien sind in der Regel mit niedrigem Selbstwertgefühl und Furcht vor Kritik verbunden. Sie können sich in Beschwerden wie Erröten, Händezittern, Übelkeit oder Drang zum Wasserlassen äußern. Dabei meint die betreffende Person manchmal, dass eine dieser sekundären Manifestationen der Angst das primäre Problem darstellt. Die Symptome können sich bis zu Panikattacken steigern.

Diagnostische Kriterien

A. Entweder 1. oder 2.:
1. Deutliche Furcht, im Zentrum der Aufmerksamkeit zu stehen oder sich peinlich oder erniedrigend zu verhalten
2. Deutliche Vermeidung, im Zentrum der Aufmerksamkeit zu stehen oder von Situationen, in denen die Angst besteht, sich peinlich oder erniedrigend zu verhalten
   Diese Ängste treten in sozialen Situationen auf, wie Essen oder Sprechen in der Öffentlichkeit, Begegnung von Bekannten in der Öffentlichkeit sowie Hinzukommen oder Teilnahme an kleinen Gruppen, wie z. B. bei Partys, Konferenzen oder in Klassenräumen.

B. Mindestens zwei der folgenden Angstsymptome in den gefürchteten Situationen wie
1. Palpitationen, Herzklopfen oder erhöhte Herzfrequenz
2. Schweißausbrüche
3. Fein- oder grobschlägiger Tremor
4. Mundtrockenheit

5. Atembeschwerden
6. Beklemmungsgefühl
7. Thoraxschmerzen oder -missempfindungen
8. Nausea oder abdominelle Missempfindungen (z. B. Unruhegefühl im Magen)
9. Gefühl von Schwindel, Unsicherheit, Schwäche oder Benommenheit
10. Gefühl, die Objekte sind unwirklich (Derealisation) oder man selbst ist weit entfernt oder „nicht wirklich hier“ (Depersonalisation).
11. Angst vor Kontrollverlust, „verrückt zu werden“ oder „auszuflippen“.
12. Angst zu sterben
13. Hitzewallungen oder Kälteschauer
14. Gefühllosigkeit oder Kribbelgefühle

sowie zusätzlich mindestens eins der folgenden Symptome

1. Erröten oder Zittern
2. Angst zu erbrechen
3. Miktions- oder Defäkationsdrang bzw. Angst davor

C. Deutliche emotionale Belastung durch die Angstsymptome oder das Vermeidungsverhalten. Einsicht, dass die Symptome oder das Vermeidungsverhalten übertrieben und unvernünftig sind.

D. Die Symptome beschränken sich ausschließlich oder vornehmlich auf die gefürchteten Situationen oder auf Gedanken an diese.

E. Ausschlussvorbehalt: Die Symptome der Kriterien A. und B. sind nicht bedingt durch Wahn, Halluzinationen oder andere Symptome der Störungsgruppen organische psychische Störungen (F0), Schizophrenie und verwandte Störungen (F2), affektive Störungen (F3) oder eine Zwangsstörung (F42), und sind nicht Folge von kulturell akzeptierten Anschauungen.“

Der Vollständigkeit halber möchte ich noch die Änderungen ansprechen, die in der neuen Auflage des Diagnoseschlüssels ICD vorkommen. Hier verzichtet man auf den Begriff „Soziale Phobie“; das Störungsbild wird weiter gefasst und als „Soziale Angststörung“ beschrieben. Diese Bezeichnung wird der Tatsache gerecht, dass es sich bei dieser Angst um eine besonders komplexe Störung handelt.

ICD-11 – 6B04. Soziale Angststörung

Für die Soziale Angststörung charakteristisch ist eine deutliche und intensive Angst, die durchgehend in einer oder mehreren sozialen Situationen besteht, zum Beispiel während sozialer Interaktionen (wie eine Unterhaltung zu führen), wenn man beobachtet wird (wie beim Essen oder Trinken) oder vor anderen handelt (wie eine Rede zu halten). Die Betroffenen befürchten, dass sie sich auf eine Art und Weise verhalten oder Angstsymptome zeigen, die von anderen negativ bewertet werden. Die sozialen Situationen werden daher vermieden oder unter intensiver Angst durchgestanden. Die Symptome bestehen seit mindestens einigen Monaten und sind so ausgeprägt, dass sie in starkem Leidensdruck oder starker Beeinträchtigung in persönlichen, familiären, sozialen, schulischen, beruflichen oder anderen wichtigen Funktionsbereichen resultieren. (Quelle: ↗ https://angstambulanz.plus/psychodiagnostik/icd-10/psychodiagnostik-icd-10-icd-11.html).

In der neuen Diagnose der Sozialen Angststörung nach ICD-11 wird außerdem zwischen Leistungs- und Interaktionsangst unterschieden.

Leistungsangst und Interaktionsangst

Die **Leistungsangst** bezieht sich nicht auf die „Leistung“ an sich, sondern hier geht es darum, von anderen Menschen wahrgenommen zu werden, während man handelt, etwas tut oder vormacht. Deshalb wird die Leistungsangst auch Performanzangst genannt. Dazu gehören das Sprechen vor anderen, die Angst in Prüfungen, das Essen, Trinken, aber auch Nutzen öffentlicher Toiletten, Telefonieren in der Öffentlichkeit, bei der Arbeit oder beim Schreiben beobachtet werden usw. Zu dieser Gruppe gehört auch, an einer Aktivität in einer kleinen Gruppe teilzunehmen oder einen Raum zu betreten, in dem andere bereits sitzen. Kern der Leistungsangst ist, dass man nicht mit anderen „interagiert“, sondern mehr oder weniger alleine handelt und dabei von anderen beobachtet werden kann.

Bei der **Interaktionsangst** besteht die Furcht vor Situationen, in denen Kontakt zu anderen aufgenommen wird, wie beim Einkaufen, beim Small Talk oder beim Sprechen mit jemandem, den man kaum kennt; jemandem in die Augen zu schauen, Waren in einem Geschäft umzutauschen, eine Party oder ein Fest zu geben. Auch das Sprechen mit einer Vorgesetzten oder einer Autoritätsperson gehört in diese Gruppe.

Fallbeispiel Leistungsangst: Jonas litt bereits im Studium unter „Redeangst“, die sich in quälenden Ängsten vor Referaten oder Präsentationen äußerte. Er versuchte, jede Art von öffentlichem Reden zu vermeiden, indem er beispielsweise ein Referat von Kommilitoninnen seiner Arbeitsgruppe vortragen ließ. Wenn das nicht möglich war, hielt er das Referat oder die Präsentation nicht und bekam am Ende des Semesters auch nicht den entsprechenden Schein. Dadurch zog sich sein Studium sehr in die Länge und die Vortragsangst chronifizierte.

Fallbeispiel Interaktionsangst: Die 40-jährige Werbetexterin Marianne hatte soziale Ängste in der Interaktion mit anderen, nicht sehr vertrauten Menschen. Besonders minderwertig und unsicher fühlte sie sich, wenn sie im Beruf mit den selbstsicheren kommunikativen Menschen der Werbebranche zusammenkam. Deshalb arbeitete sie freiberuflich von zu Hause aus. Ihre Ehefrau, ebenfalls Werbetexterin, war extrovertiert, hatte als fest angestellte Texterin die Karriereleiter erklommen und in den letzten Jahren viel Geld verdient. Das ärgerte Marianne, weil sie die gleiche Ausbildung hatte und genauso gut in ihrem Beruf war wie ihre Frau. Sie hätte es aber nicht gewagt, sich auf eine feste Stelle zu bewerben. Allein die Vorstellung von der Bewerbungssituation löste starke Angst in ihr aus. Die Zusammenarbeit in immer neuen Teams mit jungen Kollegen konnte sie sich ganz und gar nicht vorstellen.

Es gibt Mischformen von Leistungsängsten und Interaktionsängsten. Oft beginnt die Soziale Phobie mit einer reinen Redeangst in großen Gruppen und weitet sich im Laufe der Zeit immer mehr aus, sodass auch Interaktionsängste dazu kommen.

Wenn wir über Diagnosen sprechen, geht es darum, ob bestimmte Kriterien erfüllt oder nicht erfüllt sind. Über den Ausprägungsgrad der sogenannten krankheitswertigen Störung wird damit noch nichts ausgesagt. Dabei unterscheiden wir, ob es sich um eine **„spezifische oder nicht-generalisierte Soziale Phobie“** handelt, die in einer oder in wenigen sozialen Situationen auftritt oder um eine **„generalisierte Soziale Phobie“**, die in mehreren Situationen ein Problem ist. Diese Unterscheidung ist wichtig, wenn es um die Ausprägung der Sozialen Phobie geht. Darum wird es im nächsten Kapitel gehen, in dem ich Ihnen ein Kontinuitätsmodell der sozialen Angststörung vorstellen möchte.

1.5 Das Kontinuitätsmodell der Sozialen Angststörung: Schüchternheit/Soziale Phobie/Selbstunsicher-ängstlich-vermeidende Persönlichkeitsstörung

Der folgende Abschnitt ist etwas theoretischer als die anderen und dient zur Vertiefung, wenn Sie noch mehr zu den Diagnosen einer Sozialen Phobie wissen möchten. Sie können es gerne überblättern, wenn es Ihnen zu viel wird. Denn wie ich schon schrieb: Maßgebend sind Ihr persönlicher Leidensdruck sowie der Wunsch und Ihre Bereitschaft, an einer Veränderung zu arbeiten. Nicht die offizielle Diagnose steht im Vordergrund.

Ich finde das in Abbildung 1.1 dargestellte Kontinuitätsmodell (Reich, 2000) sehr hilfreich: Es verdeutlicht, dass die verschiedenen Untergruppen der Sozialen Angststörung nicht klar voneinander getrennt sind, sondern dass es fließende Übergänge gibt. Schauen Sie sich die Abbildung an und überlegen Sie: Wie schätzen Sie sich selbst ein? Ich zeige das Modell auch meinen Klienten in der Praxis und bespreche mit ihnen, wie sie sich selbst sehen.

Wie ich schon erwähnte, wird davon ausgegangen, dass mehr als die Hälfte der Bevölkerung sich als schüchtern bezeichnet. Gleichzeitig wissen wir, dass jemand mehr oder weniger schüchtern sein kann. Es gibt also wenige Menschen, die völlig unbefangen sind und nie ein Problem mit sozialer Unsicherheit haben. Gleichzeitig gibt es viele, die in einzelnen oder mehreren Situationen unsicher oder gehemmt sind wie zum Beispiel in Prüfungen oder wenn sie etwas präsentieren müssen.

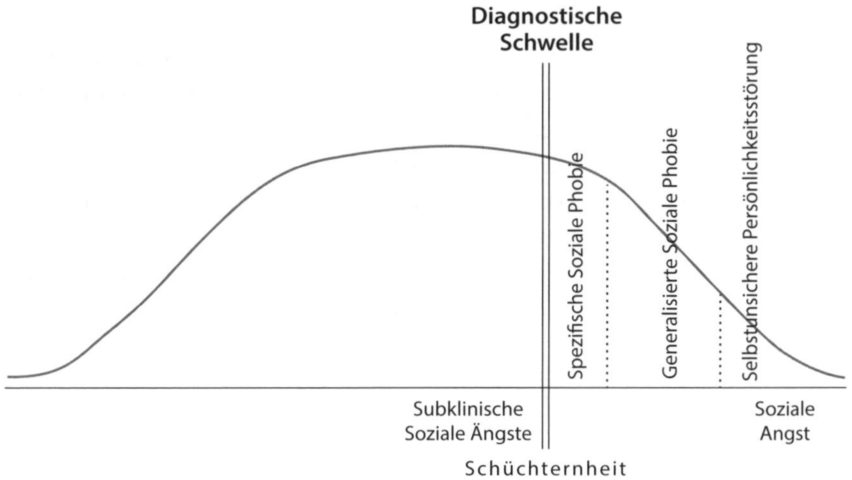

Abbildung 1.1: Kontinuitätsmodell (nach Stangier, Heidenreich & Peitz, 2009)

Spezifische Soziale Phobie

Bei einer Spezifischen Sozialen Phobie leidet der Betroffene nur in einer Situation unter sozialer Angst und vermeidet die Situation dementsprechend oder steht sie nur unter starker Angst durch. Das kann die Angst, vor anderen zu sprechen oder etwas vorzutragen, sein, die Angst, vor anderen vor allem aus filigranen Gläsern zu trinken oder im Beisein von anderen Menschen zu essen oder zu schreiben. Die Angst ist nur auf klar umrissene oder zeitlich definierte Situationen begrenzt, auch wenn sie beizeiten an Intensität sehr stark sein kann.

Caroline hatte Angst, vor anderen Menschen zu essen. Das Einnehmen von Mahlzeiten war besonders schwierig, wenn sie mit Messer und Gabel essen musste. Andere Soziale Ängste hatte sie nicht.

*

Jonas hatte anfänglich nur Angst davor, vor anderen zu präsentieren, er hatte Redeangst, eine typische Form von Leistungsangst.

Generalisierte Soziale Phobie

Betrifft die Soziale Angst viele Situationen und auch die, bei denen es darum geht, andere Menschen zu treffen und sich mit ihnen zu unterhalten oder auf andere Weise zu interagieren, handelt es sich um eine ausgeprägte Form.

Wie dem Begriff entnommen werden kann, handelt es sich um Soziale Ängste, die nicht nur in einzelnen, klar abgegrenzten sozialen Situationen auftreten, sondern sich auf immer mehr Situationen ausgeweitet haben, in denen die Betrachtung oder Bewertung der eigenen Person ein Thema ist. Die sogenannte Generalisierung kann natürlich auch in unterschiedlich vielen sozialen Situationen auftreten und das Alltagsleben immer mehr einschränken. Zuerst werden dabei logischerweise Situationen gemieden, die nicht durchgeführt werden *müssen*. Das sind leider meistens gesellige soziale Situationen wie Treffen mit Freundinnen, Feiern, Essenseinladungen, gemeinsame Unternehmungen und Ausflüge. Durch diese Beeinträchtigung ist die Lebensfreude der Betroffenen reduziert. Erst im Verlauf kommt es dazu, dass nicht mehr gearbeitet werden kann – je nachdem, wie der Arbeitsplatz gestaltet ist.

Jonas, dessen Soziale Phobie mit Angst vor Präsentationen begann, hatte zunächst gemieden, Inhalte im Seminar vorzustellen. Dann ging es ihm zunehmend schlechter, wenn er überhaupt zur Uni musste, und er begann, Prüfungen zu verschieben. Im Laufe der Zeit wurden seine Ängste immer stärker und er spürte die Redeangst plötzlich auch in seiner WG, als er vom Urlaub erzählen wollte und seinen Beitrag dann nach kurzer Zeit abbrach. Er zog sich zunehmend aus Kontakten zurück. Nach einiger Zeit hatte er sogar Sorge, etwas Persönliches gefragt zu werden.

Bei Jonas hat sich aus der anfänglichen spezifischen eine komplexere Soziale Phobie entwickelt.

Selbstunsicher-ängstlich-vermeidende Persönlichkeitsakzentuierung oder -störung

Bei stärkeren Ausprägungen der Sozialen Angst, bei denen mehr und mehr zusätzliche Probleme und Symptome eine Rolle spielen, geht es in die Richtung einer „selbstunsicher-vermeidenden Persönlichkeit", zunächst einmal in Form einer Akzentuierung. Dieser Begriff bedeutet, dass es in Richtung einer Persönlichkeitsstörung geht oder dass diese teilweise gegeben ist. Sie sehen im Kontinuitätsmodell, dass die Grenzen fließend und die Extrembereiche seltener in der Bevölkerung zu finden sind als die Schüchternheit oder die leichteren Formen der Sozialen Phobie.

Sowohl bei der spezifischen als auch der generalisierten Sozialen Phobie steht das Erleben von starker Angst mit den entsprechenden körperlichen Symptomen im Vordergrund. Bei stärkerer Ausweitung der angstbesetzten Situationen und der entsprechenden Vermeidung kommt es zu einer immer stärkeren Chronifizierung der Symptomatik. Ab einem bestimmten Punkt werden nicht nur die sozialen Situationen gemieden, sondern auch die dazugehörigen Angstgefühle unterdrückt. Dann kommt es zwar scheinbar zu einem geringeren Angsterleben, stattdessen wird aber eine immer stärkere körperliche Symptomatik mit starker Anspannung, Unbehagen und Besorgtheit beschrieben. Das Alltagsleben kann von Aufschieben (Prokrastination) und einem starken Ablenkungsverhalten mit ausgeprägtem Medienkonsum geprägt sein. Die Betroffenen haben keinen Kontakt mehr zu ihren Gefühlen und Bedürfnissen. Gefühle werden als hinderlich und gefährlich angesehen und dementsprechend immer mehr unterdrückt. Die Vermeidung nimmt immer stärkere Ausmaße an. Oft sind die Betroffenen nicht mehr berufstätig und leben alleine ohne Partner. Ihnen ist bewusst, dass ihr Leben so nicht in Ordnung ist, dass sie isoliert sind und kaum noch soziale Kontakte haben. Aber gleichzeitig wissen sie nicht mehr, wo sie ansetzen können. Da das ganze Leben von einer umfassenden Vermeidung geprägt ist, spricht man dann von einer selbstunsicher-ängstlich-vermeidenden Persönlichkeitsstörung.

Henning ist ein 30-jähriger Pädagoge, der alleine lebt und noch nie eine Partnerin hatte. Er war vor zehn Jahren in meiner Sprechstunde und ich hatte ihm die Diagnose Soziale Phobie gegeben. Leider hatte er sich damals nicht zu einer Therapie entschließen können. Beim jetzt stattfindenden Erstgespräch berichtet er flüsternd, dass es ihm sehr schlecht gehe. Er arbeite an einer Schule mit schwierigen Kindern, schaffe dies nur an zwei Tagen in der Woche. Danach sei er aufgrund extremer Anspannung so erschöpft, dass er die Wohnung nicht mehr verlasse. Er nehme von sich aus zu niemandem Kontakt auf. Zwei Freunde, die er noch aus der Kindergartenzeit habe, würden sich Sorgen um ihn machen und ihn von Zeit zu Zeit besuchen. Den Kontakt zu seiner Familie, die er als äußerst schwierig empfinde, habe er auch bis auf das Allernötigste eingeschränkt. Er wisse gar nicht, wie es ihr gehe. Anlass für die erneute Kontaktaufnahme sei die Befürchtung, die Arbeit nicht mehr bewältigen zu können, da er unter der Anspannung kaum zu einem Gespräch in der Lage sei und sich extrem erschöpft fühle.

Bei Henning ist vom Bestehen einer ängstlich-vermeidenden oder selbstunsicheren Persönlichkeitsstörung auszugehen: Er hat keinen Zugang mehr zu seinen Ängsten und das ganze Leben ist von Vermeidung geprägt. Die Arbeit steht er nur unter äußerster Anspannung durch. Dabei hat er sein Empfinden von Angst so weit unterdrückt, dass er auch zu anderen Gefühlen keinen Zugang mehr hat. Er hat eine depressive Störung, deren Symptome und Beschwerden er jedoch kaum wahrnimmt. Hennings Problematik ist sehr stark ausgeprägt und bedarf neben einer langfristigen Verhaltenstherapie eine medikamentöse und psychiatrische Begleitbehandlung und ggf. auch eine stationäre Verhaltenstherapie.

Es gibt eine starke Überlappung bei der Diagnose der selbstunsicheren Persönlichkeitsstörung und der generalisierten Sozialen Phobie. Je ausgeprägter die Soziale Angststörung ist, umso mehr entwickelt sie sich in Richtung der Persönlichkeitsstörung. Bei leichteren Formen einer Persönlichkeitsstörung spricht man auch von „Persönlichkeitsakzentuierung“. In der Praxis ist es nicht so entscheidend, zu einer 100 Prozent zutreffenden Diagnose zu kommen, weil die Grenzen fließend sind. Genauso wie bei der Bestimmung, ob eine Störung krankheitswertig ist oder nicht, ist auch hier der Übergang nicht ganz klar zu definieren. Im Übrigen kann man bei sauberer Diagnostik sogar sowohl eine Soziale Phobie als auch eine Persönlichkeitsstörung diagnostizieren. Interessant ist es, das Kontinuitätsmodell mit den Betroffenen anzusehen und sie zu fragen, wo sie sich selbst einordnen würden.

In meiner Praxis versuche ich auch mithilfe von Fragebögen und Diagnosesystemen so gut es geht zu diagnostizieren, aber das funktioniert nicht immer. Die einzelnen Diagnosen sind eben nicht trennscharf. Die gute Nachricht ist dabei auch: Auf dem dargestellten Kontinuitätsmodell kann man sich im Rahmen der Chronifizierung nicht nur zu einer stärker ausgeprägten Variante entwickeln, sondern auch in die andere Richtung. Durch die Bewusstmachung der Probleme, der angstbesetzten Situationen und hierbei insbesondere der Rolle der Vermeidung, an die sich dann die Übungen in den angstbesetzten Situationen anschließen, wird der Störungsgrad im Rahmen des Kontinuitätsmodells geringer. Mit anderen Worten: Der Leidensdruck, den Sie aufgrund Ihrer Ängste empfinden, kann durch Ihr Zutun merklich reduziert werden.

2. Wie äußert sich eine Soziale Phobie?

2.1 Die vier Erlebnisebenen: Gedanken, Gefühle, körperliche Reaktion und Verhalten

Wir haben in Kapitel 1 über verschiedene Begriffe und Ausprägungen von Schüchternheit und Sozialer Phobie gesprochen. Jetzt schauen wir uns die Symptome und Beschwerden der Sozialen Phobie genauer an. Wir wollen sehen, in welchen verschiedenen Facetten die Ängste und begleitenden Probleme auftreten. Wie bereits festgestellt: Es ist für Sie nicht wichtig, welche von den dargestellten Beschwerden Sie genau haben, denn das Erscheinungsbild variiert stark. Bei manchen Symptomen werden Sie sich mehr wiederfinden als bei anderen – und das ist in Ordnung so. Daran werden wir später im praktischen Teil anknüpfen und ich werde Sie bitten, Ihre Gedanken und Gefühle, Ihre körperliche Reaktion und Ihr Verhalten zu beobachten, zu erkennen und aufzuschreiben.

Die vier Erlebnisebenen

- Gedanken und Befürchtungen (Kognitionen)
- Gefühle (Emotionen)
- Körperliche Angstsymptome (Physiologie)
- Verhalten

Damit Sie sich mehr darunter vorstellen können und sich selbst auch künftig besser in den vier Erlebnisebenen einschätzen können, beschreibe ich sie im Einzelnen.

Gedanken und Befürchtungen (Kognitionen)

Vor einer Sie ängstigenden sozialen Situation oder währenddessen stellen sich bei Ihnen vermutlich bestimmte Gedanken ein, die sich auf die Situation, in der Sie mit anderen Menschen zusammenkommen und Ihr Problem auftritt, beziehen. Darunter sind gleichzeitig – und vor allem – Befürchtungen, was (Negatives) passieren könnte. Diese Gedanken spielen eine wichtige Rolle bei den sozialen Ängsten, weil sie sie regelrecht befeuern. Wir werden später noch ausführlich darauf zu sprechen kommen.

Typische sozialphobische Kognitionen

Ich werde unsicher sein.
Ich werde Angst haben.
Die andere Person wird mir ansehen, dass ich unsicher bin.
Ich werde erröten und das kann ich nicht verstecken.
Ich werde hektische Flecken am Hals bekommen.
Ich werde schwitzen.
Ich werde mich linkisch oder ungeschickt verhalten.
Ich werde kurzatmig sein oder Atemnot haben.
Meine Stimme wird zittern.
Ich werde kein Wort herausbekommen.
Meine Stimme wird versagen.
Meine Hand wird zittern, dabei werde ich das Getränk verschütten (oder die Suppe).
Mir wird übel und vielleicht werde ich mich übergeben müssen. Das wäre extrem peinlich.
Ich werde mich blamieren.
Ich werde unangenehm auffallen.
Ich werde nichts essen können.
Die andere Person wird mich für uninteressant halten.
Die andere Person wird mich für unattraktiv halten.
Die andere Person wird denken, dass ich blöd (ungeschickt, dumm, uncool …) bin.
Alle werden sehen, dass ich unsicher bin und mich deshalb ablehnen.
Die andere Person wird mich nicht mögen.
Die andere Person wird mich ablehnen.

Die Gefühle (Emotionen)

Häufig ist es gar nicht leicht, die Gedanken von den Gefühlen zu trennen. Auch das muss erst einmal geübt werden. Sie kennen vermutlich Angst oder Unsicherheit, Schüchternheit oder Scham in sozialen Situationen. Manche Menschen erleben auch Ärger auf sich und sind wütend, dass sie im Beisein anderer Menschen nicht souveräner und lockerer sind. Andere dagegen erleben Scham oder auch Trauer. Sie fühlen sich niedergeschlagen, weil diese Situationen und damit wichtige Bereiche ihres Lebens so anstrengend sind. Sie sind auch neidisch auf andere Menschen, die extrovertierter sind und sich in sozialen Situationen wie ein Fisch im Wasser bewegen, während Sie sich unsicher und befangen fühlen. Häufig kommen viele der genannten Gefühle im raschen Wechsel und in unterschiedlichen Abstufungen vor.

Manche Soziophobiker haben aber auch das Problem, dass sie keine Gefühle empfinden oder benennen können. Sie erleben nur ein generelles Gefühl von Unwohlsein und Anspannung oder eine Mischung aus verschiedenen Empfindungen, die sie nicht mehr genau zuordnen können, die sich aber quälend anfühlt. Dies kann vor allem bei Menschen der Fall sein, die schon in der Kindheit oder Jugend gelernt haben, dass ihre eigenen Gefühle weniger wichtig sind und es entscheidend ist, zu funktionieren oder es anderen rechtzumachen. (Weiterführende Informationen zum Thema Emotionsregulation finden Sie in Kapitel 14.)

Die körperliche Reaktion (Physiologie)

Gefühle sind, vor allem dann, wenn sie eine intensivere Ausprägung haben, von körperlichen Reaktionen oder Empfindungen begleitet. Man kennt das auch von positiven Gefühlen wie z. B. Freude, die oft mit einer körperlichen Reaktion von Leichtigkeit oder Schwung begleitet sind. Viele körperliche Symptome, die bei der sozialen Angst auftreten können, sind Ihnen sicherlich vertraut (z. B. Herzklopfen, Wärmegefühle oder Schwitzen, feuchte Hände, Kurzatmigkeit oder Atemnot, Zittern). Das Problem ist, dass genau diese Symptome, die als Folge der Angst auftreten, selbst auch wieder Angst machen oder das Angstgefühl verstärken.

Nehmen wir das oben erwähnte Beispiel von der Angst vor dem Erröten: Derjenige, dem es nichts ausmacht, rot zu werden, hat kein Problem mit einer Situation, in der dies tatsächlich geschieht. Das ist vermutlich jedem schon einmal passiert. Aber dadurch, dass es lediglich zur Kenntnis genommen, aber nicht weiter bewertet wird, bleibt es folgenlos und tritt in der Zukunft kaum auf. Ein gewisses Maß an Verdrängung oder Bagatellisierung von Situationen ist nämlich auch ganz gesund. Wenn eine Situation nicht so gut gelaufen ist, man einen Fehler gemacht hat oder bei einer Präsentation nicht ganz auf der Höhe war, ist die Einstellung „Schwamm drüber, das Leben geht weiter" hilfreicher, als zu grübeln und die Probleme dadurch zu verstärken, dass man sie innerlich zu wichtig nimmt oder dramatisiert. Ähnlich ist es mit der Befürchtung, beim Bezahlen, Unterschreiben, Trinken oder Essen zittern zu können. Durch die Angst vor dem Zittern und dem Versuch, es zu verhindern, wird es erst ausgelöst. Das wiederum führt zu erhöhter Selbstbeobachtung und zu mehr Gedanken und Befürchtungen. Lesen Sie hierzu auch die Ausführungen in Abschnitt 2.3 zur selbstfokussierten Aufmerksamkeit (Seite 45). Durch die erhöhte Anspannung und den Versuch, sich zu kontrollieren, entsteht das Risiko, dass das Zittern ausgelöst werden könnte, erst!

Das Verhalten

Als letzter Punkt der vier Erlebnisebenen kommen wir jetzt zum Verhalten. Dieses spielt in der Verhaltenstherapie (VT) eine besonders große Rolle, auch wenn wir in der modernen VT den anderen Erlebnisebenen viel Aufmerksamkeit schenken. Warum das Verhalten in der Aufrechterhaltung der Sozialen Phobie so wichtig ist, werden wir in diesem Buch noch an verschiedenen Stellen sehen.

Verhalten in einer Sie verunsichernden Situation heißt zunächst einmal: Was tun Sie, wie verhalten Sie sich? Das offensichtlichste Verhalten ist, wenn Sie die angstbesetzte Situation verlassen oder gar nicht erst hingehen.

Caroline zum Beispiel versuchte, nicht mehr im Beisein von vertrauten Personen zu essen und vermied es, in Restaurants zu gehen.

Jonas, der anfangs nur Angst vor Vorträgen und Referaten hatte, schwänzte zunehmend die Vorlesungen und Seminare und ging häufig einfach nicht mehr zur Uni, was dazu führte, dass sich das Masterstudium sehr in die Länge zog.

2.2 Vermeidungsverhalten

Vielleicht kennen Sie die Vermeidung auch von anderen Ängsten. Am bekanntesten und am weitesten verbreitet ist die Angst vor dem Fliegen. Es gibt aber auch Tierphobien, z. B. die Spinnenphobie, oder die Angst, in geschlossenen Räumen zu sein oder mit öffentlichen Verkehrsmitteln zu fahren. Das Problem mit der Vermeidung ist jedoch: Sie führt zu einer Verstärkung und Intensivierung der Unsicherheit. Und dies hat letztendlich zur Folge, dass sie sich ausweitet und verstärkt und sich im Lauf der Zeit auf immer mehr Situationen bezieht.

Caroline hatte anfangs nur Angst, im Beisein von Autoritätspersonen zu essen. Durch die Vermeidung weitete sich die Angst auf mehr Personen und mehr Orte aus, an denen sie nicht mehr essen wollte oder konnte.

Das Problem mit der Vermeidung

Ein Hauptaspekt bei der Entstehung und Aufrechterhaltung der Sozialen Phobie ist die Vermeidung sozialer Situationen. Die Betroffenen merken, dass sie dem quälenden Angstgefühl aus dem Weg gehen können, indem sie die Auslösesituationen vermeiden. Das Problem bei der Vermeidung ist jedoch, dass sich dadurch die Symptomatik verschlechtert und im Laufe der Zeit immer schlimmer wird. Außerdem lassen sich soziale Situationen nicht komplett vermeiden. Ohne soziale Interaktionen lässt sich kein normales Leben führen.

Das heißt, dass die meisten Sozialphobikerinnen auch Situationen aufsuchen (müssen), in denen sie Angst erleben. Das ist im Berufsleben der Fall, aber auch beim Einkaufen, beim Arztbesuch, im Umgang mit Ämtern und Behörden – einmal ganz abgesehen von privaten Unternehmungen. Letztere sollen ja eigentlich Freude und Entspannung bereiten und der Erholung dienen – Treffen mit Freunden und Bekannten sind für die meisten Menschen eine Ressource. Leider werden diese aus Angst oder Unsicherheit und weil sie nicht sein *müssen*, oft als erstes gemieden, was die Gefahr der Isolation erhöht.

Warum aber weitet sich die Angst aus, auch wenn sie nicht gemieden wird? Das Sicherheitsverhalten, das sich Betroffene aneignen, um die angstbesetzte Situation durchzustehen, ist eben auch eine Form der Vermeidung, eine „indirekte Vermeidung“, und führt somit ebenfalls zu einer Steigerung der Sozialen Phobie.

2.3 Sicherheitsverhalten

Bei den Phobien, in denen einzelne Situationen gefürchtet und daher gemieden werden, kann die Angst durch das Vermeidungsverhalten unterdrückt werden. Da gibt es sogenannte Komfortzonen, in denen es nicht zu Unsicherheit kommt. Die Soziale Phobie ist jedoch ein Spezialfall: Es ist kaum möglich, alle Situationen, in denen Kontakt mit anderen Menschen vorkommt, zu vermeiden! Das heißt also, dass Soziophobiker ihren Ängsten nicht ganz entgehen können. Man kann sich kaum komplett isolieren, es sei denn, man bekommt Einkäufe und Behördengänge abgenommen – oder regelt sie online, was im digitalen Zeitalter zunehmend möglich wird und somit die Vermeidung auch für Soziophobikerinnen leichter macht.

Neben der Vermeidung gibt es noch andere Verhaltensweisen, die eine wichtige, häufig gar nicht unbedingt bewusste Rolle spielen. Manche Menschen stehen soziale Situationen zum Beispiel unter starker Angst durch. Sie haben sich bestimmte Strategien zurechtgelegt, die es ihnen leichter machen, mit der Verunsicherung umzugehen. Dazu gehört zum Beispiel, keinen Blickkontakt aufzunehmen und woanders hinzusehen. Das wird in der heutigen Zeit dadurch, dass die meisten Menschen in öffentlichen Verkehrsmitteln mit ihren Smartphones beschäftigt sind, leicht möglich. Der Blick ist fest auf das Display gerichtet, wodurch die soziale Interaktion vermieden werden kann. Es gibt viele weitere Varianten, sich die angstbesetzten Situationen zu erleichtern.

Caroline zum Beispiel gab bei Treffen mit Freunden und Bekannten vor, keinen Hunger zu haben und bestellte sich nichts oder nur etwas ganz Kleines zu essen.

*

Anette umging ihre Angst, sich in der Öffentlichkeit erbrechen zu müssen, indem sie dafür sorgte, sich nach Möglichkeit nicht mit irgendeiner Krankheit anzustecken. Sie berührte keine Griffe oder Türklinken. Zudem hatte sie immer eine Plastiktüte dabei, die sie im Falle des Erbrechens nutzen wollte.

*

Jonas bereitete seine Präsentationen akribisch vor und versuchte, fachlich immer kompetent rüberzukommen. Er hoffte, dass er dadurch seine Angst in den Griff bekommen würde. Außerdem sprach er sehr schnell und versuchte dadurch, seine Präsentation zügig hinter sich zu bringen. Dadurch geriet er jedoch in zusätzlichen Stress, der letztlich eine Angststeigerung bewirkte. Jonas vermied die Situationen nicht offensichtlich, weil er Psychologie im Nebenfach studierte und wusste, dass Vermeidung ungünstig ist. Er setzte sich aber extrem unter Druck, die Situationen zu meistern, und versuchte alles, damit ihm niemand seine Nöte anmerkte.

Diese Strategien, mit der Angst irgendwie klarzukommen, ohne die Situation vermeiden zu müssen, nennt man Sicherheitsverhalten. Das Sicherheitsverhalten ist eine Variante des Vermeidungsverhaltens und bewirkt letztendlich das gleiche: Die Angst soll unterdrückt werden, sie wird nicht „erlaubt". Dadurch verfestigt sie sich jedoch leider und weitet sich aus. Es kommt zu einer Chronifizierung.

Beispiele von Sicherheitsverhalten

Sich ablenken
Woanders hinschauen
Aus dem Fenster gucken
Wasser trinken
Den Hals bedecken
Sich stark schminken
Das Gesicht mit Haaren bedecken
So oft wie möglich im Spiegel das Aussehen überprüfen
Im Gespräch viele Fragen stellen, um selbst nicht erzählen zu müssen
Oder: Viel reden, um nicht unsicher zu wirken
Vermeiden, über sich zu reden
Sprechpausen vermeiden
Nur aus dem Haus gehen, wenn wenige Menschen unterwegs sind
Das Geld vor dem Bezahlen an der Supermarktkasse abzählen
Sich unsichtbar machen, sich besonders unauffällig verhalten
Perfekte Vorbereitung eines Redebeitrags oder einer Präsentation
Sich kurzfassen
Die Hände verstecken
Den Redebeitrag auswendig lernen
Alkohol trinken oder andere Arten der Selbstberuhigung
Keine Suppe essen
Nicht aus filigranen Gläsern trinken
Die Tasse mit beiden Händen anfassen
Eine Plastiktüte in der Tasche haben
Bei Partys spät kommen und früh gehen
Sich nur mit Menschen treffen, die man schon sehr lange kennt
In Lokale gehen, die nicht so hell sind (bei Erythrophobie)
Im Lokal sich möglichst in eine Ecke oder unauffällig hinsetzen
Sich am Rand aufhalten
Innerlich abschalten

Die selbstfokussierte Aufmerksamkeit

Das Sicherheitsverhalten hat neben der Tatsache, dass es die Angst genauso wie die Vermeidung aufrechterhält, noch andere Nachteile. Dadurch überlegen Sie zum Beispiel, wie Sie aussehen, wie Sie gekleidet sind, wie perfekt Ihre Präsentation wirkt und ob die Mühen, die Sie auf sich genommen haben, um die Ängste zu unterdrücken, auch funktionieren. Sie denken darüber nach, ob Sie erröten oder rote Flecken am Hals haben und ob Sie einen unsicheren Eindruck machen. Sie interpretieren und bewerten die Reaktionen anderer. Der Knackpunkt bei der Sozialen Phobie ist nicht allein die Tatsache, dass Sie befürchten, z. B. zu zittern oder zu erröten. Das besondere Problem dabei ist, dass Sie in Ihren Gedanken, in Ihrem Kopfkino, die Reaktion oder die Meinung von anderen Menschen vorwegnehmen. Denn ohne die Anwesenheit anderer Menschen tritt Ihr Problem ja nicht auf. Das heißt also, dass Sie die Reaktion und Meinung Ihres Gegenübers sehr wichtig nehmen. Sie versuchen, sich vorzustellen, was die andere Person von Ihnen denkt und wie Sie auf sie wirken. Sie erzeugen ein Bild von sich, wie Sie in den Augen der anderen dastehen. Dadurch sind Sie stark mit sich selbst beschäftigt und beobachten sich permanent. Sie checken und überprüfen, ob das, was Sie befürchten, tatsächlich auch passiert. Ihre Aufmerksamkeit ist auf Sie selbst bezogen. Diesen Vorgang nennt man selbstfokussierte Aufmerksamkeit. Sie überprüfen also, ob Ihr Sicherheitsverhalten funktioniert. Indem Sie den Fokus auf sich selbst richten, entgehen Ihnen wichtige Signale der anderen.

Fallbeispiel: Die vier Erlebnisebenen bei Jonas

- Gedanken und Befürchtungen (Kognitionen): *Wie klingt meine Stimme? Hoffentlich sehen die anderen nicht, dass ich Angst habe! Ich muss locker und souverän sein!* (Selbstfokussierte Aufmerksamkeit).
- Gefühle (Emotionen): *Unsicherheit, Unbehagen, Angst, Scham, Ärger über sich selbst.*
- Körperliche Angstsymptome (Physiologie): *Herzklopfen, Schwitzen, Zittern, Atemprobleme.*
- Verhalten: *Versucht, locker und souverän zu sein, redet möglichst schnell, versucht, die Situation hinter sich zu bringen, trinkt viel Wasser, vermeidet die Situation, wenn es nicht anders geht, verzögert dadurch sein Studium* (Vermeidung und Sicherheitsverhalten).

Wahrscheinlich haben Sie jetzt ein ganz gutes Bild von der Sozialen Phobie bekommen. Sie haben gelernt, in welchen Situationen sie auftritt, wie sie erlebt wird und wozu sie führt. Und vielleicht haben Sie schon eine innere Checkliste gemacht, welche Probleme Sie selbst haben und wie sich Ihre eigene Unsicherheit im Rahmen der vier Erlebnisebenen äußert.

2.4 Weitere Beschwerden und Folgen einer Sozialen Phobie

Andere Ängste

Häufig ist es schwer zu sagen, ob jemand unter einer Sozialen Phobie oder unter einer anderen Phobie leidet. Das erkennen sogar Psychotherapeutinnen nicht immer. Haben Sie z. B. Schwierigkeiten, in öffentlichen Verkehrsmitteln zu fahren, denken Sie, dass Sie eine Agoraphobie oder wie viele sagen „Platzangst" haben. Um zu unterscheiden, ob es sich um eine Soziale Phobie handelt, ist es wichtig zu fragen: Was genau sind die Befürchtungen in der Situation? Wovor genau haben Sie Angst und was wäre das Schlimmste, was passieren könnte? Haben Sie Angst, die Kontrolle über sich zu verlieren und verrückt zu werden oder ganz allein zu sein und niemanden an Ihrer Seite zu haben, der Ihnen helfen könnte, haben Sie vermutlich eine Agoraphobie. Diese tritt weniger leicht auf, wenn Menschen in der Nähe sind. Haben Sie eine Soziale Phobie, fällt es Ihnen leichter, mit öffentlichen Verkehrsmitteln zu fahren, wenn möglichst niemand mitfährt, oder Sie wählen sogar Zeiten, von denen Sie wissen, dass nicht viele Menschen unterwegs sind.

Wichtig ist auch die Abgrenzung von einer Panikstörung. Soziale Ängste können so stark sein, dass sie auch zu Panikattacken führen können. Eine Panikattacke haben Sie dann, wenn die Angst „maximal" ist oder ihren Höhepunkt erreicht hat. Dann können Sie sich gar nicht mehr konzentrieren und leiden unter mehreren der in Abschnitt 1.4 beschriebenen Angstsymptomen. Eine Panikattacke ist sehr quälend. Eine Panikstörung besteht jedoch nur dann, wenn die Panikattacken *außerhalb* bestimmter Auslösesituationen und sozusagen *spontan* auftreten. Manchmal ist die Unterscheidung gar nicht so einfach zu treffen, denn eine Panikattacke kann auch schon dann auftreten, wenn die Betroffene zu Hause ist und nur an die ihr bevorstehende angstbesetzte Situation denkt.

Depression

Eine depressive Störung ist gekennzeichnet durch gedrückte, niedergeschlagene Stimmung, Interessensverlust, Freudlosigkeit und Traurigkeit, Antriebsschwäche, andauernde Lustlosigkeit bis zum Appetitverlust, der zur Gewichtsabnahme führen kann, Schlafstörungen, Selbstzweifel, Rückzug bis hin zu Suizidgedanken oder -handlungen. Es gibt viele Konzepte über die Entstehung und Aufrechterhaltung von Depression. Ein Konzept bezieht sich auf den sogenannten Verstärkerverlust. Damit sind Situationen im Leben gemeint, in denen aufgrund von Krankheit oder Alter, Arbeitslosigkeit, Verlust eines wichtigen Menschen oder Umzug bestimmte Aktivitäten nicht mehr ausgeübt werden können. Diese Aktivitäten hatten für die

Person einen verstärkenden Charakter und sorgten für Freude, Kontakt zu anderen Menschen und zum Erleben von Selbstwirksamkeit.

Dass die Soziale Phobie soziale und gesellschaftliche Folgen hat, die die Lebensqualität der Betroffenen stark einschränken, leuchtet unmittelbar ein. Wenn man „freudige" Situationen, Aktivitäten und Treffen mit Freunden und Bekannten in der Freizeit nicht aufsuchen kann, fehlen auch ausgleichende und entspannende Momente im Leben, die dazu beitragen, ein gesundes und stabiles Gleichgewicht zu halten.

Das Leben einer Sozialphobikerin ist je nach Ausmaß der Störung so eingeschränkt, dass freudvolle Zeiten vielleicht nur noch mit wenigen langjährigen Freunden oder innerhalb der Familie stattfinden. Wenn dann noch Beanspruchung durch den Teufelskreis aus Angst, Vermeidung und Sicherheitsverhalten besteht, steigt die insgesamt empfundene Belastung. Und mit der Überforderung sinkt die Schwelle für das Auftreten einer depressiven Störung. Diese ist unter Sozialphobikern nicht selten. Die Überlappung der Beschwerden von depressiven und sozialphobischen Menschen (Interessenverlust, Rückzug) ist deutlich zu erkennen.

Die Soziale Phobie kann aber auch die Folge einer depressiven Störung sein. Die Depression hat viele Gesichter und zeigt sich häufig mit unterschiedlichen Formen von Ängsten. Versagensangst ist im Allgemeinen ein zur Depression gehöriges Symptom, Rückzugsneigung gehört auch dazu. Wenn man sich klar macht, dass es den depressiv betroffenen Menschen insgesamt sehr schlecht geht, dass sie wenig Energie haben, sich selbst negativ bewerten und starke Selbstzweifel haben, versteht man, dass auch Soziale Ängste dazu kommen können. Diese klingen aber in der Regel von selber wieder ab, wenn die depressive Symptomatik besser wird. Im Gegensatz zu Ängsten und Phobien als Hauptsymptom, die, wenn sie länger als ein Jahr andauern und unbehandelt bleiben, meistens chronisch verlaufen, kann eine depressive Episode nach einer gewissen Zeit von selbst abklingen.

Einsamkeit

In den meisten Fällen führt die Soziale Phobie dazu, dass sich das Kennenlernen von Menschen als schwierig gestaltet. Sei es, dass es darum geht, Einladungen zu Festen zu folgen oder Partys zu besuchen, generell auszugehen, auf andere Menschen zuzugehen und ein Gespräch zu beginnen, sei es, von sich etwas Persönliches zu erzählen, sich zu öffnen, einen Kontakt aufzubauen, sich zu verabreden, den Kontakt aufrechtzuerhalten und zu vertiefen. Menschen mit einer Sozialen Phobie leiden unter vielfältigen Sorgen, die sich auf den sozialen Kontakt beziehen. Die Schüchternheit sorgt schon für eine stärkere Zurückhaltung, wenn es darum geht, Kontakt aufzunehmen. Menschen mit sozialen Ängsten sind in der Regel keine Partylöwen, sondern eher introvertiert. Auch wenn sie keine starken Ängste haben, berichten sie von Hemmungen, insbesondere Menschen gegenüber, die sie neu kennenlernen. Selbst wenn sie sich im Zweierkontakt mit einer Freundin, die sie schon seit der Schulzeit kennen, und vielleicht auch in der Familie wohlfühlen, beschränkt sich der Kontakt oft auf einige wenige vertraute Personen. Da auch der Kontakt in Gruppen schwierig ist, sind die sozialen Kontaktmöglichkeiten begrenzt. Wenn dann die wenigen Kontakte wegbrechen, etwa weil alte Eltern sterben oder die Freundin aus der Schulzeit plötzlich eine Familie gründet und keine Zeit mehr hat, stellt sich oft ein Gefühl von Einsamkeit bis hin zu sozialer Isolation ein.

Schwierigkeiten, einen Partner zu finden

Schätzungen zufolge lebt die Hälfte der Sozialphobiker als Single. Neben der Schüchternheit, den Hemmungen und der häufig vorhandenen Angst vor Ablehnung ist es bei der Partnersuche erforderlich, zunächst einmal Kontakte zu infrage kommenden Menschen aufzunehmen. Die Vielzahl an Kontakten erhöht die Wahrscheinlichkeit, dass ein passender Partner dabei ist. Wenn Sie jedoch Angst haben, eine Geselligkeit zu besuchen, weil Sie Sorge haben, sich linkisch und inkompetent zu verhalten, und es für Sie eine Hürde darstellt, dass alle Augen sich auf Sie richten könnten, wenn Sie erscheinen, wird die Partnersuche auch nicht über das Internetdating leichter. Das erspart zwar die Suche auf Partys, beim Ausgehen und bei geselligen Anlässen und anfangs ist es möglicherweise noch einfach, von zu Hause aus über den PC oder eine App aktiv zu werden. Doch bei sozial unsicheren Menschen (und auch solchen, die nicht offensichtlich unsicher sind) fangen die Probleme an, wenn es darum geht, sich zu verabreden und das erste Date zu haben. Ist dieser Schritt getan, geht es darum, sich zu öffnen und von sich zu erzählen. Und das bedeutet, etwas von sich selbst preiszugeben und auch Schwächen zu zeigen.

Der 30-jährige Michael zum Beispiel verfügt im Gegensatz zu vielen seiner Leidensgenossen über einen großen Freundeskreis. Er hat jedoch seit seiner Jugend keine feste Beziehung mehr gehabt. Nachdem ihn seine erste Freundin verlassen hat, wollte er keine Beziehung mehr eingehen. Er möchte gerne cool, lässig und unabhängig wirken, wie jemand, der keine feste Beziehung sucht und eigentlich niemanden braucht. Dabei hat er Schwierigkeiten damit, von seinen Nöten und seiner Verletzlichkeit zu sprechen oder diese zu zeigen. Er hat Angst, sich auf körperlichen Kontakt einzulassen, weil er befürchtet, dass er im entscheidenden Moment „versagen“ könnte. Dieser Gedanke beschäftigt ihn so sehr, dass ihm vor einem Date übel wird und er Sorge hat, nicht „performen“ zu können. Er hat eine tiefsitzende Angst, in schwachen Momenten zurückgewiesen zu werden. Gerade weil er leistungsorientiert ist, kann er sich Schwäche nur schwer zugestehen. In seinem tiefsten Innern fühlt er sich unverbunden und einsam. Er weiß nicht, wie er seine Sehnsucht nach Nähe und Verbindung mit einem Menschen stillen kann.

*

Caroline, die schon vor ihrer Angst, beim Essen vor anderen Menschen zu zittern, introvertiert und eher unsicher war, hat ihren Partner zunächst als „Kollegen" kennengelernt. Beide hatten keine Absicht, eine Liebesbeziehung einzugehen. Während der ehrenamtlichen Arbeit an einer Tafel für Obdachlose sahen sie sich regelmäßig. Sie verstanden sich gut und später kam zu der Freundschaft Liebe dazu. So konnte Caroline ihren Partner ohne Dating und die dabei auftretenden Unsicherheiten kennenlernen.

Probleme in Beruf und Arbeitswelt

Die sozialen Ängste können ja überall auftreten und stellen in Schule, Ausbildung, Studium und Beruf ein besonderes Hemmnis dar. Dabei haben die Ängste vielleicht schon in der Schule begonnen, beim Aufsagen eines Gedichtes oder bei einem Referat. Im Abitur bestanden vielleicht schon Prüfungsängste. Wenn im Studium die Herausforderungen wachsen, die Gruppen größer und anonymer werden und die Schwelle zum Erwachsenwerden mit dem Auszug aus dem Elternhaus überschritten wird, ist es immer schwieriger, die Sicherheitszone zu wahren. Die unterschiedlichen Herausforderungen im Kontakt zu Kollegen, Kommilitoninnen und Vorgesetzten führen zu unterschiedlichen Formen von Leistungs- und Versagensängsten. Hinzu kommen gesellige Aktivitäten im Kreis von Studierenden oder bei Betriebsfeiern oder dem Mittagessen in der Kantine, die gemeistert werden müssen.

Bei Caroline traten die Ängste vor dem Essen das erste Mal auf, als sie sich der vermeintlich prüfenden Betrachtung ihres Chefs ausgesetzt sah.

*

Jonas' Probleme eskalierten im Studium und führten später zur Arbeitslosigkeit, weil er sich weder eine Bewerbungssituation noch den Arbeitsalltag mit den vielfältigen sozialen Kontakten vorstellen konnte.

*

Marianne war in ihrer Karriere als Texterin gehindert und arbeitete lieber von zu Hause aus als in einer Werbeagentur, weil sie sich dem Umgang mit den lockeren und selbstbewussten Kollegen nicht gewachsen fühlte. So konnte sie auf der Karriereleiter von der Junior- zur Seniortexterin nicht aufsteigen und musste feststellen, dass ihre Chefs immer jünger wurden. Das war ihr peinlich, weil sie in ihrem Alter schon weiter hätte sein sollen.

So führen Soziale Ängste dazu, dass die Betroffenen häufig unter ihren beruflichen Möglichkeiten bleiben. Intellektuell und vielleicht auch von der Ausbildung her wären sie beispielsweise einer Führungsposition gewachsen. Aufgrund ihrer sozialen Ängste trauen sie sich eine Leitung jedoch nicht zu und bleiben in schlechter bezahlten und vielleicht auch weniger anerkannten Jobs. In schwereren Fällen arbeiten sie gar nicht. Eine große Zahl von Menschen mit sozialer Angststörung ist arbeitslos.

Selbstwertprobleme

Im Rahmen der beschriebenen Probleme und Teufelskreise ist oft nicht klar, was zuerst ein Problem war: die Schüchternheit, die soziale Unsicherheit und Angst oder das mangelnde Selbstwerterleben. Wir werden weiter unten noch sehen, wie es bei Ihnen zu der sozialen Angst gekommen ist. In jedem Fall spielt die Einschätzung, als Mensch nicht wertvoll genug zu sein, eine große Rolle. Vielleicht denken Sie ja auch, dass Sie nicht attraktiv genug sind, nicht gut genug aussehen oder Sie finden sich nicht liebenswert. Sie befürchten, nicht interessant genug zu sein, nichts zu erzählen zu haben und empfinden Ihre eigene Zurückhaltung als Makel. Dabei vergleichen Sie sich mit anderen Menschen und schneiden dabei schlechter ab, egal, um welches Kriterium es geht. Manche sozial Unsichere fokussieren sich auf ein bestimmtes Merkmal ihres Aussehens, was sie ganz schrecklich finden, und schämen sich z. B. wegen ihrer Nase in Grund und Boden. Sie meinen, dass sie hässlich wäre und fühlen sich vollkommen entstellt. In der Regel finden andere Menschen die Nase völlig in Ordnung und sie haben nicht den Eindruck, dass sie anders ist als bei anderen Menschen.

Monika leidet darunter, dass ihre Haare dünn sind und sie ist der Meinung, einen zu dicken Bauch zu haben. Auch wenn sie keine dicken Haare hat, schmälert das ihre Attraktivität nicht und von einem dicken Bauch kann keine Rede sein. Weil sie sich ständig kritisch betrachtet, nimmt sie jedes Gramm an ihren Hüften überkritisch, sozusagen mit der Lupe, wahr und es kommt ihr selbst viel „gewichtiger" vor, als es in Wirklichkeit ist.

Übrigens: Die meisten Menschen, auch die nicht sozial ängstlichen, sind so mit sich selbst beschäftigt, dass sie gar nicht so genau darauf achten, wie andere aussehen oder sich verhalten. Ein großer Trugschluss von Soziophobikerinnen ist, dass sie sich ständig im Mittelpunkt der Aufmerksamkeit wähnen und denken, dass andere nichts weiter zu tun hätten, als sie zu bewerten. Sie übertragen ihre eigene ungünstige Meinung von sich auf das Gegenüber und denken, dass andere Menschen eine genauso negative Einschätzung von ihnen haben, wie sie selbst.

In unserer Gesellschaft erscheint es nicht nur vorteilhaft, eine Idealfigur zu haben, sondern auch extrovertiert, aufgeschlossen, locker und unterhaltsam zu sein. Die leiseren, stilleren und introvertierteren Menschen fühlen sich durch den Vergleich mit ihren extrovertierten Mitmenschen weniger wert und finden es erstrebenswert, „cool", sprachfertig und witzig zu sein. Dabei sind die Stilleren oft beliebter als die Lauteren, durch die sich andere Menschen in der Umgebung leicht an die Wand oder in die „Statistenrolle" gedrängt fühlen.

Der ständige Vergleich mit anderen Menschen ist Gift für das Selbstwertgefühl. In Studien konnte gezeigt werden, dass die Soziale Phobie mit einem niedrigen Selbstwertgefühl einhergeht, was u.a. auch damit zusammenhängt, dass Menschen mit Sozialer Phobie sich häufiger mit anderen vergleichen und dabei eine ungnädige Sichtweise auf die eigene Person haben. Es kann auch vermutet werden, dass der Druck, sich nach außen hin möglichst positiv darzustellen, der durch die intensive Nutzung sozialer Medien entsteht, zu einer stärkeren Selbstwahrnehmung und einer negativeren Bewertung eigener Unsicherheiten beiträgt. Je größer die sozialen Bezugsgruppen sind, die zwangsläufig durch die sozialen Medien entstehen, je mehr Selbstdarstellung, umso ungünstiger für das Selbstgefühl derjenigen, die meinen, nicht mithalten zu können. Und je ausgeprägter der wahrgenommene soziale Druck, umso größer die Sorge, sich auch mit nachteiligen oder weniger perfekten Merkmalen zu zeigen. Und damit sind dem Bemühen, eine Fassade aufrechtzuhalten und vermeintliche Fehler zu verstecken sowie schwierige Gefühle zu verdrängen, Tür und Tor geöffnet: der ideale Nährboden für Soziale Ängste. Wir haben uns abgewöhnt, dass man schüchtern und unsicher sein darf, dass Erröten genauso in Ordnung ist wie das Zittern der Stimme bei einem Beitrag auf einem runden Geburtstag oder einer Hochzeit. Dabei haben alle Menschen einen (zumindest kleinen) unsicheren oder ängstlichen Anteil in sich, der aus meiner Sicht auch sein darf. Das Ziel sollte doch sein, die eigene Person mit den bestehenden Stärken und Schwächen zu akzeptieren und sich das eigene So-Sein zu erlauben und zu sich zu stehen. Und gleichzeitig, auch wenn Ihnen das widersprüchlich vorkommt, an sich zu arbeiten und die eigenen Grenzen auszudehnen. In der Psychotherapie bewegen wir uns im Spannungsfeld zwischen Änderungswillen und -motivation und Akzeptanz der eigenen Person inklusive Schwächen, Defizite und Krankheiten.

Wir werden im praktischen Teil darauf zu sprechen kommen, welche Möglichkeiten es gibt, den Selbstwert zu steigern (vgl. Kapitel 15).

Defizite in der sozialen Kompetenz

Menschen mit sozialen Ängsten vermeiden je nach Ausprägungsgrad soziale, gesellige und kontaktreiche Situationen. Dadurch, dass sie wenige soziale Interaktionen und Kontakte haben, „praktizieren" sie Situationen, in denen sie mit anderen Menschen kommunizieren müssen, zu wenig. Soziale Kompetenzdefizite können die Folge oder auch die Ursache von sozialen Ängsten sein, wie wir weiter oben gesehen haben. Sie sind es aber nicht regelhaft. Was aber sind denn soziale Kompetenzdefizite überhaupt?

Defizite in der sozialen Kompetenz bestehen, wenn jemand bestimmte Verhaltensfacetten im (durchaus komplexen) Umgang mit anderen Menschen nicht umsetzen kann. Ich beschreibe soziale Kompetenz immer als ein großes Mosaikbild aus vielen kleinen Steinchen, daher benutzte ich den Ausdruck „Facette". Ein Kind lernt die meisten Dinge im Leben, weil sie ihm beigebracht werden und weil es das nachahmt, was ihm vorgelebt wird. Das ist natürlich kulturell sehr unterschiedlich. Während Europäerinnen lernen, anderen Menschen bei der Begrüßung in die Augen zu sehen, ist dies in anderen Kulturen, wie z. B. in Asien, eher unüblich. Während es im sogenannten Westen zum Zeitgeist gehört, extrovertiert zu sein und aus sich herauszugehen, wird dies in anderen Kulturen vielleicht eher als grob oder plump erlebt und ein dezenteres Verhalten favorisiert. Auch die Frage, ob man sich bei der Begrüßung von fremden Menschen die Hand gibt, sich zunickt oder umarmt, kann unterschiedlich gesehen werden. Aber: Das Vorhandensein von sozialer Kompetenz kann man eigentlich nicht beobachten, sondern nur das sogenannte soziale Auftreten. Und das kann durch soziale Ängste sowie durch Sicherheitsverhalten beeinträchtigt sein.

Der soziale Kontakt beginnt ja meistens mit dem Anschauen. Bei einem offenen, freien und unbefangenen Umgang ist es möglich, das eigene Verhalten auf das des anderen einzustellen und zu sehen, welche Impulse das Gegenüber setzt. Im nächsten Schritt geht es darum, ein Gespräch anzufangen, es zu fortzuführen und auch wieder beenden zu können. Ganz entscheidend ist auch, sympathisch sein zu können. Wie können wir uns verhalten, damit die andere Person uns mag? Gibt es etwas, was man dafür tun kann und wie geht man dabei am besten vor? Es geht darum, Wünsche und Bedürfnisse zu äußern und dem anderen „ja" oder auch „nein" sagen zu können. Letzteres fällt vielen Menschen sehr schwer. Sie haben aber deshalb noch keine Soziale Phobie, sondern geraten eher in Überforderungssituationen, weil sie eigene Belastungsgrenzen überschreiten, indem sie sich nicht abgrenzen. Zur sozialen Kompetenz gehört auch, in manchen Situationen das eigene Recht durchzusetzen, auch wenn es anderen nicht gefällt. Das heißt, dass man in der Lage ist, sich auch einmal unbeliebt zu machen. Dies wiederum hat übrigens auch etwas mit dem Selbstwert zu tun. Es lebt sich wesentlich leichter, wenn man nicht von jedem gemocht werden möchte, sondern weiß, dass das Gegenüber manchmal nicht mit dem, was wir tun oder sagen, einverstanden ist, dass dies jedoch nicht zu Ablehnung führen muss oder wir deswegen schlechte Menschen sind. Eine wichtige soziale Kompetenz ist zudem, Konflikte austragen zu können. Das ist wesentlich komplexer als es klingt. Denn dazu müssen wir erst einmal wissen, was uns gefällt und was uns stört. Wir müssen wissen, ob es sinnvoll und nützlich für uns ist, diesen Konflikt anzusprechen. Wenn wir den Konflikt gut austragen, heißt das auch, dass wir uns für die Sichtweisen unseres Gegenübers öffnen und gegebenenfalls einlenken können. Keine Situation ist wie die andere und zu einem solchen Gespräch gehört ein hohes Maß an Fingerspitzengefühl und Flexibilität. Am schwierigsten ist die soziale Kompetenz in Beziehungen. Das heißt, wenn uns andere Menschen nicht so wichtig sind, weil wir sie zum Beispiel nur einmal sehen, beim Einkaufen oder unterwegs im Bus, ist es einfacher auszuhalten, dass sie unser Verhalten nicht gut finden. Wenn uns jedoch andere Menschen wichtig sind und wir die Beziehung gerne aufrechterhalten oder sogar intensivieren wollen, wird es schon schwieriger. Wie gehen wir dann mit Interessenskonflikten um? Dass wir immer versuchen, es dem anderen recht zu machen, ist auch keine Lösung, denn dann kommen wir selbst zu kurz. Das ist keine Beziehung auf Augenhöhe mehr, sondern eher eine Abhängigkeit. In solchen Situationen müssen wir also der anderen Person unsere Gefühle mitteilen und dafür werben, dass unser Gegenüber unsere Sichtweise nachvollziehen und unseren Konflikt verstehen kann. Nur dann können wir sie vielleicht dazu bewegen, uns unseren Wunsch zu erfüllen. Die soziale Kompetenz in nahen Beziehungen ist übrigens in der Regel die schwierigste und viele meiner Patientinnen haben auf die eine oder andere Weise Probleme damit, egal, mit welchen Beschwerden sie in die Therapie kommen.

Alkohol und andere Drogen

Zum Abschluss der Übersicht, welche Probleme, Beschwerden und Aspekte bei der Sozialen Phobie eine Rolle spielen und beachtet werden müssen, möchte ich auf ein Thema zu sprechen kommen, das mir besonders am Herzen liegt. Wir haben bereits über das Vermeidungsverhalten von Sozialphobikern und das Sicherheitsverhalten gesprochen. Diese Schutzstrategien spielen bei der sozialen Angst eine so große Rolle, weil es unmöglich ist, soziale Interaktionssituationen komplett zu vermeiden.

Das berühmte Gläschen Sekt, das einem auf einem Empfang oder einer Feier als erstes zum Auflockern gereicht wird, ist ein Ausdruck davon, wie weit der Alkoholkonsum zum „Eisbrechen“ verbreitet ist. Bereits unter kleinen Mengen von Alkohol wird man lockerer, entspannter und gesprächiger. Das geht auch Menschen so, die kein Problem mit sozialen Unsicherheiten haben. Wenn der Alkohol aber regelhaft eingesetzt wird, um Soziale Ängste zu bekämpfen, wird der Konsum zum Problem. Man spricht hier auch von einer „Selbstmedikation mit Alkohol". Viele Soziophobikerinnen entwickeln sekundär zu den sozialen Ängsten ein Alkoholproblem. Ich empfehle Ihnen, dass Sie Ihren Alkoholgenuss einmal daraufhin überprüfen. Versuchen Sie, sich selbst gegenüber ehrlich zu sein: In welchen Situationen trinken Sie ein Gläschen (oder auch mehr)? Trinken Sie immer, wenn Sie sich mit anderen Menschen treffen? Würde ein Treffen ohne Alkohol auch möglich sein oder stellen Sie sich das schwierig vor? Wie viel trinken Sie genau und in welchem Zeitraum? Auch beim Alkoholkonsum entstehen Teufelskreise. Ein höherer Konsum kann körperliche Folgen haben, zum Beispiel das Zittern von Händen. Ich habe schon Patientinnen gehabt, die mit der Angst vor dem Händezittern zur Therapie kamen. Tatsächlich war das Zittern aber eine Folge des Alkoholkonsums, der dem Betroffenen als Problem noch gar nicht bewusst geworden war. Sollten Sie also merken, dass Sie regelmäßig in sozialen Situationen trinken, um die Unsicherheit zu reduzieren oder gar nicht erst aufkommen zu lassen, empfehle ich Ihnen, den Blick genauer auf Ihr Trinkverhalten zu richten und es täglich zu protokollieren. Als nächsten Schritt können Sie versuchen, den Alkoholkonsum selbständig einzuschränken, indem Sie zum Beispiel zu Beginn eines sozialen Events zuerst ein alkoholfreies Getränk zu sich nehmen und auch im Alltag alkoholfreie Intervalle – Wochentage oder Orte – einrichten. Sollten Sie merken, dass Ihnen die Veränderung Ihres Trinkverhaltens schwerfällt oder sogar nicht möglich ist, suchen Sie sich Hilfe, z. B. in einer Beratungsstelle oder bei einer Psychotherapeutin. Wenn Sie mit einem Alkoholproblem und einer Sozialen Phobie zur Therapie kommen, wird in der Regel zuerst das Alkoholproblem bearbeitet und erst danach die Sozialen Ängste, weil diese ja durch den Alkoholkonsum überdeckt wurden.

Das gilt im Übrigen auch für Cannabis- und anderen Drogenkonsum. Auch die Einnahme von Beruhigungsmitteln wie Benzodiazepine und Schlaftabletten sollten bedacht werden. (Eine ggf. notwendige medikamentöse Behandlung der Sozialen Phobie wird in Abschnitt 17.4 thematisiert.) Das heißt nicht, dass ich das Trinken von Alkohol oder das „Kiffen" moralisch verurteile. Es gehört in unserer Gesellschaft oft zum Feiern und zu freudigen Anlässen dazu. Ich bin nur der Meinung, dass es notwendig ist, bei Bestehen von psychischen Problemen und besonders bei Ängsten Themen der Lebensführung insgesamt zu überprüfen. Ich werde im praktischen Teil, wenn es um „die sieben Säulen gesunder Lebensführung" geht, noch weiter darauf eingehen.

Quintessenz: Soziale Phobie – die emotionale Abwärtsspirale

Soziale Ängste führen zu Vermeidung von sozialen Kontaktsituationen oder zu Sicherheitsverhalten (vgl. Abschnitt 2.3). Das Sicherheitsverhalten wiederum verstärkt die Selbstbeobachtung und „selbstfokussierte Aufmerksamkeit". Damit werden die eigene Person und die Körperreaktion übertrieben stark wahrgenommen und der Blick wird bewertend nach innen gerichtet. Die Aufmerksamkeit wird zu wenig nach außen gelenkt, wodurch wichtige Informationen über die jeweiligen Kontaktpersonen verloren gehen. Die „Schutzstrategien" führen aufgrund der Selbstbezogenheit zu einer Steigerung der Angst, weil der Betroffene nicht die Erfahrung machen kann, dass das, was er befürchtet, nicht passiert. Es kann nicht erlebt werden: „Meine Sorge ist unbegründet – es war gar nicht so schlimm, dies oder das im Beisein anderer Menschen zu tun." Die Angst wird also nicht mehr an der Realität überprüft und kann daher nicht durch eine neue Erfahrung ersetzt und „überschrieben" werden. Dadurch bleibt die Überzeugung, in bestimmten Situationen inkompetent oder unfähig zu sein, bestehen. Die Angst verfestigt sich und kann von alleine kaum mehr zurückgehen.

Die ängstliche Selbstaufmerksamkeit und der Fokus auf sich und die gefürchtete (körperliche) Reaktion verhindert ein unbefangenes Auftreten in neuen Situationen. Die Aufmerksamkeit ist wieder auf sich selbst gerichtet. Dadurch entgehen dem Betroffenen wichtige soziale Signale, die von der Umgebung oder anderen Menschen ausgehen und die ein Anknüpfungspunkt für ein Gespräch sein könnten. Sozialphobiker fühlen sich (wieder mal) unbeholfen, grübeln über mögliche Gesprächsthemen nach und empfinden sich als langweilig. Sie haben das Gefühl, nichts zum Gespräch beitragen zu können. Dadurch sinkt der Selbstwert weiter ab und die Unsicherheit wird stärker. Die Angst steigt oder die Befangenheit überträgt sich auf weitere Situationen.

Durch die (chronische) Vermeidung kommt es zu Einsamkeit und zu geringen sozialen Kontakten. Dadurch werden soziale Situationen nicht aufgesucht oder geübt, was wiederum zu einer Verstärkung der sozialen Unbeholfenheit und der Unsicherheit führt.

Weiterführende Literatur

Hautzinger, M. (2017): *Ratgeber Depression. Informationen für Betroffene und Angehörige* (2. akt. Auflage). Göttigen: Hogrefe.

Hinsch, R. & Wittmann, S. (2010): *Soziale Kompetenz kann man lernen.* Weinheim: Beltz.

3. Wie entsteht eine Soziale Phobie?

Sicher haben Sie sich schon oft Gedanken darüber gemacht, warum Sie in sozialen Situationen ängstlich und unsicher sind und woher das kommt. Vielleicht haben Sie Geschwister, die ganz anders sind als Sie, und verstehen nicht, warum Sie in Ihrer Herkunftsfamilie das einzige schüchterne Familienmitglied sind. Es kann interessant sein, sich bei den Eltern zu erkundigen, wie Sie als kleines Kind waren und was für einen „Charakter" Sie in der frühen Kindheit hatten. Vielleicht gibt es auch Fotos von Ihnen zur Kindergartenzeit oder Sie haben erste Erinnerungen von der Zeit vor der Einschulung.

Insgesamt gibt es viele unterschiedliche Einflüsse, die bei der Entwicklung eines Kindes eine Rolle spielen. Meistens wirken mehrere Faktoren zusammen, das heißt, dass es oft nicht nur ein Aspekt ist, der erklärt, warum wir uns so oder so entwickeln. Wir wachsen nicht in einem Labor auf, indem man experimentell alle Einflüsse kontrollieren kann. So wie bei der Befruchtung der Eizelle ungeheuer viele Genvarianten die Merkmale des Nachkömmlings bestimmen können, so können unzählige soziale Faktoren im Laufe des Lebens eine Rolle für unsere Entwicklung spielen. Und diese Einflüsse bestimmen oder determinieren nicht als einzelnes Geschehnis die Entwicklung eines Menschen, sondern es entstehen Wechselwirkungen zwischen den Faktoren. Ein gutes Beispiel dafür ist die Geschwisterkonstellation. Nicht nur, ob man als ältestes, mittleres oder jüngstes Kind im Familienkontext aufwächst, ist entscheidend, sondern auch der Altersunterschied zwischen den Geschwistern und das Geschlecht. Ist ein Kind zum Beispiel das Nesthäkchen, das mit größerem Altersabstand zu den älteren Geschwistern geboren wird, hat es wahrscheinlich im Laufe des Lebens Probleme damit, aus der Rolle des kleinsten und jüngsten und von allen besonders beachteten Kindes herauszukommen.

In der Verhaltenstherapie unterscheiden wir zwischen den sogenannten Entstehungsbedingungen einer Störung oder dem Hintergrund und den Situationen, in denen Angst erstmalig ausgelöst oder getriggert wurde.

Wenn wir von den Entstehungsbedingungen sprechen, dann meinen wir bestimmte Faktoren, die genetisch oder durch einschneidende Erlebnisse in der Kindheit zu einer Verletzbarkeit oder Empfänglichkeit für psychische Probleme geführt haben. Man spricht hier auch von Vulnerabilitäten. Ausgelöst werden kann die Soziale Phobie dann später im Leben, wenn bestimmte Problemkonstellationen dazu kommen, z. B. wenn beim Erwachsenwerden oder bei sogenannten Schwellensituationen eine zusätzliche Anforderung zu bereits vorhandener Schüchternheit dazukommt. Dies kann beim Auszug aus dem Elternhaus, beim Beginn des Studiums, beim Einstieg in den Beruf, der ersten festen Partnerschaft oder auch der eigenen Elternschaft geschehen. Dann sind die Fähigkeiten der Person, mit der neuen Anforderung umzugehen, überstrapaziert und die psychische Krise wird ausgelöst. Das gleiche gilt auch für das Auftreten anderer psychischer Störungen, beispielsweise einer depressiven Phase. Und ob die Störung dann von selbst wieder abklingt oder chronifiziert, hängt wiederum von verschiedenen Faktoren, den sogenannten aufrechterhaltenden Bedingungen ab.

Obwohl es also kaum möglich ist, einzelne Aspekte als Ursachen für die Soziale Phobie zu bestimmen, möchte ich im Folgenden einige Faktoren herausgreifen, von denen man weiß, dass sie mit der Entwicklung von Unsicherheit und sozialer Angst zu tun haben. Eventuell kommen Ihnen ja einige bekannt vor. (In Abschnitt 4.2 werden wir die Faktoren auf Ihr individuelles Problem „anwenden".)

Vielleicht fragen Sie sich, wofür es notwendig ist, den beschriebenen Hintergrund der sozialen Ängste zu verstehen und ob die Analyse der Entstehungsbedingungen sein muss, bevor mit den Übungen begonnen werden kann. Die meisten meiner Klienten haben den Wunsch nach einem Problemverständnis. Durch die Einordnung Ihrer Beschwerden in den biografischen Kontext und die aktuelle Lebenssituation fühlen sie sich verstanden. Sie bekommen mehr Klarheit darüber, dass die Unsicherheiten nicht einfach „vom Himmel" fallen, sondern Ursachen haben. Und mit diesem Verständnis können sie besser einsehen, dass die Ängste mithilfe bestimmter Interventionen und Übungen weniger werden und sie wieder mehr Kontrolle über ihr Leben insgesamt bekommen können.

Wenn Sie beim Lesen merken, dass Ihnen das zu viel ist, können Sie das Kapitel auch überspringen und bei den Übungen weitermachen. Oder Sie kommen zu einem späteren Zeitpunkt noch einmal hierher zurück.

Im Folgenden möchte ich Ihnen acht Faktoren vorstellen, die zur Entwicklung der Sozialen Phobie beitragen. Alle diese Faktoren sind nicht ganz klar voneinander getrennt und Sie werden sehen, dass sie sich teilweise überlappen und miteinander zusammenhängen. Überlegen Sie beim Lesen doch selber schon einmal, welche der Faktoren auf Sie zutreffen könnten und markieren Sie diese.

3.1 Angeborenes Temperament oder Persönlichkeit

Aufgrund unserer genetischen Grundausstattung ist es tatsächlich so, dass wir mit einem bestimmten Temperament zur Welt kommen. Bereits ein Säugling hat eine bestimmte Persönlichkeit, die ihn neben vielen äußeren Merkmalen von anderen Babys unterscheidet. So kann das eine Neugeborene vitaler und temperamentvoller als andere Babys sein, was die Mutter schon beim Stillen merkt. Fängt es an zu krabbeln, ist es neugierig und aktiv und hat keine Sorge, sich von den Bezugspersonen wegzubewegen. Andere Kinder sind schon als Baby oder Kleinkind schüchtern und zurückhaltend. Man geht heute davon aus, dass Schüchternheit als Temperament oder Ursprungspersönlichkeit tatsächlich angeboren ist. Das ist als solches auch gar nicht schlimm und hat noch nichts mit der Entwicklung einer Sozialen Phobie im späteren Leben zu tun. Entscheidend ist, wie die Eltern oder nahen Bezugspersonen schon in der frühen Kindheit darauf reagieren. Kommt das Kind nicht mit einer schüchternen Persönlichkeit zur Welt, ist die Wahrscheinlichkeit, eine Soziale Phobie zu entwickeln, geringer. Da kommt es bei ungünstigen Umweltbedingungen eher zu anderen Störungen.

3.2 Krankheit oder andere schwierige Konstellationen aufseiten der Bezugspersonen

Bei der Entstehung einer Sozialen Phobie sind häufig ungünstige Konstellationen gegeben, die wenig mit der angeborenen Persönlichkeit oder dem Elternverhalten zu tun haben. Dies ist der Fall, wenn Mutter oder Vater chronische körperliche Erkrankungen haben oder unter psychischen Störungen leiden. Ist die Mutter z. B. depressiv und bleibt oft tagsüber im Bett liegen, kann sie sich nicht ausreichend um die Kinder kümmern.

Der Vater von Petra beispielsweise war Alkoholiker, der aggressiv und dominant in der Familie auftrat. Die Mutter konnte sich gegen ihn nicht wehren und schaffte es nicht, die Kinder vor ihm zu schützen. Insbesondere einer der Brüder wurde häufig von ihm geschlagen. Petra lernte, dass es für die Familie am besten war, wenn sie sich unauffällig verhielt, Streit schlichtete und selbst nicht für noch mehr Ärger sorgte. Sie versuchte, die Stimmung des Vaters zu erspüren, um entsprechend reagieren zu können.

Besondere Konstellationen können auch dann auftreten, wenn die Familie ausgeprägte finanzielle Schwierigkeiten hat. Dann kann das Kind zum Außenseiter werden, zum Beispiel, wenn es abgetragene oder nicht passende Kleidung trägt und in vielem nicht mithalten kann. Wenn ein Kind bei Schulausflügen nicht dabei sein oder andere Kinder nicht zu sich nach Hause einladen kann, gerät es schnell in eine soziale Isolation oder wird als schwächstes Glied in einer Gruppe gemobbt.

Dies ging auch Moritz so, der in einem Dorf aufwuchs. Er merkte früh, dass er homosexuell war, hat sich aber niemandem gegenüber geoutet, auch den Eltern gegenüber nicht, die sich Sorgen um ihren Sohn machten, weil sie merkten, dass er unglücklich und verschlossen war. Aus Hilflosigkeit sprachen sie ihn nicht weiter darauf an und kümmerten sich nicht um Hilfe. Auch Moritz wurde zum Opfer von Mobbing und Anfeindungen in der Klasse und ging nur noch mit Angst zur Schule, hatte keine Freunde. Dass auch später im Leben, als er in eine Großstadt gezogen war und den ersten Freund hatte, Soziale Ängste die Folge sein können, leuchtet unschwer ein.

3.3 Einschneidendes soziales Ereignis

Manche Menschen mit einer Sozialen Phobie erinnern ein beschämendes Ereignis, das zum Auftreten der Phobie geführt hat. Wenn ein Kind z. B. wegen eines Fehlers in der Schule ausgelacht wird oder bei einem Vortrag eine Sprechblockade erlebt, kann dies zu Angst vor der Angst beitragen. Diese wiederum kann zu einem Aufschaukelungsprozess der Ängste führen.

Iris, die in ihrer Kindheit sehr extrovertiert und früh selbständig war, weil die Eltern sich nicht gut um sie kümmerten, hatte viele Freunde und war, obwohl sie sozial auffällig war, beliebt. Eines Tages sagte ein Junge zu ihr, sie sehe mit ihrem neuen Haarschnitt nicht gut aus. Am Tag darauf erinnert sie ein Schlüsselerlebnis: Beim Vorlesen in der Schule sei sie sich schlagartig ihrer selbst bewusst geworden und habe sich plötzlich mit den Augen der anderen wahrgenommen. Das habe ihr ganzes Leben verändert, denn seitdem leide sie unter quälenden Sozialen Ängsten.

Leider kommt es in schlimmen Fällen auch vor, dass Kinder in ihren Familien und anderen Kontexten Opfer von Gewalt oder Missbrauch werden. Diese Fälle sind glücklicherweise nicht die Regel und wir gehen hier von den weniger extremen Situationen aus.

Wenn Sie Opfer von Gewalt oder Missbrauch sein sollten, ist die Soziale Angst wahrscheinlich eins von mehreren Problemen, unter denen Sie leiden. Sie haben sicher schon einmal von einer posttraumatischen Belastungsstörung gehört, bei denen neben verschiedenen Arten von Ängsten und psychischen Verstimmungen auch Alpträume und sogenanntes Wiedererleben („Flashbacks“) eine Rolle spielen. Auch das Verhalten anderen Menschen gegenüber kann grundsätzlich davon beeinflusst sein. Viele „Opfer“ neigen dazu, Situationen, in denen sie schlecht von anderen behandelt wurden, zu „wiederholen". Leider passiert so etwas in der Regel völlig unbewusst und dadurch, dass die Betroffenen sich aus Angst vor Ablehnung oder Gewalt unterwürfig, devot oder abhängig verhalten und sich insgesamt schlechter wehren können als andere Menschen, die „gesund" aufwuchsen. Dadurch sind sie später beispielsweise öfter Mobbing oder Gewalt in der Ehe ausgesetzt. Zudem schlagen sie die eigenen Kinder häufiger als Menschen ohne Gewalterfahrung in der eigenen Kindheit und werden dadurch selbst zu Tätern. Die Soziale Angst kann hier ein Teil der bestehenden und tiefer gehenden Verunsicherung im Umgang mit anderen Menschen sein.

3.4 Modelllernen

Neben den sogenannten genetischen Faktoren, also zum Beispiel der angeborenen Schüchternheit, und den Besonderheiten beim betroffenen Menschen selbst wie Erkrankung oder besondere Lebensumstände der Familie spielt auch das Modelllernen eine große Rolle. Kinder wollen ja ihren Eltern gefallen und machen daher viele Dinge so, wie sie ihnen vorgelebt werden. Sie ahmen zum Beispiel die Tischmanieren nach und versuchen früh, auch selbst mit dem Löffel zu essen und später, Messer und Gabel zu benutzen. Sie sehen, ob die Eltern Freunde und Bekannte haben, Besuch empfangen, eingeladen werden und dorthin gehen oder Hobbys pflegen. Sie bekommen aber auch mit, wenn es wenig Außenkontakte gibt und die Familie eher unter sich bleibt oder wenn soziale Situationen von einem oder beiden Eltern gemieden werden. Neben der Tatsache, dass ein lebendiger sozialer Umgang der Bezugspersonen die soziale Kompetenz und Wendigkeit des Kindes fördert, guckt sich das Kind von den Eltern ab, ob es normal ist, Freunde und Bekannte zu haben und Aktivitäten aufzusuchen, die mit anderen Menschen zu tun haben. Durch das Lernen am Modell gelingt es leichter, sich zu verabreden und Kontakt zu anderen Kindern aufzunehmen.

Das heißt also, die eigene Schüchternheit oder Unsicherheit der Eltern ist ein wichtiger Punkt bei der Entstehung der Sozialen Angst.

Noras Eltern hatten kaum Außenkontakte. In der Stadt, in der sie lebten, gab es keine weiteren Familienmitglieder. Der Vater war beruflich viel unterwegs und die Mutter war selbst unsicher und kontaktarm. Sie hatte keinen Freundeskreis und verbrachte die meiste Zeit alleine mit ihrer Tochter. So konnte Nora nicht lernen, unbefangen auf andere zuzugehen. Als die Mutter früh starb, fehlte ihr die Sicherheit, zu sich selbst mit ihren Stärken und Schwächen zu stehen. Sie kompensierte ihre Soziale Angst über Leistung und entwickelte Soziale Ängste im Kontakt zu anderen Menschen, besonders zu Männern, die als potentielle Partner infrage kamen. Sie entwickelte eine Erythrophobie (Angst vor dem Erröten).

3.5 Überbehütung durch die Eltern

Bevor wir in diesem Kapitel über Erziehung und die Einflüsse des Elternhauses auf die Entwicklung einer Sozialen Phobie sprechen, möchte ich einen Punkt ganz zu Anfang betonen: Mit dem Gesagten ist nicht gemeint, dass die Eltern oder die Bezugspersonen an der Ängstlichkeit oder Unsicherheit „Schuld“ haben, weil sie nicht richtig mit ihrem Kind umgegangen sind und es nicht so unterstützen konnten, dass es als Erwachsener möglichst ohne Ängste durchs Leben gehen kann. Dieser Punkt ist mir ganz wichtig. Vielmehr erziehen die meisten Eltern ihre Kinder so gut sie es selbst vermögen. In der Regel lieben Eltern ihre Kinder und versuchen, alles richtig zu machen. Oft können sie es eben nur nicht so, wie ein Kind es benötigt.

Das ist bei Michelles Mutter der Fall, die ihr Kind liebte und versuchte, es so weit sie konnte zu unterstützen, indem sie Michelle zum Beispiel in allen möglichen Vereinen anmeldete. Es gab kaum eine Sportart, die Michelle nicht ausprobiert hatte. Die Situation jedoch, sich immer wieder in neuen Gruppen von fremden Kindern vorstellen zu müssen, war für sie zunehmend ein Horror.

Das kann trotzdem bedeuten, dass die Geschwisterkinder keine psychischen Probleme entwickeln. Die sogenannte Passung von Eltern und Kindern und die jeweiligen Charaktere spielen in der Erziehung eine große Rolle.

Vielleicht wissen Sie gar nicht, was bei Ihnen falsch gelaufen ist, weil in Ihrer Familie alles weitestgehend „normal“ war oder auch, weil Sie sich an vieles nicht mehr erinnern. Das geht anderen auch so. Die Erziehung ist ja meistens kein bewusster Vorgang, sondern geschieht eher automatisch und meistens unreflektiert durch das spontane Agieren und Reagieren der beteiligten Bezugspersonen und Familienmitglieder. Deshalb spricht man auch davon, dass Erziehung „Beziehung“ ist. Dabei geht es darum, wie gut ein Elternteil das Kind versteht und wie angemessen Vater und Mutter die Bedürfnisse des Kindes erkennen und stimmig darauf eingehen können. Das gelingt besser oder schlechter, je nachdem, wie die Elternperson selbst „tickt“ und welche Probleme sie mit sich selbst hat.

Die Mutter von Petra zum Beispiel war stark mit dem Vater, der Alkoholiker war, beschäftigt. Weil ihre Tochter einen älteren Bruder an ihrer Seite hatte, war sie ganz froh, entlastet zu sein und sich weniger um sie kümmern zu müssen.

Wie reagieren nun die Eltern oder Erziehungspersonen auf die „Persönlichkeit“ ihres Kindes? Wird das Kind stark geschützt und von potentiell gefährlichen Situationen ferngehalten? Wird es vielleicht sogar überbehütet? Trauen die Eltern dem Kind bestimmte Entwicklungsschritte nicht zu, verhalten sie sich „ängstlich-überprotektiv“? Ist die Mutter oder der Vater vielleicht sogar selbst ängstlich? Sind die

Eltern „Helikoptereltern", die ihre Kinder am liebsten auf jedem Weg begleiten und kontrollieren? Wenn ein schüchternes Kind von einer überbehütenden Betreuungsperson erzogen wird, kann es die angeborene Unsicherheit schwer ablegen und lernen, selbstsicherer zu werden. Das Kind wird in diesem Fall in seiner Schüchternheit „bestätigt". Es macht nicht die Erfahrung, dass ihm etwas zugetraut wird. Daher entwickelt es die Annahme, dass die Schüchternheit unüberwindbar ist, weshalb sie sich im Laufe der Kindheit und Jugend eher verfestigt als verflüchtigt. Andererseits gibt es im Laufe des Erwachsenwerdens noch viele Entwicklungsmöglichkeiten, durch die sich die Unsicherheit sozusagen „auswächst", sei es durch ermutigende andere Erziehungspersonen wie Lehrerinnen und Erzieher oder Einflüsse durch Freunde und später die Peergroup.

Der 37-jährige Leon ist ein Dauerstudent: Er hat seine Diplomarbeit immer noch nicht abgegeben. Der Diplomstudiengang ist bereits abgeschafft worden und es wurden Bachelor- und Masterabschlüsse etabliert. Leon hat eine Riesenangst vor Prüfungen und überhaupt vor der Überprüfung seiner Leistung. Eigentlich hat er hohe Ansprüche an sich und möchte tolle Leistungen erbringen.

Seine Eltern waren sehr liebevoll: Am Tisch zu Hause wurde sein Tag und das Erlebte ausführlich besprochen und die Eltern hatten für alles Verständnis. Bei Problemen in der Schule haben sie Kontakt zu den Lehrern aufgenommen und Leon den Weg geebnet. In der Jugend wurde er überall abgeholt, wenn er ausgegangen war. Die Eltern haben alle möglichen Schwierigkeiten aus dem Weg geräumt, noch bevor sie zum Problem wurden. Obwohl Leon schon 36 Jahre ist, haben sie immer noch Verständnis für ihn. Leon ist einerseits genervt von so viel Fürsorge und möchte sein Leben selbst auf die Reihe kriegen. Andererseits möchte er seine Eltern nicht enttäuschen und schämt sich dafür, dass er ihnen so viel Mühe und Sorgen bereitet. Er ist nach wie vor unselbstständig und hat nicht gelernt, den notwendigen Mut und die Disziplin aufzubringen, sich für eigene Belange einzusetzen oder mit Fehlschlägen umzugehen.

3.6 Überforderung, Ablehnung oder Gleichgültigkeit

Neben der Überbehütung kann auch das entgegengesetzte Elternverhalten dazu führen, dass die Schüchternheit sich nicht auflösen kann, sondern sich stattdessen weiter verfestigt. Das ist dann der Fall, wenn das Kind überfordert oder von den Eltern abgelehnt wird. Die Gründe hierfür können vielfältig sein. Wenn die Bezugspersonen beispielsweise nicht kindgerecht und ermutigend mit dem zurückhaltenden oder schüchternen Verhalten umgehen, stellt das für das schüchterne Kind eine schwierige Situation dar. Dies kann vorkommen, weil die Eltern selbst vielleicht ein ganz anderes Temperament oder keine Zeit haben oder einfach ungeduldig sind und das Kind zu stark in es ängstigende Situationen drängen. Vielleicht haben die Eltern auch selbst psychische Probleme und können auf das Kind nicht so eingehen, wie es notwendig wäre. Dann kann das Kind nicht Schritt für Schritt und anfangs liebevoll begleitet positive Erfahrungen in fremden und verunsichernden Situationen sammeln und sich dadurch allmählich wohler fühlen. Stattdessen bestätigt sich die Sorge, dass andere Menschen, seien es Kinder oder Erwachsene, bedrohlich sind. Das Kind fühlt sich somit in seiner Unsicherheit bestätigt.

Anna zum Beispiel hatte eine Mutter, die sich früh von ihrem Vater getrennt hatte. Von dem neuen Partner trennte sie sich nach einigen Jahren ebenfalls. Sie war so mit ihrem Beziehungsleben beschäftigt, dass sie die Sorgen und Nöte von Anna nicht wahrnahm. Anna erzählt heute, dass sie sich von ihrer Mutter überhaupt nicht gesehen oder verstanden gefühlt hat. Die einzige Möglichkeit für sie bestand darin, früh selbstständig zu werden und so zu tun, als ob alles in Ordnung wäre. Sie hat die Unsicherheiten ignoriert und ist sozusagen die Flucht nach vorne angetreten, indem sie sehr früh selbstständig wurde. Dies wiederum bestärkte die Mutter in der Überzeugung, dass Anna ein „Selbstläufer" sei und wenig Aufmerksamkeit und Zuwendung brauche. Die Sozialen Ängste kamen bei Anna dann erst richtig im Erwachsenenalter zum Ausbruch, als es darum ging, im Beruf und in einer eigenen Familie „ihre Frau" zu stehen. Erst da entwickelte Anna eine Soziale Phobie.

Es können auch Menschen Soziale Ängste entwickeln, die in der Kindheit nicht schüchtern waren. Dies ist dann der Fall, wenn die sozialen Einflüsse und Erfahrungen zu ungünstig waren.

Niklas war ein fröhliches, vitales und kontaktfreudiges Kleinkind. Bis zum Schulbeginn ging es ihm gut in seinen Kontakten zu anderen Kindern. Ab da begann sein dominanter und aggressiver Vater, ihn meist grundlos bis ins Mark zu kritisieren und schlechtzumachen. Seine Mutter, die vom Vater auch kritisiert und wenig respektvoll behandelt wurde, lehnte Niklas insgeheim seit der Schulzeit ab. Niklas bewunderte seinen Vater, der intelligent und beruflich erfolgreich war, und wollte ihm gern gefallen. Umso verheerender waren die Auswirkungen der aggressiven Kritik und des Anschreiens. Niklas hatte schon früh das Gefühl, dass er so, wie er war, nicht gut genug war und vieles dafür tun müsse, um von seinem Vater anerkannt zu werden. Er versuchte, beste Schulleistungen zu erbringen und auch später bestand seine Strategie darin, seinen Selbstwert über gute Leistung zu stabilisieren. Dabei blieb er in sich unsicher und ängstlich und konnte seine Soziale Angst trotz beruflicher und privater Erfolge nicht verringern. Bei Niklas spielten somit in der Entstehung der Sozialen Phobie eine Kombination aus Überforderung und mangelnder Unterstützung sowie Untergrabung des Selbstwertgefühls durch die vernichtende Kritik seines Vaters eine Rolle.

3.7 Defizite in Bezug auf die soziale Kompetenz

Wir haben bereits über Probleme mit der sozialen Kompetenz gesprochen (Seite 52 f.). Wenn Menschen Schwierigkeiten haben, mit anderen Menschen umzugehen, Gespräche zu führen, sich durchzusetzen, eigene Gefühle anzusprechen oder Beziehungen aufzubauen und zu gestalten, können diese Defizite auch zu sozialen Ängsten beitragen. Wenn ein junger Mann zum Beispiel andauernd von Frauen, die er anspricht, einen Korb bekommt, weil er die Kontaktaufnahme ungeschickt gestaltet, kann er in der Folge Angst davor entwickeln, einen Flirt zu beginnen. Ebenso kann eine junge Frau, die im übermäßig harmonischen Familienleben nicht gelernt hat, dass Konflikte zum Leben dazu gehören, Probleme damit haben, Arbeitsaufträge abzulehnen, wenn sie sich bereits an ihrer Belastungsgrenze befindet.

Petra hat nicht gelernt, sich durchzusetzen und von ihrem Partner mehr Beteiligung an Haushalt und Kinderbetreuung einzufordern. Wegen ihres aggressiven Vaters hat sie Streit in negativer Erinnerung und wenn jemand laut wird, wird sie noch stiller. Dass es auch konstruktiven Streit gibt, kann sie sich kaum vorstellen. Dabei sind konstruktive Auseinandersetzungen notwendig, um die eigenen Bedürfnisse, wie die nach Entlastung und Unterstützung, befriedigt zu bekommen.

3.8 Negatives Selbstbild

Wir wissen heute, dass unsere inneren Konzepte und Bewertungen einen maßgeblichen Einfluss auf unseren Selbstwert und unsere Gefühle haben. Auch für die Entwicklung der Sozialen Phobie spielen sogenannte dysfunktionale Selbstkonzepte eine entscheidende Rolle. Diese basieren natürlich wiederum auf der Grundlage der oben genannten genetischen Grundausprägung und dem Verhalten der Bezugspersonen in der Erziehung. Dann kommt es zu einer bestimmten Einschätzung über die eigene Person und die vorhandenen Fähigkeiten. Kognitive Schemata umfassen das, was jemand über sich selbst (und die Welt) denkt, sozusagen welche Meinung er von sich hat. Kognitive Schemata sind festgefügte und unflexible Muster darüber, wie man sich selbst sieht: Bei Bestehen einer Sozialen Phobie könnten das z. B. sein: „Ich bin ein Versager“ oder „Menschen, die Fehler machen, sind inkompetent“. Die Bewertung durch andere Menschen wird als übertrieben wichtig angesehen, das eigene Ansehen in sozialen Situationen und gesellschaftliche Standards und Rollenangemessenheit werden überbetont.

Niklas hielt sich im tiefsten Inneren für einen nicht liebenswerten Menschen. Er war davon überzeugt, dass andere ihn, wenn sie ihn nur wirklich kennenlernen würden, nicht mehr mögen. Er kam sich so vor, als hätte er seine Freunde nur deshalb, weil er ihnen die ganze Zeit etwas vormachte.

*

Anna hatte die Grundannahme, dass sie dem Leben und den anderen Menschen nicht gewachsen sei. Sie hielt sich für unfähig und schwach und daher inkompetent.

*

Nora war der Meinung, dass sie besonders gut aussehen und schlagfertig und locker sein müsse, um in Kontakten zu anderen Menschen „bestehen" zu können.

*

Jonas hatte hatte die Grundüberzeugung, perfekt und fehlerfrei auftreten zu müssen und dabei keinesfalls unsicher wirken zu dürfen. Einige seiner Grundannahmen waren: „Ich muss alles richtig machen und gut ‚rüberkommen'. Ich darf als Personalentwickler nicht selbst krank sein! Ich muss gesund sein und bestens funktionieren".

Wir werden im praktischen Teil ausführlicher auf die negativen automatischen Gedanken und die Grundannahmen und Glaubenssätze eingehen und darüber sprechen, wie man die negativen und bewertenden Selbstgespräche vor und nach einer Übung ändert.

Wie wir gesehen haben, gibt es nicht die eine Ursache für die Entwicklung einer Sozialen Phobie. Vielmehr sind es Faktoren, die eine wissenschaftlich nachgewiesene Veranlagung zu Schüchternheit, schwierige Konstellationen beim Aufwachsen und ungünstiges Elternverhalten umfassen. Diese Faktoren greifen wie Zahnräder ineinander und bedingen sich gegenseitig. Manchmal kommen auch im späteren Leben bestimmte Auslöser dazu, die die Soziale Phobie erst zum „Ausbruch" bringen. Häufiger ist es jedoch so, dass die Angst oder Unsicherheit schon seit der Kindheit besteht und im Laufe des Lebens durch den Zuwachs an Verantwortung und erhöhte Anforderungen stärker oder erst richtig zum Problem wird. Dabei spielen die beschriebenen negativen Annahmen über sich selbst, die kognitiven Schemata, und mögliche Defizite in der sozialen Kompetenz sowie Probleme mit dem Selbstwert eine zusätzliche wichtige Rolle. Es kann helfen zu verstehen, welche Faktoren zur Entstehung der Sozialen Phobie beigetragen haben, auch wenn es keine 100-prozentig klar definierten Ursachen gibt. Entscheidender ist jedoch die Veränderung!

Weiter unten werden wir untersuchen, wie es bei Ihnen zur Sozialen Phobie kam. Vielleicht haben Sie sich ja auch schon bei der Beschreibung der obigen Faktoren, die zur Entstehung der Sozialen Phobie beitragen, wiedererkannt.

Jetzt beginnen wir aber mit der praktischen „Arbeit": Welche Probleme haben Sie ganz genau? Wir werden diese gemeinsam anschauen und analysieren, um danach Ihr eigenes Störungsmodell zu entwickeln.

Teil II

Was kann ich tun?

Jetzt beginnt der Selbsthilfeteil dieses Buches. Das folgende Programm orientiert sich an dem Vorgehen, das ich auch in meiner Praxis bevorzuge. Es hat sich in der Zusammenarbeit mit zahlreichen Menschen mit Sozialer Phobie bewährt. Stellen Sie sich vor, dass Sie dieses Programm durcharbeiten, als wären Sie bei mir in Behandlung. Auch wenn wir von Angesicht zu Angesicht zusammenarbeiten würden, ginge ich nach einer bestimmten Struktur vor. Ich würde Ihnen zunächst viele Fragen stellen und dann zunehmend Übungen mit nach Hause geben. Im Folgenden gebe ich Ihnen zunächst einen Überblick über das, was Sie hier im Buch erwartet. Im Anschluss daran gebe ich Ihnen Tipps, wie Sie sich bei der Durchführung des Selbsthilfeprogramms organisieren können.

Ablauf des Selbsthilfeprogramms

- Struktur und Vorbereitung: Wie organisiere ich mein Selbsthilfeprogramm? (Abschnitt 4.1)
- Mein Erklärungsmodell: Wie ist meine Soziale Phobie entstanden? (Abschnitt 4.2 und 5.3)
- Meine Motivation und meine Ziele (Abschnitt 4.3)
- Meine Angstanalyse – die erste praktische Übung (Kapitel 5)
- Was muss ich vor den Übungen wissen? Psychoedukation zur Angstbewältigung (Kapitel 6)
- Durchführung der Expositionsübungen „Expos“ – die Standardübungen (Kapitel 7)
- Durchführung der eigenen Übungen (Kapitel 8)
- Zwischenbilanz (Abschnitt 8.3)
- Kognitive Therapie der Gedanken (Kapitel 9)
- Abschluss, Bilanz und Rückfallprophylaxe (Kapitel 10)

4. | Mein Selbsthilfeprogramm

4.1 Struktur und Vorbereitung: Wie organisiere ich mein Selbsthilfeprogramm?

Für Ihr Selbsthilfeprogramm sind Struktur, Planung und Regelmäßigkeit wichtig. Im Folgenden gebe ich Ihnen Instrumente an die Hand, mit deren Hilfe Sie Ihr Programm planen und durchführen können. Stellen Sie sich vor, Sie machen eine Therapie bei mir. Sie bekommen die Anleitungen, als wären Sie bei mir in der Praxis. Dafür benötigen Sie einen regelmäßigen, am besten wöchentlichen Termin, ein Heft, das Ihr Manual wird, und ein Tagesprotokoll. Mithilfe des „Wochenüberblicks" (Arbeitsblatt Seite 72) können Sie täglich überblicksartig ein kleines Protokoll führen, das Sie durch das Selbsthilfeprogramm begleitet. Dazu kommen später Übungs- und Gedankenprotokolle, die ich Ihnen im Rahmen des Übungsprogramms vorstelle.

Mein Termin für die Selbsthilfestunde

- Reservieren Sie sich einen festen Termin in der Woche, den Sie für Ihr Selbsthilfeprojekt einplanen, ein Zeitfenster für Sie selbst und Ihre eigene Weiterentwicklung. Das ist Ihre Therapie- oder Selbsthilfestunde.
- Sehen Sie den Termin als so verbindlich an, als hätten Sie eine Sitzung in meiner Praxis!
- In der psychotherapeutischen Praxis dauert eine Sitzung 50 Minuten. Das ist auch ein gutes Zeitfenster für Ihre Selbsthilfestunde.
- Wenn Ihnen 50 Minuten zu viel sind, veranschlagen Sie mindestens 30 Minuten, je nachdem, ob Sie Fragen beantworten, etwas protokollieren oder ob Sie „draußen" eine Übung, eine sogenannte Expo, zu der wir weiter unten noch kommen, machen möchten. Für Letzteres benötigen Sie mindestens eine Stunde Zeit, vielleicht auch mehr.

Fragen für meine Selbsthilfestunde

Wenn Sie Ihre wöchentliche Sitzung zu Hause machen, können Sie versuchen, folgende Fragen zu beantworten:

- Wie geht es mir gerade?
- Wie war die letzte Woche?
- Was war positiv?

- Was ist mir gut gelungen?
- Was hat mir gutgetan?
- Was ist mir Gutes widerfahren?
- Was habe ich mir in der letzten Woche für die Selbsthilfe vorgenommen?
- Was davon habe ich umsetzen können (Fragen beantwortet, in diesem Buch gelesen, wahrgenommen und beobachtet, protokolliert, geübt …)?
- Was habe ich erreicht?
- Was war schwierig und warum?
- Was habe ich mir für die heutige Stunde vorgenommen? Wofür möchte ich die Zeit heute nutzen?
- Was möchte ich mir für die nächste Woche (therapeutisch oder im Rahmen der Selbsthilfe) vornehmen?
- Was genau und wie?
- Wann und wie lange?
- Was benötige ich dafür und was kann mir dabei helfen? Wie kann ich mich darauf vorbereiten?

Die Antworten auf diese Fragen sind dann wiederum eine gute Basis für die Selbsthilfestunde in der darauffolgenden Woche.

Mein persönliches Selbsthilfemanual

- Legen Sie sich einen Ordner, ein Buch oder Heft an, in den / das Sie die Antworten auf meine Fragen schreiben.
- Später werden Sie Ihre Ziele sowie Ihr Angstbarometer notieren und Ihre Übungen in dem Heft protokollieren. Es wird Ihr ganz persönliches Selbsthilfemanual werden.
- Es ist wichtig, dass Sie die Fragen schriftlich beantworten. Das Aufschreiben ist deshalb notwendig, weil es Sie dazu bringt, sich noch stärker auf die einzelne Übung oder Frage zu fokussieren. Man vergisst die Punkte, die man nicht aufgeschrieben hat! Durch das Verschriftlichen behalten Sie Ihren eigenen Prozess immer im Blick. In meiner Praxis empfehle ich meinen Klientinnen, dass sie – genau wie ich – Protokoll schreiben und ihre eigene „Akte" führen. Sie haben ja nichts von dem, was in meiner Akte steht. Haben Sie sich beim Lesen des ersten Teils schon Stellen markiert, die Ihnen wichtig waren und die Sie sich merken wollen? Auch die können Sie kopieren oder rausschreiben und in Ihren Ordner heften. Sie werden im Laufe des Selbsthilfeprogramms neben vielen Fragen auch Anregungen, Grafiken und Übersichten bekommen, die Sie ausfüllen können. Eine besondere Rolle werden Ihr Wochenüberblick (siehe unten) und die Übungsprotokolle bekommen.

- All diese Materialien können Sie später dafür nutzen, um Zwischenbilanzen zu ziehen und zu sehen, was sich schon verändert hat. Sie können anhand Ihrer Notizen immer wieder zu Ihrem Manual zurückkehren und an bereits Erarbeitetes anknüpfen oder es wieder aufgreifen, wenn Sie eine Pause gemacht haben. Mithilfe Ihres Protokolls, in dem Sie Ihre Fortschritte festhalten, können Sie dann auch sehen, wie sich Ihre Unsicherheiten im Laufe der Zeit verbessern. Am Ende des Selbsthilfeprogramms werden wir gemeinsam bilanzieren, was die Erfolge und Effekte Ihres Übungsprogramms waren. Auch dabei wird es wichtig sein, auf Ihre Notizen zurückzugreifen.

Das Protokoll: mein Wochenüberblick

Ein Wochenüberblick bietet Ihnen die Möglichkeit, wichtige Aspekte des Tages knapp und übersichtlich Revue passieren zu lassen und allabendlich zu protokollieren. Wenn Sie das folgende Arbeitsblatt für sich zum Beispiel auf ein Din-A4-Blatt übertragen und eine Zeitlang für jede Woche ausfüllen, haben Sie einen guten Überblick darüber, wie es Ihnen jeweils ging, wie sich die Ängste entwickelt haben und welche Auswirkungen das, was Sie während Ihres Selbsthilfeprogramms gemacht haben, auf Sie hatte. (Sie finden dieses wie auch alle anderen Arbeitsblätter zum Ausdrucken unter ↗ http://www.junfermann.de. Gehen Sie dafür auf die Einzelansicht dieses Buches und dort in den Bereich „Mediathek".)

In der folgenden Tabelle ist die Woche mit den sieben Tagen abgebildet. In die oberen Zellen können Sie die Punkte eintragen, die Sie beobachten möchten (Stimmung, Angststärke, Kontakte usw.).

Diese Aspekte können Sie auch im Laufe der Zeit verändern. Wenn Sie zum Beispiel festgestellt haben, dass Sie sich stark unter Druck setzen, können Sie eine Spalte für den „Antreiber" reservieren, oder wenn Sie lernen möchten, sich selbst mehr zu loben, nehmen Sie eine Zeitlang die Spalte „Lob" mit hinzu. Bei diesem Wochenüberblick geht es nicht nur darum, den Tag Revue passieren zu lassen, sondern auch, sich selbst täglich zu beobachten in Hinblick auf das, was Sie entwickeln wollen. Dadurch lernen Sie, sich selbst anders durch den Tag zu begleiten. Sie bauen sozusagen eine neutrale Beobachterperspektive in sich auf. Diesen Punkt werde ich im Laufe dieses Buches noch öfter ansprechen.

Arbeitsblatt: Mein persönlicher Wochenüberblick

Bitte reflektieren Sie jeden Abend Ihren Tag und tragen Sie Ihre Ergebnisse in die folgenden Zellen ein. Entweder als Zahl (Stärke, Schulnote) oder inhaltlich: Was? Wie? Wo?

Woche vom ____________ bis zum ____________

Tag	Stimmung (Note)	Soziale Angst Stärke 0–100	Kontakt zu anderen (wer, was)	Übungen / Expos (was, wie)	Entspannung / Meditat. (ja?)	Sport Bewegung (was)	Zeit für mich (was?)	Positives (was?)	Tages-note	Besonderheiten
Mo										
Di										
Mi										
Do										
Fr										
Sa										
So										

Dauer des Selbsthilfeprogramms

Wahrscheinlich möchten Sie wissen, wie lange das Selbsthilfeprogramms insgesamt dauert. Auf welchen Zeitraum sollten Sie sich für Ihre „Selbsttherapie" einstellen?

Die Zeit, die Sie dafür benötigen, hängt natürlich von der Stärke Ihres Problems ab und ist individuell sehr unterschiedlich. Wenn Sie „nur" mit Schüchternheit zu kämpfen und geringfügige andere Probleme haben, reicht es vielleicht schon, wenn Sie das Übungsprogramm lesen und sich mit diesem Buch „schlau machen". Dann können Sie die eine oder andere Übung in Ihren Alltag einbauen. Je komplexer Ihre Ängste, Ihr Vermeidungsverhalten und Ihre begleitenden Schwierigkeiten jedoch sind, desto mehr Zeit sollten Sie veranschlagen.

Die Zeit, die ich Ihnen jetzt vorschlage, ist lediglich ein Richtwert, damit Sie ungefähr wissen, worauf Sie sich einlassen. Wenn Sie das Programm komplett durchlaufen wollen, nehmen Sie sich ein Zeitfenster von vier Monaten, also 16 Wochen. Unterteilen Sie den Zeitraum in viermal vier Wochen:

4 Wochen, also vier Termine für die Vorbereitung
4 Wochen mit vier (längeren) Terminen à 2 Stunden für die Standardübungen
4 Wochen für Ihre „eigenen" Übungen
4 Wochen für die Arbeit an Ihren negativen Gedanken und Grundannahmen.

Die „Kür" wäre dann noch, wenn Sie Ihren Zeitplan um jeweils vier Wochen für einen Baustein aus Teil III („Was mir sonst noch helfen kann") erweitern. Sie selbst entscheiden, welche Punkte des Programms Sie intensiver bearbeiten möchten. Das hängt ganz von der Art Ihrer Schwierigkeiten mit sozialen Ängsten und der Zeit ab, die Sie investieren wollen und können.

4.2 Mein Erklärungsmodell: Wie ist meine Soziale Phobie entstanden?

Sie haben in Kapitel 3 die acht Faktoren sowie die Entstehungsbedingungen und Auslösesituationen, die bei einer Sozialen Phobie eine Rolle spielen, kennengelernt. Nun geht es darum zu schauen: Wie ist es bei Ihnen persönlich zu den Unsicherheiten und Ängsten gekommen?

Wenn Sie bei mir in der Praxis wären, würden wir uns vor Übungsbeginn ein möglichst vollständiges Bild von Ihrer Angst machen. Wir würden versuchen herauszufinden, vor welchem Hintergrund sich Ihre Unsicherheit entwickelt hat und warum sie geblieben ist. Warum ist es überhaupt wichtig, den sogenannten Hintergrund zu verstehen? Kann man nicht auch gleich mit den Übungen beginnen? Ja, Sie können gleich mit den Übungen beginnen, wenn Sie einfach neugierig sind, ob sie Ihnen helfen. Ihr Erklärungsmodell können Sie auch zu einem späteren Zeitpunkt erarbeiten. Wenn die Übungen nicht so gut helfen oder funktionieren oder Sie merken, dass Sie dabei an Ihre Grenzen stoßen, ist es jedoch wichtig zu verstehen, warum das so ist und welche Aspekte oder Behandlungsbausteine zusätzlich zu den Übungen sinnvoll wären. Müssen Sie zum Beispiel an Ihrer sozialen Kompetenz arbeiten? Überfordern Sie sich immer wieder und stoßen an Ihre Belastungsgrenzen oder nehmen diese nicht richtig wahr? Spüren Sie Ihre Gefühle und Bedürfnisse gut genug oder haben Sie gelernt, diese zu unterdrücken? Damit Ihnen diese Punkte, die mit der sozialen Angst assoziiert sind, klarer werden, ist es wichtig, die Faktoren zu verstehen, die in Ihrem Leben zur Angstentwicklung beigetragen haben.

Das möchte ich im Folgenden mit Ihnen zusammen untersuchen. Ich werde für Sie die Fragen formulieren, die ich den Klienten in meiner Praxis stelle, wenn wir gemeinsam das persönliche und individuelle Störungsmodell entwickeln. Wir werden zunächst Ihre Familie und Lebensgeschichte durchgehen. Wir schauen uns an, welche Personen Ihre Eltern waren und wie sie Sie erzogen haben. Dabei ist auch wichtig zu sehen, welche Persönlichkeit Sie als Kind hatten und wie Ihre Bezugspersonen auf Ihr Temperament reagiert haben. Wir werden gemeinsam wichtige Lebensphasen durchgehen, um zu untersuchen, wann und wie die Ängste erstmalig aufgetreten sind und wodurch sie aufrechterhalten werden.

Wir beginnen nun also ganz am Anfang, bei Ihrer Biografie und bei Ihrer Person und Persönlichkeit. Lassen Sie sich Zeit für die Beantwortung der Fragen. Ich empfehle Ihnen, sie in mehreren „Sitzungen“ zu bearbeiten, denn in der psychotherapeutischen Sitzung schaffen wir das alles auch nicht in einer Stunde. Nehmen Sie sich ein Zeitfenster von 45 bis 60 Minuten und machen Sie ruhig drei bis fünf Einheiten. Sollte Ihnen das zu lange dauern oder momentan zu viel sein, können Sie sich kürzer fassen und zu einem anderen Zeitpunkt, wenn Sie tiefergehendes Interesse daran haben, wieder darauf zurückkommen.

Fragen zu meiner Lebensgeschichte

Wenn Sie diese Fragen durchgehen und versuchen, sie zu beantworten, lassen Sie sie zunächst auf sich wirken. Vielleicht denken Sie, dass Sie ohnehin wenig oder keine Erinnerung an Ihre Kindheit haben. Das geht vielen so. Wenn Sie die Fragen interessieren, können Sie sich auch Fotos aus Ihrer Kindheit anschauen. Vielleicht gibt es ja ein Fotoalbum mit Bildern von Ihnen und Ihrer Familie. Sie können auch Ihre Eltern danach fragen und sich erkundigen, was Ihre Mutter oder Ihr Vater für Erinnerungen an Sie und Ihre Kindheit haben. Ansonsten gehen Sie die Fragen einfach durch und schauen, welche Erinnerungen sich einstellen. Versuchen Sie aber, nichts zu erzwingen. Und schreiben Sie Ihre Antworten auf.

Ich selbst als Kind

Wie waren die Umstände der Schwangerschaft meiner Mutter und meiner Geburt? Welches Temperament und welche Persönlichkeit hatte ich in der Kindheit, möglichst als ich ganz klein war? Welcher Charakter ist mir möglicherweise angeboren? Wie haben meine Eltern und die anderen Familienmitglieder auf mich reagiert? Welche Position habe ich unter meinen Geschwistern (Einzelkind, Älteste, Mittlere, Jüngste)? Wie war meine Rolle in der Familie? Gibt es Fotos von mir als kleines Kind?

Eltern und Familie

Wie beschreibe ich meine Eltern? Was hatten sie für Eigenschaften? Wie war das Temperament meiner Mutter? Wie war das Temperament meines Vaters? Wie haben sich meine Eltern verstanden? Welche Konflikte hatten sie? Wie trugen sie Konflikte aus? Waren meine Eltern gesund oder hatten sie bestimmte Krankheiten oder psychische Auffälligkeiten? Was fiel ihnen im Leben schwer (und was fiel ihnen auch leicht)? Welche anderen Bezugspersonen spielten noch eine wichtige Rolle in meiner Kindheit (Großeltern, Paten, Freunde der Eltern oder Eltern von Freunden)? Gab es eine Trennung der Eltern oder eine Patchworkfamilie? Wie waren die Beziehungen zu den Stiefeltern oder -geschwistern? Wie bin ich mit der Situation zurechtgekommen?

Kindergarten

In welchem Alter bin ich in den Kindergarten oder in die Kita gekommen? Erinnere ich mich noch daran? Bin ich gerne dorthin gegangen? Habe ich mich problemlos von meinen Eltern trennen können oder war ich besonders anhänglich? War ich als Kind schüchtern? Habe ich mit anderen Kindern gespielt oder war ich eher für mich? Hatte ich Freunde? War ich eher mittendrin oder eher am Rand der Gruppe? Wie waren die Erzieherinnen zu mir? Gab es Schwierigkeiten?

Hatte ich Kontakte zu anderen Kindern außerhalb des Kindergartens, zum Beispiel in der Nachbarschaft? Konnte ich draußen spielen? Wie waren meine ersten Freundschaften zu anderen Kindern?

Schule

Erinnere ich mich an die Einschulung? Gibt es ein Bild von mir mit der Schultüte? Waren meine Eltern dabei? Habe ich mich auf die Schule gefreut? Weiß ich noch, neben wem ich gesessen habe? Waren mir vertraute Kinder mit dabei? Habe ich schnell Freundschaften geschlossen? Welches war mein Lieblingsfach? Erinnere ich mich daran, ob ich mich im Unterricht beteiligt habe? Habe ich ein Gedicht aufgesagt, vorgesungen oder ansonsten etwas vorgetragen? Wie ging es mir mit Klassenarbeiten oder Prüfungen? Was habe ich in den Pausen auf dem Schulhof gemacht? Wie kam ich mit den Lehrern zurecht? Wie war meine Rolle in der Klasse? Wurde mein Geburtstag gefeiert und wurden andere Kinder eingeladen?

Wie wurde entschieden, auf welche weiterführende Schule ich kam? Wie war es dort? Gab es Schulwechsel oder Umzüge? Beantworten Sie in Bezug auf die weiterführende Schule bitte dieselben Fragen, wie sie auch zur Grundschule gestellt wurden.

Zusätzlich: Wann bin ich in die Pubertät gekommen? Wann hatte ich Interesse an Jungs / Mädchen? Wie war die Pubertät? Wann war ich das erste Mal verliebt, wann habe ich meinen ersten Kuss bekommen, wann war das „erste Mal“ und wie war es? Wann hatte ich meine erste richtige Beziehung und wie war die? Wie war der Freiraum, den meine Eltern mir gaben? Konnte ich mich frei bewegen oder gab es Einschränkungen, z. B. durch den Wohnort und schlechte Erreichbarkeit oder auch durch ängstliche Eltern?

Ausbildung / Studium

Wie ging es nach der Schule weiter, beruflich und studienmäßig? Habe ich Aufgaben herausgezögert oder „geschoben“? Wie ging es mir mit Prüfungen und Abschlussarbeiten? Wie waren meine Beziehungen zu anderen Menschen? Wann bin ich zu Hause ausgezogen und wie war das? Konnte ich mich gut von meiner Familie lösen? Wie sind meine Beziehungen zu Partnern verlaufen? Wie aktiv war ich in dem Bereich? Was fiel mir schwer?

Beruf

Welche beruflichen Stationen habe ich bis heute durchlaufen? Von welchen Faktoren habe ich meine Berufswahl abhängig gemacht? Wie ging es mir mit Bewerbungssituationen, Auswahlgesprächen oder Vorstellungssituationen? Habe ich meine Möglichkeiten ausgelebt oder habe ich das Gefühl, das ich unter meinen Möglichkeiten geblieben bin? Was hätte ich anders gemacht, wenn ich nicht schüchtern gewesen wäre? Welche Möglichkeiten habe ich nicht ergriffen, weil ich die Herausforderung gescheut habe?

Liebesbeziehungen und Partnerschaften

Welche wichtigen Beziehungen und Partnerschaften hatte ich bis heute? Welche Rolle hat meine Unsicherheit in den Liebesbeziehungen gespielt? Fühle ich mich auch in meinen Partnerschaften unsicher oder nur außerhalb? Wie war / ist meine Sexualität?

Elternschaft

Wie ging es mir, als ich Mutter / Vater wurde? Welche Rolle hat die Geburt meines Kindes oder meiner Kinder in Hinblick auf die Soziale Phobie gespielt? Wo bin ich ängstlich mit meinen Kindern?

Probleme und Krisen im Laufe meines bisherigen Lebens

Wenn ich mein Leben Revue passieren lasse: Welche Krisen hatte ich bisher? Gab es Trennungen zu verarbeiten oder Verluste zu betrauern? Wie habe ich die Krisen gemeistert? Habe ich dabei Hilfe und Unterstützung bekommen? Hatte ich noch andere psychische Probleme neben der Sozialen Phobie? In welcher Zeit ging es mir besonders gut?

Was sind meine Stärken und Schwächen?

Was kann ich besonders gut? Welche Talente oder Begabungen habe ich mit ins Leben bekommen? Was fällt mir leicht? Welche Lebensbereiche sind problemlos?

Was sind meine Schwächen? Was fällt mir im Leben schwer? Was kann ich nicht gut? Wo stoße ich an meine Grenzen?

Entwicklung meiner Sozialen Phobie

Wann fing meine Schüchternheit oder soziale Unsicherheit an oder wann wurde mir überhaupt bewusst, dass ich Probleme damit habe? Wann und welche sozialen Situationen haben mir Schwierigkeiten bereitet und wie bin ich dann weiter damit umgegangen? Gibt es ein Schlüsselerlebnis oder eine traumatische Erfahrung? Gibt es sogenannte Auslösesituationen? Wie hat sich die Soziale Phobie bis heute entwickelt?

Wann war sie besser, wann schlechter? Welche Auswirkungen hatten Herausforderungen (sogenannte psychobiologische Schwellensituationen) oder Lebensereignisse auf meine Ängste? Wie habe ich auf die Ängste reagiert?

Was sind meine Reaktionsmuster?

Welche Reaktionsmuster wähle ich in schwierigen Situationen allgemein oder in Angstsituationen? Neige ich dazu, Probleme unter den Teppich zu kehren oder auszusitzen? Bagatellisiere oder vermeide ich? Schiebe ich schwierige Aufgaben auf? Passe ich mich zu stark an und versuche ich, es anderen rechtzumachen? Ordne ich mich vielleicht sogar unter und lasse andere entscheiden? Oder bin ich eher eine Kämpfernatur und reiße mich in schwierigen Situationen zusammen und meistere diese unter äußerster Kraftanstrengung? Bin ich jemand, der sich unter Druck setzt, die Situationen durchzustehen, z. B. durch „Flucht nach vorne"?

Nehme ich meine Gefühle gut wahr oder unterdrücke ich sie eher? Was würde ich sagen: Kenne ich mich eigentlich selbst ganz gut oder sind mir viele Seiten meiner Person gar nicht so ganz klar?

Wodurch wird meine Soziale Phobie aufrechterhalten?

Wie kommt es, dass die Soziale Phobie nicht von selbst abgeklungen ist? Durch welche Aspekte oder Verhaltensweisen, also Reaktionsmuster, wird die Angst aufrechterhalten?

Diese Fragen zu beantworten, ist nicht ganz leicht. Wenn Sie oben beantworten konnten, wie Ihre Reaktionsmuster sind, ob Sie Situationen eher vermeiden, Probleme unter den Teppich kehren oder bagatellisieren oder ob Sie eher kämpfen und sich unter Druck setzten, könnte das Hinweis auf Aspekte geben, die Ihre Soziale Phobie aufrechterhalten. Schauen Sie sich doch noch mal Ihren Alltag ganz genau an: Wie gehen Sie mit Ihren Ängsten um? Nehmen Sie sie gut wahr oder erleben Sie eher eine allgemeine Anspannung oder Unbehagen? Wie ist Ihr Zugang zu Ihren Gefühlen oder Bedürfnissen? Können Sie gut wahrnehmen, wie es Ihnen geht oder fällt es Ihnen schwer, Ihre Emotionen zu spüren und/oder ihnen einen Namen zu geben? Welchen Umgang haben Sie im Laufe Ihres Lebens mit Ihrer Unsicherheit gelernt? Und wie bewerten Sie Ihre Unsicherheit und sich selbst in sozialen Situationen? Wie schlimm finden Sie Ihre sozialen Ängste und Defizite? Was sind Ihre Grundannahmen und Glaubenssätze? Was ist Ihr Sicherheitsverhalten?

Schauen Sie, was Ihnen hier einfällt und: Machen Sie sich keinen Druck! Es ist normal, dass man manchmal den Wald vor lauter Bäumen nicht sieht. Als Psychotherapeutin habe ich meinen Klientinnen gegenüber sowohl den nötigen Abstand als auch die Ausbildung, um mit ihnen gemeinsam Antworten auf die Fragen zu finden. Wenn Sie dafür etwas länger brauchen, ist das völlig okay. Und sollte Ihnen das an dieser Stelle noch nicht gelingen, gibt es im Laufe des Buches noch mehr Hilfestellungen dazu.

Hat die Soziale Phobie auch positive Aspekte?

Diese Frage kommt Ihnen vielleicht merkwürdig vor und Sie sagen sich: „Nein! Es gibt überhaupt keine positiven Aspekte an meiner quälenden Schüchternheit!" Wenn Sie sich aber bewusst machen: Was wäre ohne die Soziale Angst und ihre Auswirkungen anders in Ihrem Leben, fällt Ihnen vielleicht doch etwas ein? Durch die Vermeidung bekommt man ja einen gewissen „Schonraum", der einen vor Versagen, Scheitern, Ablehnung, Fehlern, Zurückweisungen, Überforderung, Streit, Auseinandersetzungen, Konflikten, Trennungen usw. schützt. Und das könnten positive Aspekte, der sogenannte Krankheitsgewinn, sein. Was könnte das bei Ihnen sein?

Was sind die negativen Aspekte meiner Sozialen Phobie?

Die Beantwortung dieser Frage wird Ihnen vermutlich leichtfallen, denn sonst hätten Sie gar nicht begonnen, dieses Buch zu lesen oder durchzuarbeiten. Worunter leiden Sie genau, was stört Sie am meisten? Was „verlieren" Sie durch die Soziale Phobie? Was ist das Allerwichtigste, das geändert werden soll? Genau das ist der sogenannte Krankheitsverlust. Dass die Phobie einen Mangel an Lebensqualität mit sich bringt, ist klar. Versuchen Sie jedoch, diesen Punkt an dieser Stelle noch einmal ganz konkret zu fassen. Denn genau daraus können Sie die Motivation für die Veränderung entwickeln.

Der letzte Punkt begründet Ihre Motivation zur Überwindung der Sozialen Phobie. Denn wenn Sie nicht einiges an Lebensqualität verlieren würden, wenn Sie nicht bestimmte Dinge in Ihrem Leben, die Sie sehr gerne tun würden, entbehren, würden Sie sich wahrscheinlich nicht für das Selbsthilfeprogramm interessieren.

So, das waren viele Fragen! Wie geht es Ihnen jetzt damit? Haben Sie neue Aspekte herausgefunden? Was war Ihnen vielleicht auch schon klar und hat sich mit den Fragen ergänzt und vertieft?

Möchten Sie an dieser Stelle noch einmal zusammenfassen, was Sie aus den Fragen für sich und Ihr Störungsmodell ziehen können?

- Welche Faktoren in meiner Kindheit oder im Erziehungsverhalten meiner Eltern könnten den Hintergrund für meine sozialen Ängste darstellen?
- Wann und durch welche Auslöser sind meine Ängste das erste Mal aufgetreten oder gab es eine schleichende Entwicklung?
- Wodurch werden die sozialen Ängste aufrechterhalten?
- Was ergibt sich daraus für mein Selbsthilfeprogramm?
- Was wäre wichtig anzugehen?
- Und was möchte ich unbedingt erreichen?

Bedenken Sie bei der Beantwortung dieser Fragen auch: Es gibt in der Psychotherapie keine „objektiven" Wahrheiten wie in einer Naturwissenschaft wie der Mathematik, sondern wir bilden „Hypothesen". Diese überprüfen wir dann im Laufe der Therapie und der Behandlung. Meistens wissen wir hinterher mehr. Das heißt: Therapie ist Hypothesenüberprüfung. Genauso werden Sie es in Ihrer Selbsthilfe angehen. Indem Sie lernen, Ihre Reaktionsmuster möglichst ohne Bewertung wahrzunehmen, können Sie sie überprüfen und schauen, was passiert. Dadurch wird eine neue Erfahrung möglich.

4.3 Meine Motivation und meine Ziele: Warum möchte ich das Selbsthilfeprogramm machen?

Meine Motivation

Die Motivation für Ihren persönlichen Weg mit dem Selbsthilfeprogramm ist von großer Wichtigkeit. Sie benötigen die Klarheit über Ihre Motivation, um sich selbst dazu zu bringen, einen langen Atem für die Übungen aufzubringen und nicht aufzugeben, wenn der Weg Ihnen zu steinig oder die Übungen zu schwierig erscheinen. Auch wenn ich Ihnen vor dem Hintergrund meiner langjährigen Erfahrung sicher sagen kann, dass die Übungen wissenschaftlich überprüft und erfolgversprechend sind, wird der Weg zum Ziel nicht leicht sein. Es wird viele Wiederholungen und einen längeren Zeitraum benötigen, bis das Programm seine Wirkungen zeigt. Und wenn Sie zweifeln, wenn Sie verzagt sind und aufgeben wollen, hilft es Ihnen, wenn Sie sich immer wieder Ihre Motivation bewusst machen.

Fragen zu meiner Motivation

- Wegen welcher Schwierigkeiten, Unsicherheiten, Ängste möchte ich das Selbsthilfeprogramm machen?
- Worin besteht meine Motivation, meine Probleme in Angriff zu nehmen?
- Was soll anders sein, nachdem ich dieses Buch durchgearbeitet, die Fragen beantwortet und die Übungen gemacht habe?
- Was ist mir das Wichtigste? Gibt es einen Traum, den ich mir unbedingt erfüllen möchte und für den sich die Anstrengung lohnt?

Wir werden weiter unten noch mehr im Detail auf diese Fragen eingehen. Für den Start genügt es erst einmal, diese Fragen, so gut es gerade geht, zu beantworten.

Meine Ziele: Was möchte ich mit dem Selbsthilfeprogramm erreichen?

Als nächstes geht es darum, was Sie erreichen möchten. Dabei ist es sinnvoll, daran anzuknüpfen, was Ihnen am allerwichtigsten ist. Was würden Sie am liebsten tun, wenn Sie keine oder weniger Soziale Ängste hätten? Wovon träumen Sie schon lange? Schreiben Sie Ihre Wünsche, Träume und Ziele auf. Vielleicht kommt es Ihnen so vor, als würden Ihre größten Wünsche in unerreichbarer Ferne liegen. Deshalb ist es sinnvoll, aus den Wünschen Ziele zu machen und die Ziele dann „herunterzubrechen", sodass sie in kleine, machbarere Einheiten unterteilt werden können. Welche Voraussetzungen müssen gegeben sein, damit Sie Ihre Wünsche erfüllen können? Welche Zwischenschritte müssten erfolgen?

Jonas zum Beispiel träumt immer noch von dem Beraterjob in einer Unternehmensberatung. Eigentlich ist er sehr kommunikativ und hat viele Ideen, wie man Probleme lösen kann. Leider ist er aber nach der Krankschreibung wegen der Sozialen Phobie und Depression arbeitslos. Wie kann er sein Ziel, doch noch in seinem Traumjob zu arbeiten, erreichen? Natürlich muss er sich zuerst einmal bewerben. Dafür ist es nötig, geeignete Stellen herauszusuchen. Er benötigt Unterstützung von Freunden und von seiner Familie. Aber keiner außer seiner Schwester weiß von seinen Problemen. Das heißt, dass es eine wichtige Voraussetzung ist, dass er die Menschen, die ihm nahestehen, in seine Ängste einweiht.

Jonas Zielliste:

Soziale Angst verlieren.
Mich bewerben und dabei locker auftreten und keine Angst mehr verspüren.
Ohne Angst zum Vorstellungsgespräch gehen.
Arbeiten und keine Angst vor Meetings mehr haben.
Präsentationen halten, ohne mich verrückt zu machen.

Fällt Ihnen auf, welche hohen Anforderungen Jonas an sich stellt? Finden Sie, dass es ein realistisches Ziel ist, sich zu bewerben und dabei auf Anhieb locker zu sein und keine Angst mehr zu verspüren? Jonas' Ziele hätten unhinterfragt in eine neue Überforderung geführt. Deshalb haben wir ausführlich darüber gesprochen und Jonas' Herangehensweise kritisch überprüft. Daraufhin hat er seine Zielliste überarbeitet:

Die überarbeitete Zielliste

Depression bewältigen und Stimmung verbessern.
Mir meine unerbittlichen Ansprüche klar machen und abbauen.
Mir bewusst werden, dass es unrealistisch ist, mich zu bewerben und dabei keine Angst zu haben.
Lernen, anders mit der Angst umzugehen.
Meine Fehler mehr akzeptieren.
Perfektionismus abbauen.
Meiner Familie und meinen Freunden von meiner Unsicherheit erzählen.
Bei Treffen im Freundeskreis und in der Familie etwas von mir und Dingen, die ich erlebt habe, erzählen, auch wenn ich unsicher bin.
Mich bewerben, auch wenn ich mir unsicher bin und Angst habe.
Zum Vorstellungsgespräch gehen, auch wenn ich an mir zweifele und Angst habe.
Vorstellungssituationen möglichst häufig aufsuchen und als Übungsmöglichkeit betrachten.
Liebevoller und unterstützender mit mir selbst umgehen, viel weniger strenge Maßstäbe!
Es ist wichtig, dass es mir in meinem Leben gut geht; das ist entscheidender, als ein perfektes Bild nach außen abzugeben.

Wahrscheinlich fällt Ihnen der Unterschied zwischen beiden Ziellisten sofort auf.

Versuchen Sie nun, Ihre persönliche und möglichst konkrete Zielliste anzufertigen. Eine Hilfestellung dafür ist, dass Sie sich vorstellen, dass jedes Ihrer Ziele eine eigene Überschrift bekommt und Sie sich verschiedene konkrete Unterpunkte oder -schritte überlegen, die zur Erreichung eines Ziels dazugehören.

Im Folgenden werden wir gemeinsam Ihre Ängste analysieren. Wir möchten sehen, in welchen Situationen Ihre Soziale Phobie auftritt und welche Gedanken, Gefühle, körperlichen Reaktion und welches Verhalten damit verbunden sind.

5. Meine Angstanalyse – die erste praktische Übung

Bisher haben Sie mit Ihrem Heft, diesem Buch und Ihren Unterlagen zu Hause gesessen, haben gelesen, überlegt, geschrieben und wieder gelesen. Jetzt bitte ich Sie zum ersten Mal, die Wohnung zu verlassen und auf die Straße zu gehen, in eine Einkaufsstraße, Passage oder eine etwas belebtere Gegend, und etwas auszuprobieren. Das wird Ihre erste Übung sein. Zunächst einmal soll es darum gehen, dass Sie Ihre Angst analysieren. Wann fangen Ihre sozialen Unsicherheiten an und in welcher Form treten diese auf? Was erleben Sie dabei? Welche Situation ist schwieriger für Sie als eine andere? Was läuft genau ab, wenn Sie Soziale Ängste verspüren? Das werden Sie jetzt „live“ oder „in-vivo“, wie die Verhaltenstherapeutinnen sagen, also im realen Leben in Erfahrung bringen. Diese Übung nennt man auch „Baseline“, also die sogenannte Basislinie Ihrer sozialen Unsicherheit in einer Standardsituation.

Nehmen Sie sich eine Stunde Zeit außerhalb irgendwelcher Erledigungen, die es zu tun gibt. Gehen Sie in eine belebte Einkaufsstraße oder in ein Einkaufszentrum oder Kaufhaus. Nehmen Sie sich Zeit dafür, denn die brauchen Sie, um wirklich in Ruhe wahrnehmen und beobachten zu können.

5.1 Was passiert? Der Test in realer Umgebung

Wahrnehmen und Beobachten

Der Schritt, den Sie jetzt gehen, ist von besonderer Wichtigkeit. Denn wenn Sie eine Soziale Phobie haben, waren Sie bisher von Ihren typischen Reaktionsmustern Vermeidung, Angstunterdrückung oder Flucht nach vorne gesteuert. Das heißt, dass Sie sich nicht die Zeit genommen haben, in Ruhe zu schauen und zu beobachten, was tatsächlich passiert. Vielleicht sind Sie bisher mit gesenktem Kopf durch eine Fußgängerzone gegangen und haben Menschen nicht angesehen. Oder Sie sind sehr schnell gegangen, als seien Sie gehetzt und hätten es eilig. Neu ist jetzt, dass Sie sich Zeit lassen zu schauen, zu beobachten und wahrzunehmen, ganz achtsam und ohne zu bewerten.

Später im dritten Buchteil komme ich noch auf Achtsamkeit als geführte oder ungeführte Praxis zu sprechen. Im Grunde genommen ist das, was Sie jetzt in dieser Übung machen, bereits Achtsamkeit:

- Ihr Fokus ist auf das gerichtet, was im Moment in Ihnen, in Ihrem Geist und in Ihrem Körper sowie in Ihrer Umgebung passiert.
- Sie sind offen für das, was in diesem Moment geschieht.
- Sie bewerten oder kritisieren nicht, weder sich selbst noch andere.
- Sie akzeptieren Ihren Zustand, also Ihr Befinden, auch wenn es nicht angenehm für Sie ist.
- Sie gehen von einer positiven und wohlmeinenden Grundhaltung aus.
- Sie handeln nicht.

Und das ist die sogenannte Beobachterperspektive, mit deren Hilfe Sie im Lauf der Zeit aus Ihren bisher nicht hilfreichen Reaktionsmustern aussteigen können. Wir beginnen nun mit der Innenwahrnehmung.

Innenwahrnehmung: Bevor Sie losgehen, prüfen Sie: Wie geht es mir? Welche Gedanken sind in meinem Kopf, welche Befürchtungen oder Erwartungshaltungen habe ich? Kann ich Gefühle benennen? Diese können Angst oder Unsicherheit sein; es können aber auch positive Gefühle sein wie freudige Erwartung oder auch Neugier. Haben Sie Lust auf die Übung oder meinen Sie, sie „müssten" diese einmal ausprobieren?

Stellen Sie sich einen ungestörten Moment lang zur Seite und probieren diese Wahrnehmungsübung, Ihr erstes Verhaltensexperiment aus.

Wie fühlt sich Ihr Körper an? Ist er angespannt? Und wo spüren Sie die Anspannung? Nehmen Sie wahr, wie sich Ihre Füße auf dem Boden anfühlen. Sind sie kalt oder warm? Können Sie die einzelnen Zehen spüren? Fühlen Sie einen festen Stand? Tut irgendetwas weh? Fühlen Sie sich ausgeschlafen und wach oder sind Sie müde und erschöpft?

Außenwahrnehmung: Dann begeben Sie sich mehr in den Bereich, in dem Menschen unterwegs sind. Richten Sie Ihre Aufmerksamkeit jetzt von innen nach außen: Was sehen Sie? Welche Geschäfte, Autos, Farben, Menschen, Bäume? Lassen Sie Ihren Blick schweifen und verweilen Sie hier für einen Moment. Sie können auch zählen: Wie viele Menschen sind in Ihrem Blickfeld? Wie viele Autos oder Bäume? Wie viele Meter sind es bis zum nächsten Geschäft? Es kommt dabei nicht auf Genauigkeit an, sondern auf Ihre Einschätzung. Wie viele Stockwerke oder Fenster hat das Haus? Sie können auch die Farben beschreiben, die Sie sehen. Vielleicht kennen Sie das Kinderspiel „Ich sehe was, was du nicht siehst, und das ist … (Farbe)". Das ist eine gute Wahrnehmungsübung und macht zudem noch Spaß. Oder Sie suchen nach Merkmalen für die augenblickliche Jahreszeit, indem Sie Bäume, Blumen oder andere Pflanzen anschauen oder die Kleidung von Menschen oder die Auslagen von Geschäften.

Dann richten Sie Ihre Aufmerksamkeit wieder nach innen. Wie geht es Ihnen jetzt? Haben Sie das Gefühl, aufzufallen? Fühlen Sie sich beobachtet?

Trennen Sie die objektive Wahrnehmung von Ihrer Bewertung (z. B. „Das ist bestimmt eine Hausfrau“, „Dieser oder jener Mensch ist mir sympathisch oder unsympathisch“, „Der Mann sieht ja super aus“, „Der Polizist guckt unfreundlich“). Diese Form der Wahrnehmung nennt man auch Diskrimination (von lateinisch *discriminare* = „trennen“). Sie müssen sich diesen Begriff nicht merken, aber so haben Sie ihn schon einmal gehört.

Wechsel zwischen Innen- und Außenwahrnehmung: Versuchen Sie nun, langsam durch das Einkaufszentrum zu gehen und unterwegs alles, was Sie sehen können, wahrzunehmen und in Ruhe zu betrachten. Was löst das bei Ihnen aus?

Als nächstes versuchen Sie, Blickkontakt aufzunehmen. Versuchen Sie, den Passanten, die Ihnen entgegenkommen, in die Augen zu schauen. Wie geht es Ihnen mit diesem Vorhaben? Was löst das in Ihnen aus? Fühlen Sie sich distanzlos oder übergriffig oder bloßgestellt und ängstlich? Was stellen Sie dabei fest, welche Erfahrung machen Sie? Wie fühlt sich Ihr Körper jetzt an? Versuchen Sie, alles wahrzunehmen. Geben Sie sich mindestens 15 Minuten Zeit für diese Übung und gehen Sie dabei langsam durch das Einkaufszentrum. Danach stellen Sie sich wieder an den Rand und beobachten die Nachwirkungen dieser Übung, indem Sie die Wahrnehmung wieder nach innen richten.

5.2 Die Auswertung der Baseline-Übung mit den vier Erlebnisebenen

Im Anschluss an die erste Übung nehmen Sie sich bitte Zeit, um die Übung in Ruhe auszuwerten. Gehen Sie wieder nach Hause oder setzen Sie sich auf eine Bank oder in ein Café. Schreiben Sie die Antworten auf die Fragen in Ihr Heft.

(Für diejenigen, die das Buch einfach lesen wollen und die Baseline-Übung nicht gemacht haben: Sie können die folgenden Fragen auch beantworten, indem Sie sich als Beispiel eine Situation, in der Sie sich ängstlich oder unsicher fühlen und die häufiger vorkommt, aussuchen. Wählen Sie eine ganz konkrete, möglichst einfache und wenig komplexe Situation. Schreiben nun auf, worum es sich handelt.)

Ich habe in Abschnitt 2.1 bereits die vier Erlebnisebenen vorgestellt:

- Gedanken und Befürchtungen (Kognitionen)
- Gefühle (Emotionen)
- Körperliche Angstsymptome (Physiologie)
- Verhalten

Im Folgenden wenden wir diese auf Ihre Angstanalyse an. Vorab ein Beispiel dazu:

Anettes vier Erlebnisebenen

Gedanke: *Das ist doch jetzt auffällig, dass ich hier stehe, die Passanten denken bestimmt, dass ich komisch bin. Hoffentlich muss ich mich nicht übergeben. Irgendwie ist mir schon nicht gut und ich habe Magengrummeln. Habe ich meine Plastiktüte parat? Hoffentlich kommt keine Bekannte vorbei!*

Gefühle: *Unsicherheit, Scham*

Körperliche Reaktion: *Anspannung, leichtes Herzklopfen, Übelkeit*

Verhalten: *Wegen der Anleitung im Rahmen dieser Wahrnehmungsübung bleibt sie in der Situation. Früher: Aus der Situation gehen, weggucken, sich ablenken, ins Handy schauen.*

Meine Gedanken, Kognitionen oder Befürchtungen

Jetzt sind Sie dran! Also erstens: Welche Gedanken sind in Ihrem Kopf? Hiermit ist das sogenannte Kopfkino gemeint, das Sie wahrscheinlich gut kennen. Welche Selbstgespräche haben Sie geführt? Was haben Sie befürchtet? Was haben Sie gedacht, was passieren könnte? Wie haben Sie sich selbst gesehen und was war das Ergebnis Ihrer Selbstbeobachtung?

Schreiben Sie Ihre Gedanken auf, die Sie in der Übungssituation erlebt haben.

Meine Gefühle

Als nächstes notieren Sie, welche Gefühle Sie in der Situation hatten. Häufig ist es gar nicht leicht, die Gedanken von den Gefühlen zu trennen. Sie kennen vermutlich Angst oder auch Unsicherheit in den sozialen Situationen. Es gibt auch Schüchternheit oder Scham. Manche Menschen erleben auch Ärger auf sich und sind wütend, dass sie im Beisein anderer Menschen nicht souveräner und lockerer sind. Andere dagegen erleben Trauer. Sie fühlen sich niedergeschlagen, weil diese Situationen so anstrengend sind.

Schreiben Sie Ihre Gefühle in Ihr Heft. Überlegen Sie, welche Qualitäten vorhanden waren. Stellen Sie auch fest, wenn Sie kein Gefühl benennen können. Das ist nicht schlimm, aber eine wichtige Beobachtung für Sie. Kritisieren Sie sich deshalb nicht. Vielleicht überlegen Sie, wie es einer Freundin gehen könnte, die Soziale Ängste hat, welche Gefühle würde sie benennen? (Näheres zum Thema Gefühle finden Sie im Teil III.)

Meine körperliche Reaktion

Gefühle sind – vor allem dann, wenn sie eine intensivere Ausprägung haben – von körperlichen Reaktionen oder Empfindungen begleitet. Nehmen Sie also Ihren Körper wahr, wie er in den Situationen, in denen Sie schüchtern, unsicher oder ängstlich sind, ist. Gibt es ein heißes Gefühl im Gesicht, eine Anspannung irgendwo im Körper, das Gefühl, zittern zu müssen? Gibt es Magengrummeln oder Herzklopfen, Hitze- oder Kälteempfindungen?

Schreiben Sie jetzt Ihre körperliche Reaktion auf.

Mein Verhalten

Wir haben in den Abschnitten 2.2 und 2.3 ausführlich besprochen, warum das Verhalten bei der Aufrechterhaltung der Sozialen Phobie eine besondere Rolle spielt.

Verhalten in einer Sie verunsichernden Situation heißt zunächst einmal: Was tun Sie, wie verhalten Sie sich? Was würde ein neutraler Beobachter sehen, wenn er Sie in der Situation betrachten oder sogar filmen würde? Das offensichtlichste Verhalten ist, dass Sie die Situation verlassen oder gar nicht erst hingehen, also die Situation vermeiden.

Die Vermeidung führt jedoch, wie wir inzwischen schon wissen, zu einer Verstärkung und Intensivierung der Angst und dazu, dass die Angst sich auf immer mehr Situationen ausweitet.

Caroline hatte zunächst nur Probleme damit, im Beisein von Autoritätspersonen zu essen. Durch die Vermeidung konnte sie ihre bestehenden Ängste nicht korrigieren, das Angstgefühl sozusagen nicht durch eine neue Erfahrung, in der sie keine oder weniger Angst hatte, ersetzen oder „überschreiben". Dadurch weitete sich die Angst auf mehr Personen und mehr Orte aus, an denen sie nicht mehr essen wollte oder konnte, und die Sorge, von anderen insgesamt negativ bewertet zu werden, wurde auch größer.

Es ist zu einem Aufschaukelungsprozess von Angst und Vermeidung gekommen. Deshalb ist der Abbau des Vermeidungsverhaltens zusammen mit einer Veränderung der negativen Gedanken und Selbstgespräche ein Kernstück des Selbsthilfeprogramms.

In Abschnitt 2.3 habe ich das Sicherheitsverhalten als Variante des Vermeidungsverhaltens beschrieben und Beispiele dafür genannt. Das Sicherheitsverhalten ist gar nicht so leicht zu erkennen, weil es häufig stark automatisiert abläuft und nicht so leicht bewusst zu machen ist. Seien Sie aufmerksam und möglichst ehrlich zu sich und überprüfen Sie Ihr Verhalten in sozialen Situationen. Wenn Sie Ihr Sicherheitsverhalten noch nicht vollständig wahrnehmen, ist das nicht schlimm für die Planung Ihrer Übungen. Sie werden Ihre Wahrnehmung für die Erlebnisebenen im Lauf des Selbsthilfeprogramms verfeinern und Ihnen wird immer besser auffallen, in welchen Situationen Sie der Angst oder Unsicherheit aus dem Weg gehen, auch wenn es von außen nicht erkennbar ist.

Sie werden auch immer früher merken, zu welchem primären Verhaltensimpuls Sie neigen: Was ist das, was Sie in einer typischen, sozial schwierigen Situation tun würden? Wie wollen Sie intuitiv reagieren? Und entspricht dieser Verhaltensimpuls der Tendenz, einer schwierigen sozialen Situation auszuweichen? Je früher Ihnen das auffällt, umso besser können Sie umsteuern und sich auch „entgegengesetzt" verhalten, also nicht vermeiden, kein Sicherheitsverhalten zeigen, sondern sich mit der Situation konfrontieren.

Schreiben Sie nun also Ihr Verhalten in einer typischen Situation auf, in der Ihre Unsicherheit auftritt. Wie genau haben Sie sich verhalten? Wo sind Sie her gegangen, wie war Ihr Blick, haben Sie weggeschaut oder hingesehen, hatten Sie Blickkontakt?

5.3 Mein Angstmodell

Herzlichen Glückwunsch! Sie haben nun den zweiten Schritt in Ihrem Selbsthilfeprogramm absolviert. Zuerst haben Sie eine Übung gemacht und nun angefangen, Ihre Angst zu analysieren. Sie haben gelernt, Ihre Angst anhand der vier Erlebnisebenen aufzuschlüsseln. Dabei haben Sie sich bewusst gemacht, was im Kontext Ihrer Sozialen Phobie abläuft.

Sollte Ihnen diese Selbstanalyse schwerfallen und Sie bisher nur wenig aufgeschrieben haben, ist das kein Problem. Sie haben den Anfang gemacht und werden nach und nach lernen, Ihre Unsicherheiten anders und vielleicht auch etwas objektiver zu beobachten, wahrzunehmen und zu analysieren. Machen Sie sich bewusst, dass die Selbsthilfe oder auch Selbsttherapie ein Prozess ist, in den Sie erst einmal einsteigen können und der anfangs schwierig ist. Also geben Sie sich ruhig etwas Zeit dafür. Auch wenn Sie noch nicht so viel aufschreiben konnten, werden Sie sicherlich schon einiges an verwertbaren Anregungen mitgenommen haben.

Nun haben Sie alle Informationen zusammen, um Ihr eigenes Angstmodell zusammenzustellen. Tragen Sie anhand der Abbildung 5.1 „Mein Angstmodell" Ihre Notizen zusammen. Dieses Modell ist übrigens in der Behandlung, Literatur und Forschung zur Sozialen Phobie momentan das gängigste und wird überall eingesetzt.

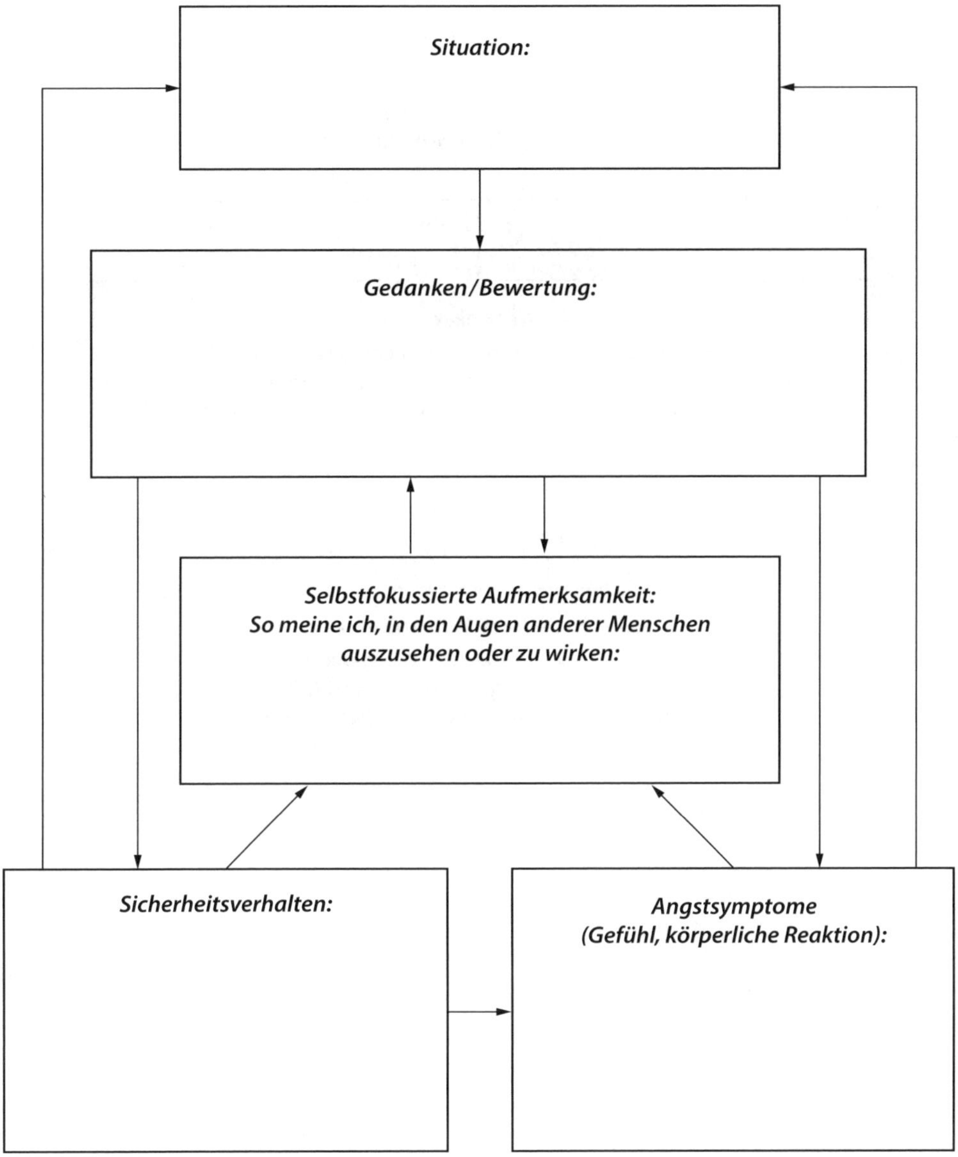

Abbildung 5.1: Mein Angstmodell (nach Clark & Wells, 1995)

So sieht Jonas' Angstmodell aus:

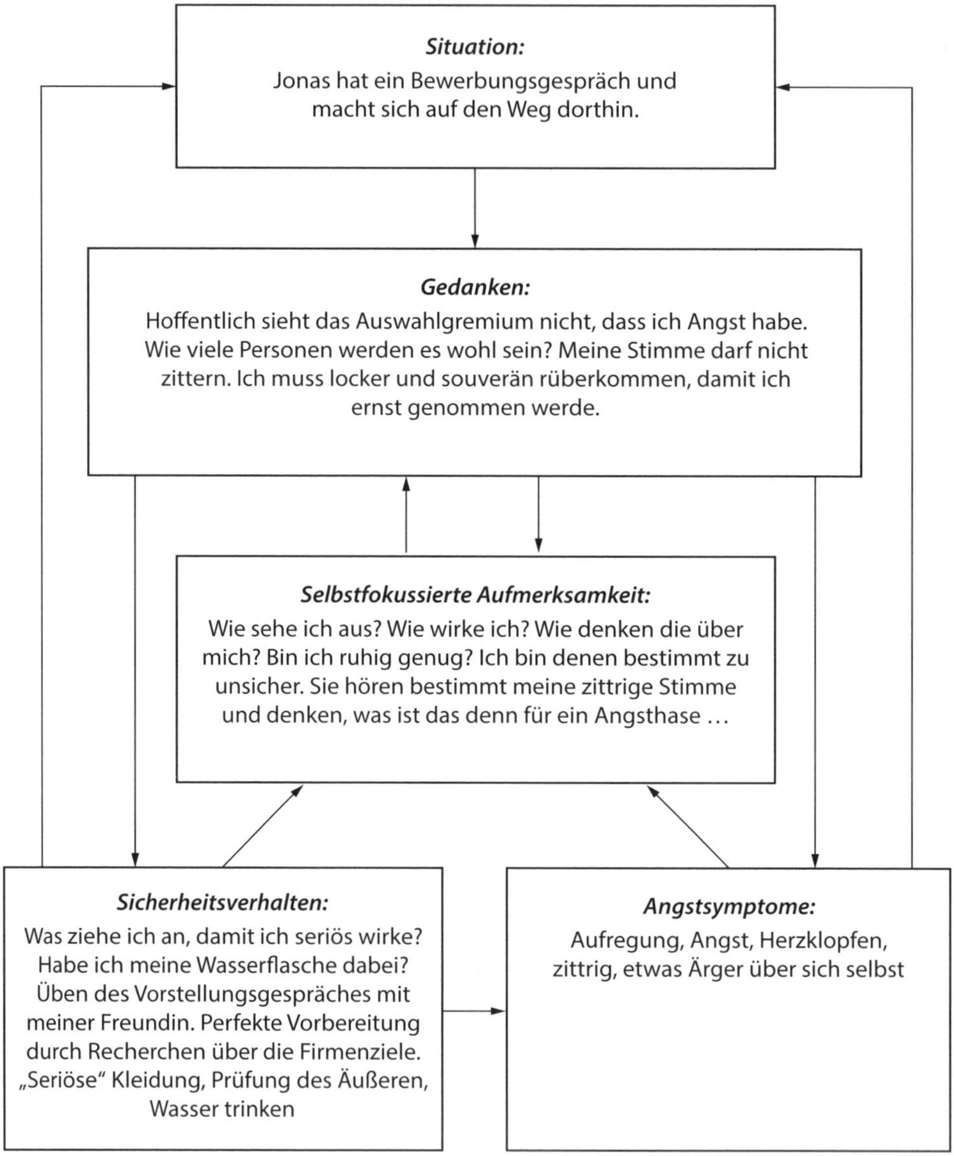

Abbildung 5.2: Jonas' Angstmodell

Schreiben Sie nun eine für Sie typische Angstsituation auf. Wo sind Sie und was passiert gerade?

Dann notieren Sie Ihre typischen Gedanken.

Davon ausgehend widmen Sie sich dem Aspekt Selbstaufmerksamkeit: Was denken Sie, wie sehen Sie in den Augen der anderen aus? Wie wirken Sie? Was denkt der andere über Sie?

Und zuletzt geht es um Ihr Sicherheitsverhalten und die Angstsymptome (hier sind die Gefühle und die körperlichen Symptome gemeint). Das also ist Ihr Angstmodell. Schauen Sie mal, an welchen Stellen Sie Pfeile machen wollen: Wie wirken sich einzelne Aspekte des Modells auf die anderen aus?

6. Was muss ich vor den Übungen wissen? Vorbereitung und Psychoedukation

Im folgenden Kapitel möchte ich Ihnen wichtige Informationen und Modelle an die Hand geben, die Ihnen beim Verstehen Ihrer Angst und der Angstbewältigung helfen werden. Wenn wir in der Verhaltenstherapie an einer bestimmten Störung arbeiten, informieren wir unsere Klienten auch über ihr Störungsbild. Dabei sind wissenschaftliche Erkenntnisse über die Soziale Phobie gut verständlich aufbereitet. Der Begriff für diese Informationen ist Psychoedukation. Ich werde Ihnen also, genau wie den Klientinnen in meiner Praxis, notwendige Informationen für die Angstbewältigung geben.

Das sogenannte Stressmodell (Abschnitt 6.1) geht auf die Angstentstehung und das enge Zusammenspiel von Stress und Angst im Allgemeinen ein. Damit wird die Angst sozusagen „entmystifiziert". Mithilfe dieses Modells verstehen Sie, wie Stressoren vor dem Hintergrund dauerhafter Belastungen zur Angstentstehung beitragen.

Der „Teufelskreis der Angst" (Abbildung 6.2) informiert Sie darüber, warum Gedanken und Zuschreibungen Ihre Angst immer wieder aufs Neue befeuern.

Wenn Sie erste eigene Übungen vorbereiten, werden Sie Ihr persönliches Angstbarometer (Abschnitt 6.3) erstellen. Die Angstkurve (Abschnitt 6.6) wird Ihnen zeigen, wie die Angst durch Vermeidung aufrechterhalten wird und sich ausweitet (Aufschaukelung der Angst) und wie sie durch Abbau der Vermeidung und des Sicherheitsverhaltens abnimmt. Ausgerüstet mit diesen Modellen können Sie dann in die ersten Standardsituationen starten!

6.1 Das Stressmodell von Angst und Panik

In Abschnitt 5.3 haben wir Ihr individuelles Störungsmodell besprochen. Ein allgemeines, für alle Formen von Angststörungen zutreffendes Modell, das einen Teil der Angstentstehung erklärt, ist das Stressmodell von Angst und Panik (Abbildung 6.1). Vielleicht klingt es auf den ersten Blick etwas abstrakt, aber es hat eine wohltuende Wirkung: Wenn Sie nachvollziehen können, dass beim Erleben von Angst die körperliche Komponente einen erheblichen Anteil daran hat, warum das unliebsame Gefühl überhaupt ent- und besteht, dann haben Sie schon einen wesentlichen

Ansatzpunkt zur (Selbst-)Behandlung Ihrer Angst gewonnen. Ich werde Ihnen später Atemübungen und Entspannungsverfahren vorstellen, die einen positiven und regulierenden Einfluss auf die körperliche Komponente von Angst und Anspannung haben. Regelmäßiger Ausdauersport und Entspannungsübungen helfen, um durch den Abbau der Stresshormone zumindest einen Teil des Angsterlebens zu verringern.

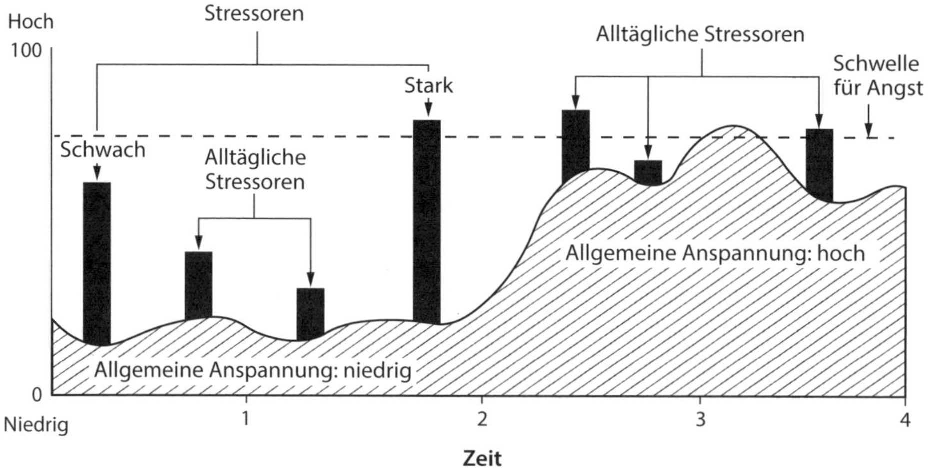

Abbildung 6.1: Das Stressmodell der Angst (nach Margraf & Schneider, 1989)

In unserem Alltag erleben wir eine leichte Anspannung, wenn wir unseren täglichen Verrichtungen wie Arbeit oder Studium plus Haushalt nachgehen. Wir können davon ausgehen, dass wir unter der Woche, wenn es keine besonderen Vorkommnisse gibt, eine Stressbelastung von ungefähr 20 bis 30 Prozent spüren. Am Wochenende oder im Urlaub ist sie normalerweise geringer. Wir sagen dann umgangssprachlich, dass wir „tiefenentspannt" sind. Bei einem relativ geringem Stresslevel kann eine zusätzliche kurzfristige Herausforderung dazu kommen und es passiert nichts Schlimmes – wir bleiben unter der in Abbildung 6.1 dargestellten „Angstschwelle" (linke Seite der Abbildung). Zusätzliche Stressoren können zum Beispiel entstehen, wenn wir unerwartet im Stau stehen und befürchten müssen, zu einem Termin zu spät zu kommen, wenn wir nach der Arbeit noch besonders viel erledigen müssen, wenn plötzlich ein Termin mit unserem Chef anberaumt wird. Dann kommt es zu einem kurzfristigen Stressanstieg, aber noch nicht zu einem Angsterleben.

Zu einem Angsterleben kann es aber bei jedem Menschen auch ohne Angststörung kommen, wenn wir durch eine starke zusätzliche Belastung gefordert sind. Wenn wir z. B. auf der Autobahn nur knapp einem Auffahrunfall entgehen, weil wir noch rechtzeitig eine Vollbremsung machen konnten. Oder wenn wir alleine in einer finsteren Tiefgarage sind und es kommen uns einige gefährlich aussehendende Männer entgegen. Dann kennen wir ein plötzlich auch körperlich erlebtes Gefühl von Angst, das in uns hochschießt. Dabei gibt es sicher keinen Menschen, der nicht weiß, was Angst ist und der noch nie Angst erlebt hat – und das ist in solchen Ausnahmesituationen eine normale Reaktion.

Auf der rechten Seite von Abbildung 6.1 sehen Sie jedoch folgendes Szenario: Wenn wir besonders viel zu tun haben, sei es, weil der Chef uns zusätzliche Arbeit aufgebrummt hat oder weil auch privat viele Termine anstehen, steigt die Stressbelastung. Wir stehen unter Zeitdruck und haben mehr auf der Agenda, als wir in der Lage sind, abzuarbeiten. Wir müssen vielleicht eine Arbeit für unser Studium abgeben. Oder es steht ein Umzug an, wir oder unser Kind sind krank oder wir tragen einen Infekt mit uns herum. Oder wir haben einen Konflikt in unserer Beziehung oder mit einem Freund. Wenn der „Sockel" von allgemeinem Stress besonders hoch ist, kann es sogar ohne ein weiteres Ereignis zu Angsterleben oder einer Panikattacke kommen. Oder aber es genügen kleine alltägliche Stressoren, um die Schwelle zu überschreiten und das sprichwörtliche Fass zum Überlaufen zu bringen. Sie sehen in der Abbildung die schraffierte Linie, die eine „Schwelle" für das Erleben von Angst markiert. Und nicht vergessen: All das bezieht sich noch auf Menschen ohne Angststörungen! Bei jedem Menschen kann es unter Hochbelastung also zu Angst und sogar zu einer Panikattacke kommen; das Erleben an sich ist noch kein Merkmal einer Angststörung. Gesunde Menschen haben in der Regel eine gute Selbstwahrnehmung und verfügen, auch wenn sie es sich nicht bewusst machen, über ausreichende Stressbewältigungsstrategien. Sie gönnen sich zum Beispiel eine Auszeit und lassen es ruhiger angehen, bevor es noch schlimmer kommt und sie psychisch oder körperlich erkranken.

Ein gutes Beispiel dafür ist Jonas, den Sie schon weiter oben kennengelernt haben. Das Praktikum, das er in einer anerkannten Unternehmensberatung durchführte, war sehr stressig und er erlebte viel Konkurrenz unter den jungen Kollegen. Deshalb strengte er sich noch mehr an und versuchte, sich in immer mehr Projekte einzuklinken und sich unentbehrlich zu machen. Bei einer Präsentation vor seinem Team merkte er plötzlich, dass er kurzatmig war und kaum mehr Luft bekam. Ihm blieb die Stimme weg und er konnte nicht weiterreden. Er hatte in dem Moment starke Angst, war kurz vor einer Panikattacke. In seiner Therapie half ihm das Stressmodell, um zu verstehen, was mit ihm passiert war. Warum aber kam es dann immer wieder zu Angsterleben bei Präsentationen und sogar bei Teamsitzungen, in denen er nicht vortragen musste?

6.2 Der Teufelskreis der Angst

Wie kann es – wie im Fall von Jonas – dazu kommen, dass nach einem einmaligen Angstzustand die Sozialen Ängste immer stärker werden und sich nicht von alleine wieder zurückentwickeln?

Ein hilfreiches Modell, um diese Frage zu klären, ist das vom Teufelskreis der Angst (Abbildung 6.2): Stellen Sie sich vor, Sie haben in einer z. B. besonders stressigen Situation mit Sozialer Angst reagiert. Das hat Sie sehr verunsichert. Ihre eigene Reaktion hat Ihnen Angst eingejagt und Sie noch lange danach beschäftigt; immer wieder haben Sie darüber nachgedacht, wie peinlich und blamabel diese Situation war. Sie haben gegrübelt, wie es zu Ihrer Reaktion (Erröten, Zittern, Atemnot, Stimmzittern, Verkrampfung oder ähnlichem) kommen konnte. Weil es Ihnen nicht gleichgültig ist, was passiert ist, und Sie immer wieder daran denken müssen, fangen Sie an, sich selbst zu beobachten und Ihren Körper auf Anzeichen einer Reaktion hin abzuchecken. Und dann nehmen Sie plötzlich körperliche Symptome, wie zum Beispiel einen stärkeren oder schnelleren Herzschlag, wahr. Sie registrieren diese Veränderung in Ihrem Körper sofort und machen jetzt einen gedanklichen Fehler: Sie interpretieren den schnelleren Herzschlag als einen Vorboten möglicher Sozialer Angst. Durch diese Einschätzung verstärken Sie die ängstliche Selbstbeobachtung. Ihre Angstgedanken werden ausgelöst und Sie überlegen, wie Sie jetzt in den Augen anderer Menschen aussehen oder wie diese Sie wahrnehmen. Insbesondere, dass Ihre Angstsymptome wahrgenommen und bewertet werden könnten, macht Ihnen zu schaffen. Somit kommt es zu der oben beschriebenen „selbstfokussierten Aufmerksamkeit“ (Abschnitt 2.3). Dadurch steigert sich die Angst und diese nehmen Sie dann wieder übergenau wahr. Dieser ganze Prozess kann in kürzester Zeit stattfinden, ohne dass Sie sich dessen bewusst sind, es läuft sozusagen automatisch ab. Was Sie dann bewusst feststellen, ist, dass Sie tatsächlich Angst haben. Sie kommen nicht auf die Idee, dass ursächlich andere Faktoren der Auslöser für den schnellen Herzschlag möglich waren, z. B. die Tatsache, dass Sie gerade schnell gelaufen oder die Treppe hochgegangen sind, dass Ihnen warm ist oder Sie unterzuckert sind, weil Sie zu wenig gegessen haben. Menschen, die nicht zu Sozialen Ängsten neigen, würden ihre Körpersignale eher beiläufig bemerken, diesen aber keine besondere Bedeutung geben; man hat eben manchmal dieses oder jenes Zipperlein, Schwamm drüber! Sie würden sich auf das konzentrieren, was sie gerade tun, und dann würde sich der Herzschlag von selber wieder verlangsamen. Aufgrund der starken Selbstaufmerksamkeit ist Ihre „Innenwahrnehmung“ stark ausgeprägt und wie ein Seismograph nehmen Sie selbst feine Unterschiede und Veränderungen in Ihrem Körper wahr und deuten sie in Richtung Angst. Ein Teufelskreis entsteht.

In ähnlichen Situationen erinnerte sich Jonas an die Angst, die er erlebt hatte, und die Scham darüber, dass seine Stimme weggeblieben war. Er begann, sich bei ähnlichen Situationen zu beobachten und suchte in seinem Körper nach Vorboten. Er beobachtete seinen Atem ganz genau und begann, kleine Veränderungen im Körper zu registrieren. Er prüfte, ob er heiser war und interpretierte die kleinste körperliche Veränderung als Vorboten dafür, dass er nicht würde sprechen können. Dadurch entstand Angst. Durch die Angst verstärkten sich die Veränderungen in seinem Körper und er konnte nicht mehr so gut atmen. Das wiederum bemerkte er und deutete es entsprechend. Es entstand in Bruchteilen von Sekunden ein starkes Angsterleben.

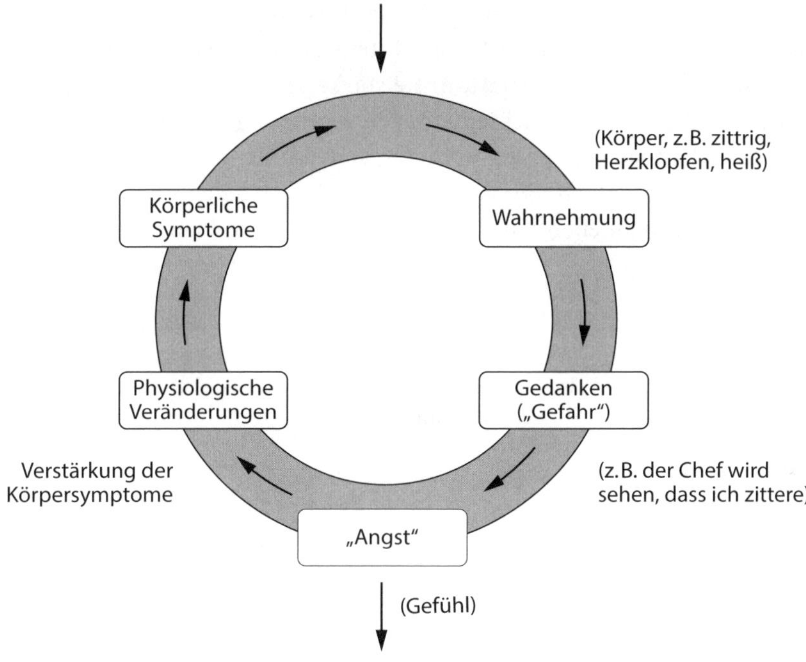

Abbildung 6.2: Der Teufelskreis der Angst

6.3 Das Angstbarometer: Abstufungen der Angst

Während der Baseline-Übung haben Sie im Rahmen Ihrer Angstanalyse schon gelernt, Ihre Angst und Unsicherheit anhand der vier Erlebnisebenen besser und objektiver einzuschätzen. Sie haben gelernt, Gedanken, Gefühle und körperliche Reaktion voneinander zu trennen. Dabei handelte es sich um die *Qualitäten* Ihrer Angst. Vermutlich können Sie auch bereits besser unterscheiden: Was ist ein Stress- und

Anspannungsgefühl, was ist Schüchternheit oder Unsicherheit bei Ihnen, was ist ein Angstanflug, was ist leichte, mittelstarke, starke Angst und was ist Panik? Dabei handelt es sich um die *Quantitäten der Angst, also um die Angststärke in den jeweiligen Situationen.*

Mit dem Angstbarometer versuchen wir, Ihre Ängste quantitativ einzuschätzen, also die Intensität Ihrer Empfindungen. Wohlgemerkt: Hierbei geht es nicht um „objektive" Maße, sondern um Ihre eigene und persönliche Einschätzung. Es gibt kein richtig oder falsch und Sie können bei der Abstufung keine Fehler machen.

Nehmen wir zum Beispiel die Angst oder Unsicherheit als Grundgefühl: In der extremen Ausprägung ist es Panik, also z. B. 100 Prozent Angstintensität. Ein leichtes Unbehagen wären dann 10 bis 20 Prozent Intensität. Dazwischen gibt es Abstufungen von Unsicherheit, leichter Angst, mittelstarker, starker und sehr starker Angst. Das Einschätzen dieser unterschiedlichen Ausprägungen schult Ihre Wahrnehmung. Dadurch können Sie später, wenn Sie genau hinspüren, auch die Effekte der Übungen besser einschätzen: Sie werden nämlich feststellen, dass sich die „Gradzahl" auf Ihrem individuellen Unsicherheitsbarometer im Laufe der Zeit verringert (vgl. Tabelle 6.1).

100	Panikgefühle
90	Sehr starke Angst, kurz vor der Panik
80	Starke bis sehr starke Angst
70	Starke Angst
60	Mittelstarke bis starke Angst
50	Mittelstarke Angst
40	Leichte bis mittelstarke Angst
30	Leichte Angst
20	Unsicherheit, leichte Aufregung
10	Minimale Anspannung oder geringfügiges Empfinden von Stress

Tabelle 6.1: Das Angstbarometer (Zahlen in der linken Spalte = Angststärke)

Angstbarometer von Caroline

Im Folgenden möchte ich Ihnen das Angstbarometer von Caroline vorstellen (Tabelle 6.2), die Angst hatte, in der Öffentlichkeit zu essen.

Die Angst von Caroline hatte in einer schwierigen Situation begonnen, als sie mit ihrem Chef und anderen Kollegen Mittagessen gehen musste, und sich dann durch Vermeidung der Angst vor dem Essen im Beisein anderer Menschen außerhalb ihrer Familie ausgeweitet.

90	Beim Mittagessen mit Kollegen *und der Chefin* Suppe essen, dabei zittern und etwas verschütten und einen Kollegen fragen, ob ihm das aufgefallen sei und was er sich dabei gedacht habe.
80	Beim Mittagessen nur mit Kollegen Suppe essen, dabei zittern und etwas verschütten und einen Kollegen fragen, ob ihm das aufgefallen sei und was er sich dabei gedacht habe.
70	Beim Mittagessen mit Kollegen Suppe essen, dabei zittern und etwas verschütten.
70	Absichtlich etwas vom Löffel fallen lassen oder verschütten.
70	Schwierigere Speisen (z. B. Suppe) essen mit absichtlichem Zittern
65	Beim Mittagessen mit Kollegen Suppe bestellen.
60	Mit vertrauten Menschen in ein Schnellrestaurant oder einen Coffeeshop gehen und mit Messer und Gabel essen und dabei absichtlich leicht zittern; vertraute Menschen um Rückmeldung bitten.
50–60	Mit vertrauten Menschen in ein Schnellrestaurant oder Café gehen und mit Messer und Gabel essen und dabei absichtlich leicht zittern; wahrnehmen, wie andere Menschen darauf reagieren.
50–60	Mit vertrauten Menschen in ein Schnellrestaurant oder Café gehen und mit Messer und Gabel essen und dabei absichtlich leicht zittern.
50	Beim Mittagessen mit Kollegen etwas bestellen, das einfach zu essen ist (Fingerfood).
50	Sich mit vertrauteren Kollegen zum Mittagessen verabreden.
40	Mit vertrauten Menschen in ein Schnellrestaurant oder einen Coffeeshop gehen und mit Messer und Gabel essen.
20	Alleine oder mit vertrauten Menschen in ein Schnellrestaurant gehen und etwas mit der Hand essen.
10	Alleine oder mit vertrauten Menschen in ein Schnellrestaurant gehen, ohne etwas zu essen.

Tabelle 6.2: Carolines Angstbarometer

Carolines Sicherheitsverhalten:

Mit dem Rücken zum Lokal sitzen.
Sich möglichst an den Rand setzen.
Arm und Hand anspannen.
Keine Suppe bestellen.
Möglichst etwas bestellen, das ich auch mit der Hand essen kann, Pizza zum Beispiel.
Ein Glas Wein oder Sekt vorher trinken.
Sagen, dass ich Kreislaufprobleme habe.
Sagen, dass ich keinen Hunger habe.
Nicht weiter essen, wenn ich merke, dass ich gleich zittere.

6.4 Die Erwartungsangst

Man spricht von Erwartungsangst, wenn es sich um die Angst *vor* einer angstbesetzten Situation handelt. Gemeint sind die Befürchtungen, die auftreten, wenn Sie nur an eine bestimmte Situation *denken* oder planen, diese Situation aufzusuchen oder etwas Bestimmtes in einem für Sie schwierigen Kontext zu tun. Das Vertrackte an der Erwartungsangst ist: Es ist ja noch gar nichts passiert. Die Angst findet völlig außerhalb der Situation statt und kann trotzdem schon sehr unangenehm und in der Intensität stark sein. Wichtig ist daher, sich vor der Übung bewusst zu machen, dass es sich um Erwartungsangst handelt. Interessanterweise kann die Erwartungsangst stärker sein als die Angst *in* der Situation. Viele Soziophobiker sind überrascht, dass die *eigentliche* Angst gar nicht so stark ist wie erwartet. Sie haben sozusagen der Erwartungsangst „geglaubt" und sich davon abschrecken lassen, die angstbesetzte Situation aufzusuchen. Behalten Sie dies bei den Übungen im Hinterkopf! Geben Sie sich die Gelegenheit zu überprüfen, wie stark die *eigentliche* Angst in der Realität ausfallen wird.

Der Arzt Ralf, der eigentlich sehr kommunikativ und gesellig war und zum Beispiel kein Problem hatte, in Gruppen über persönliche Themen zu sprechen, hatte panische Angst vor Visiten während seiner Tätigkeit im Krankenhaus. Er dachte, man würde merken, dass er vollkommen inkompetent sei und keine Ahnung von seinem Beruf habe. Seine Erwartungsangst wurde von Gedanken wie „Ich werde rot anlaufen", „Meine Stimme wird zittern", „Ich werde den Patienten nicht befragen, geschweige denn auf Fragen des Chefs antworten können" begleitet. Seine Angst wurde vorher so stark, dass sein Herz raste und er das Gefühl hatte, er würde ohnmächtig.

Was Erwartungsangst mit den sogenannten Negativen Automatischen Gedanken zu tun hat und was Sie gegen sie tun können, erfahren Sie in Abschnitt 9.1. Bei der Erwartungsangst können auch die Atemübungen wie die Zwerchfellatmung helfen (Seite 179).

6.5 Was ist Exposition und wie wirkt sie?

In frühen Zeiten der Verhaltenstherapie ging man davon aus, dass Angstbewältigung wirkt, weil sich der Körper an die Angst gewöhnt. Man legte einen sogenannten Habituationsprozess zugrunde: Wenn eine Person nur lange genug in einer angstbesetzten Situation „gehalten" wird, dann baut sich die Angst ab, weil der Körper „habituiert", also sich an die Angst gewöhnt. Heute weiß man, dass diese Hypothese nicht ganz richtig ist. Leider gibt es schwere Angstzustände, die stundenlang dauern können. Seit der „kognitiven Wende" in der Verhaltenstherapie geht man davon aus, dass Therapie Hypothesenüberprüfung ist: Man hat Angst vor einer bestimmten Situation und denkt, dass das Befürchtete eintritt, wenn man sich der Situation aussetzt. Dadurch, dass man direkt oder indirekt vermeidet, kann man nicht die Erfahrung machen, dass die Befürchtung *nicht* eintritt. Sie werden jetzt vielleicht einwenden: „Wieso, die Befürchtung tritt doch ein, wenn ich tatsächlich anfange zu zittern!" Die Befürchtung ist aber ja nicht das Zittern, Schwitzen, Stottern etc., sondern die befürchtete *Bewertung* der Menschen, die das sehen könnten. *Es wäre sicher nicht so schlimm, wenn Sie zittern oder erröten würden, wenn Sie alleine wären.* Wenn man ein Verhaltensexperiment (oder eine Expositionsübung) macht und sich der befürchteten Reaktion aussetzt, „erlaubt" man sozusagen, dass das Befürchtete eintreten darf: Man darf erröten, zittern, stottern etc. *Und* man erlaubt anderen Menschen, dass sie das sehen und wahrnehmen und schaut, wie sie darauf reagieren. Erst durch diese Realitätsüberprüfung ist es möglich herauszufinden, wie die Reaktion der anwesenden Personen ausfällt: Wie sichtbar ist das Angstsymptom für andere überhaupt und wie auffällig ist es, wenn das Gefürchtete tatsächlich eintritt? Wie wird es bewertet? Es geht darum, die eigenen Kognitionen („Die anderen werden mich auslachen", „Die anderen werden mich ablehnen" etc.) zu überprüfen, die Erfahrung zu machen, dass das Befürchtete gar nicht wahrgenommen wird und wenn, dass es nicht schlimm oder dem Beobachter sogar egal ist. Dadurch und *nur dadurch* kann die Befürchtung korrigiert werden.

Eine weitere Annahme, warum die Angstbewältigung funktioniert, bezieht sich auf die Erfahrung: „Ich kann bewältigen! Ich schaffe es, in die Situation zu gehen und meine Befürchtungen zu überprüfen." Damit steigt das Selbstwirksamkeitserleben: „Ich bin in der Lage, die Situation zu gestalten und mich nicht von meinen Ängsten ins Bockshorn jagen zu lassen. Und ich bin stolz, dass ich die Situation gemeistert habe, egal, was andere von mir denken, denn das steigert meine Lebensqualität!"

Noch ein Wort zur Begrifflichkeit: Ich habe mich dazu entschieden, die Bezeichnung Exposition zu verwenden und nicht „Konfrontation" oder schlimmer: „Reizkonfrontation", ein Begriff, der in Veröffentlichungen zur Angstbehandlung immer noch gebraucht wird. Für mich ist die Exposition ein ganz aktiver Vorgang, zu dem sich betroffene Soziophobikerinnen selbst entscheiden. Sie übernehmen die Verantwortung für die Übungen und ihren Therapieprozess, auch wenn ein Therapeut anwesend ist und Ihnen hilft. Sie sind nicht passiv und werden mit bestimmten Situationen „konfrontiert". Es ist Ihr persönlicher Weg und Ihre Therapie, Ihre Angstbewältigung, Ihre „Expo".

6.6 Wie bewältige ich meine Angst? Die drei Angstkurven

Anhand von drei Angstkurvenverläufen möchte ich Ihnen erklären, wie sich die Angst durch Vermeidung ausweitet, wie sie durch Abbau des Vermeidungsverhaltens und Erlauben der Gefühle abgebaut werden kann und was passiert, wenn die Angst trotz Expo nicht nachlässt.

Wie Sie schon erfahren haben, wird die Soziale Phobie durch Vermeidung und Sicherheitsverhalten, aber auch durch kritische und negative Selbstgespräche aufrechterhalten. Deshalb knüpft das Selbsthilfeprogramm zunächst daran an, das Vermeidungs- und Sicherheitsverhalten zu verringern. Es basiert auf Übungen, bei denen Sie Schritt für Schritt in schwierige verunsichernde Situationen gehen. Dabei lernen Sie, Ihre Befürchtungen an der Realität zu überprüfen. Das heißt: Tritt das, was Sie befürchten, wirklich ein, wenn Sie die Übungen gestuft und mithilfe der Anleitung zur Angstbewältigung aufsuchen?

Aufschaukelung der Angst durch Vermeidung

Das Vermeidungs- und Sicherheitsverhalten spielt eine Hauptrolle bei der Entstehung und Aufrechterhaltung der Phobie. Wir sehen diesen Prozess dargestellt in Abbildung 6.3 („Die Aufschaukelung der Angst durch Vermeidung, Kurvenverlauf Nr. 1"). Jedes Mal, wenn Sie eine ängstigende Situation verlassen oder diese meiden, machen Sie die Lernerfahrung: „Okay, ich kann meiner Angst aus dem Weg gehen" und „Es war zu schwer, ich habe es nicht geschafft, dorthin zu gehen oder dieses oder jenes zu machen". Und dadurch ging es Ihnen, zumindest anfangs, erst einmal besser. Daran erinnern Sie sich jedoch das nächste Mal, wenn Sie planen, die beängstigende Situation noch einmal aufzusuchen, und dann denken Sie sich: „Oje, das war letztes Mal so schlimm und so peinlich, das werde ich dieses Mal erst recht nicht schaffen." Dadurch kommt es zu einem Aufschaukelungsprozess der Angst: Sie wird nach jeder Vermeidung schlimmer oder tritt schon zu einem früheren Zeitpunkt auf; sie weitet sich immer mehr aus. Die vielleicht anfangs noch nicht problematische Angst entwickelt sich dadurch erst zur Phobie.

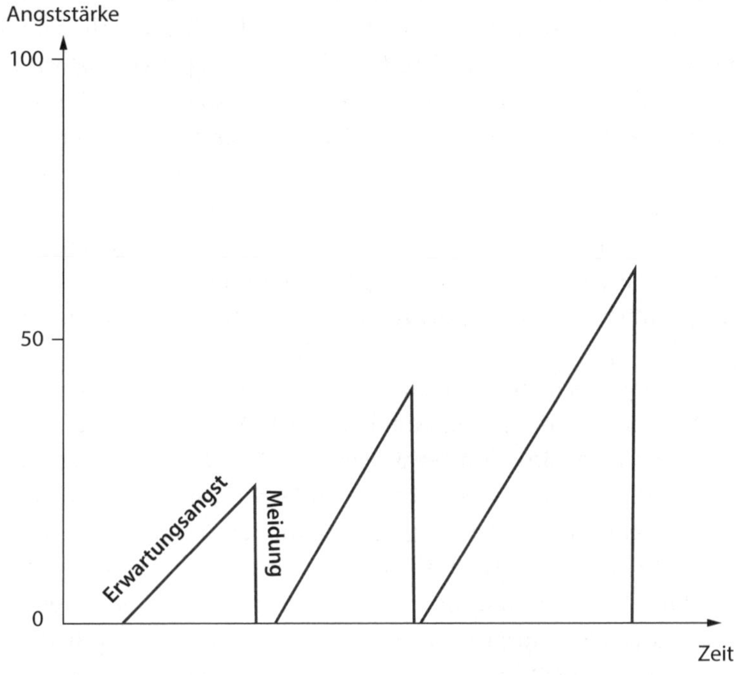

Abbildung 6.3: Aufschaukelung der Angst durch Vermeidung: Kurvenverlauf Nr. 1

Angstbewältigung durch Exposition

Die Angstbewältigung wird durch Verhaltensexperimente, sogenannte Expositionsübungen, liebevoll auch Expos genannt, ermöglicht: Sie gehen also in die schwierige Situation und vermeiden nicht. Sie setzen auch kein Sicherheitsverhalten ein, sondern erlauben der Angst und allen Befürchtungen zu entstehen. Das Gefürchtete „darf" also passieren! Damit kann die Angst theoretisch und in Ihrer Erwartung bis auf 100 Prozent ansteigen. Das entspricht Ihrer Befürchtung. Da Sie aber in den Übungen vorbereitet und gestuft vorgehen, wird die Angst nicht so hoch ansteigen.

Mir ist klar, dass das, was ich hier vorschlage, vermutlich Unbehagen in Ihnen auslöst und Sie sich nicht vorstellen können, das zu tun. Doch dadurch, dass Sie in der Situation bleiben und nicht vermeiden, baut sich die Angst von selbst, also ohne Vermeidungsverhalten, ab. Wichtig ist dabei, dass Sie sowohl die Angst entstehen lassen, als auch Ihre Befürchtungen an der Realität überprüfen. Sie üben also, ganz achtsam und gegenwärtig zu sein und zu beobachten, was passiert. Sie schauen, wie Ihr Gegenüber oder andere Menschen, die in der Nähe sind, reagieren. Tritt die Reaktion oder Bewertung des Mitmenschen tatsächlich ein? Oder stellen Sie fest, dass die Person mit etwas ganz anderem beschäftigt ist und sie gar nicht in Ihrer Unsicherheit wahrnimmt? Diese Überprüfung kann nur stattfinden, wenn Sie wirklich *hinschauen und überprüfen.* Wenn Sie die Erfahrung machen, dass die von Ihnen befürchtete Reaktion des anderen nicht eintritt, kann sich die Angst abbauen. Das sehen Sie im Kurvenverlauf Nr. 2 in Abbildung 6.4. Am Ende der Übung steht die Erfahrung: „Ich kann die Situation bewältigen!" Sie haben also, wenn Sie die Übung wiederholen, bereits eine positive Erfahrung im Gepäck, die Sie zu weiteren Übungen motiviert. Je mehr positive Bewältigungssituationen Sie erleben, desto mehr baut sich die Angst Schritt für Schritt ab. Wichtig ist dabei, dass Sie die Angst und alles, was Sie befürchten, zulassen und nicht unterdrücken! Dabei gibt es keine Garantie dafür, dass das, was Sie befürchten (erröten, zittern, den Faden verlieren), niemals passiert. Noch einmal: Sie überprüfen die Reaktion des Interaktionspartners in der Realität, indem Sie schauen, wie er reagiert. Sie machen jetzt den Realitätscheck, den Sie vorher wegen Vermeidung und Sicherheitsverhalten nicht riskiert haben. Wichtig ist auch, dass Sie so lange in der Situation bleiben, bis die Angst spürbar abgenommen hat und die Situation nicht vorher verlassen. Das ist bei sozialen Interaktionssituationen gar nicht so einfach, denn in vielen Situationen können Sie nur wenig oder keinen Einfluss darauf nehmen, wie lange sie dauern. Der Trick ist nun, dass Sie im Rahmen Ihrer „Übungssitzungen", die ich bei den Standardsituationen (Kapitel 7) vorstellen werde, mehrere Interaktionssituationen nacheinander üben beziehungsweise Übungen mehrfach wiederholen, sodass auf diese Weise der Effekt der Angstreduktion erfolgen kann.

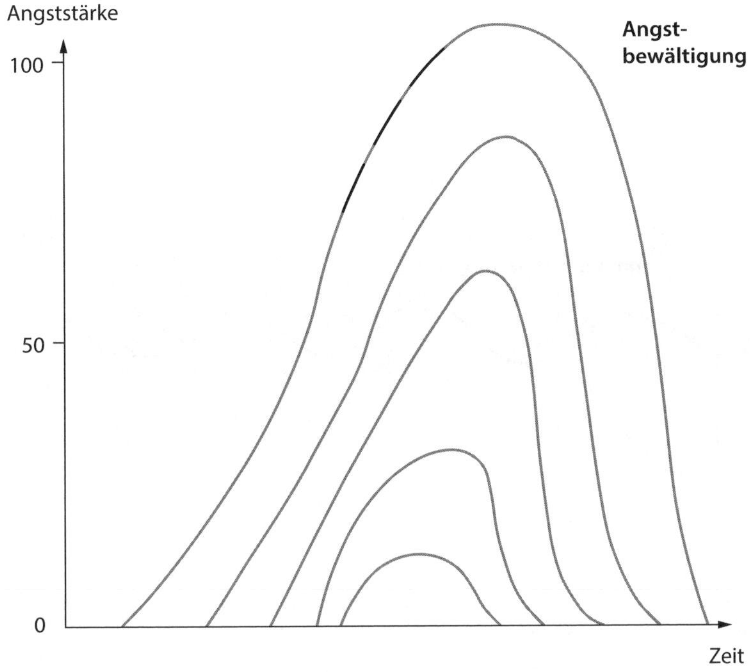

Abbildung 6.4: Angstbewältigung durch Exposition: Kurvenverlauf Nr. 2

Wenn die Angst durch Vermeidung und Sicherheitsverhalten nicht weniger wird

Wenn Sie die Angst jedoch unterdrücken und sich stark kontrollieren, besteht das oben beschriebene Sicherheitsverhalten: Das hat zur Folge, dass die Angst nicht „richtig" entstehen und sich deshalb auch nicht abbauen kann. Sie sehen im Kurvenverlauf 3 in Abbildung 6.5 eine Angstentwicklung, die sich mit geringen Schwankungen im mittleren Bereich bewegt. Das Angstniveau steigt also nicht richtig hoch und fällt deshalb auch nicht richtig ab. Man nennt das Sicherheitsverhalten durch Angstunterdrückung auch indirekte Vermeidung. Dieser Aspekt wird manchmal nicht genügend berücksichtigt. Dann werden Übungen über einen langen Zeitraum wiederholt und man wundert sich, warum sie keinen Effekt haben. Wichtig ist also bei der Angstbewältigung: Die Angst muss „erlaubt" und zugelassen werden, damit sie durch die Überprüfung der Realität abnehmen kann. Wichtig ist hierbei aber auch die Arbeit an Ihren negativen automatischen Gedanken, die wir später noch ausführlicher besprechen (Abschnitt 9.1).

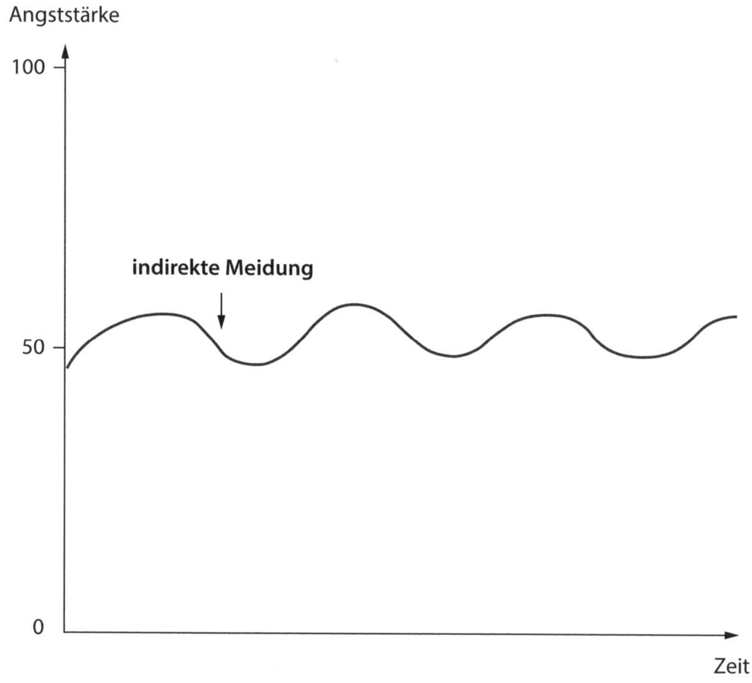

Abbildung 6.5: Wenn die Angst aufgrund von Vermeidung, Angstunterdrückung und Sicherheitsverhalten nicht weniger wird: Kurvenverlauf Nr. 3

Der beschriebene Prozess klingt recht kompliziert, aber er ist es eigentlich nicht. Die Theorie ist komplizierter als die Praxis. Sie sollten jedoch um die Dynamiken, die in den Übungen ablaufen, wissen. Nicht zuletzt, damit Ihnen bewusst wird, wie wichtig es ist, Ihr Sicherheitsverhalten loszulassen.

6.7 Zehn goldene Regeln zur Angstbewältigung

Wenn Sie ein Verhaltensexperiment oder eine Expo machen, setzen Sie sich nicht nur passiv der Situation aus. Es ist Ihnen mittlerweile deutlich geworden, dass die Exposition ein aktiver, von Ihnen gestalteter Prozess ist, zu dem Sie sich bewusst entscheiden. Es gibt dabei wichtige Punkte, deren Einhaltung den Erfolg einer Übung ermöglicht. Ich empfehle Ihnen, sich die zehn goldenen Regeln zu fotografieren oder zu kopieren und auszudrucken, damit Sie sie während der Übungen bei sich haben.

1. **Zeit lassen und Wahrnehmungsübungen machen**
   Setzen Sie die unter Abschnitt 7.2 beschriebenen Wahrnehmungsübungen ein, bevor Sie mit der Übung starten. Lassen Sie sich Zeit, um sich an die Situation zu gewöhnen.

2. **In die Situation hineingehen und nicht vermeiden**
   Zunächst einmal ist das Wichtigste der Abbau des Vermeidungsverhaltens. Es versteht sich von selbst, dass dieses Vorhaben nicht von jetzt auf gleich und in allen Sie verunsichernden Situationen in Ihrem Alltag durchführbar ist. Deshalb ist es hilfreich, Übungen als solche zu definieren und zu planen. Dann können Sie zunächst einmal die beängstigenden Situationen außerhalb der Übungen weiterhin so durchführen wie bisher, auch wenn das bedeutet, dass Sie Ihre bisherigen „Schutzstrategien" (Vermeidung und Sicherheitsverhalten) weiter anwenden. Sie planen also eine Übung und vermeiden in dieser konkreten Übung nicht. Dabei beginnen Sie mit den weiter unten beschriebenen Standardübungen, auch wenn Ihnen diese zunächst vielleicht zu einfach erscheinen.

3. **Die Angst entstehen lassen und nicht unterdrücken**
   Wenn Sie die Angstkurve Nr. 2 betrachten, sehen Sie, dass der Angstanstieg in der Übung sogar gewollt ist als Voraussetzung dafür, dass die Angst absinken kann. Das bedeutet, dass Sie sich erlauben oder gestatten, Angst zu haben oder unsicher zu sein. Dieser Schritt ist schwierig. Denn er beinhaltet, dass Sie das zulassen, was Sie bisher befürchtet haben. Also unterdrücken Sie nicht die körperlichen Symptome, kaschieren Sie nicht Ihr Zittern, Erröten oder Ihr Linkisch- oder Sprachlossein. Wenn Sie die Erfahrung machen, dass das, was Sie befürchten, sein darf, dann müssen Sie keine Angst mehr davor haben. Das bedeutet, dass es seltener und vielleicht irgendwann gar nicht mehr auftritt. Erklärtes Ziel der Übungen ist jedoch zunächst, das Vermeidungsverhalten abzubauen und nicht, keine Angst mehr zu haben. Es geht darum, dass Ihnen die Angst oder Unsicherheit nicht mehr so wichtig ist – dass Sie keine Angst vor der Angst mehr haben! Mir ist bewusst, dass das leichter gesagt als getan ist. Die Möglichkeit konkreter Standardübungen, die ich weiter unten beschreibe, wird Ihnen dabei helfen. Sie bauen aufeinander auf und der Schwierigkeitsgrad wird langsam gesteigert. Dadurch können Sie bei sich bleiben, „sich selbst mitnehmen" mit allen vier Erlebnisebenen und müssen keine Schutzstrategien anwenden. Gleichzeitig überfordern Sie sich nicht.
   Eine Erfahrung, die ich als Therapeutin häufig mache, wenn ich meine Klientinnen bei ihren Übungen begleite, ist, dass die Angst, wenn sie „erlaubt" wird, manchmal gar nicht mehr oder zumindest nicht mehr in so intensiver Form auftritt. Das kann dann schon fast enttäuschend sein. Sie wollen in der Übung Angst erleben und fordern sie sogar heraus und dann passiert nichts oder nur wenig.

Wirkt dann die Expo trotzdem? Man sollte den Einfluss, den die Entscheidung auf die Angst hat, sich den Ängsten zu stellen, nicht unterschätzen. Wenn das, was vorher so stark befürchtet wurde, nicht passiert, ist das in Ordnung, solange Sie kein Sicherheitsverhalten eingesetzt haben. Sie können dann die nächste Situation aufsuchen und den Schwierigkeitsgrad steigern.
Vielleicht werden Sie an dieser Stelle Einwände haben. Sie werden vielleicht fragen: „Was ist denn, wenn ich zittere und die anderen Menschen denken, dass ich ein Alkoholiker bin? Was ist denn, wenn mir beim Vorstellungsgespräch die Stimme wegbleibt und alle starren mich an? Was ist denn, wenn ich nervös bin und andere nehmen mich nicht ernst? Was ist, wenn das passiert, was ich am meisten befürchte? Bin ich bereit dazu, das zu testen?"
Es ist gut, sich das genau zu überlegen. Dabei geht es auch um die „Endängste": Was wäre das Schlimmste, was passieren könnte? Und wie schlimm wäre das tatsächlich? Was ist, wenn die Menschen um sie herum so oder so denken? Was genau bedeutet das für Sie? Und trifft es zu, dass Sie deswegen abgelehnt oder für inkompetent gehalten werden? Oder nehmen die Menschen vielleicht die Unsicherheit wahr und vergessen sie später wieder, weil sie der Meinung sind, dass das gar nicht schlimm ist? Wir werden in Kapitel 9 auf die Bearbeitung Ihrer negativen Gedanken zu sprechen kommen. Dabei werden Sie Techniken an die Hand bekommen, um Ihre Denkweise auf den Prüfstand zu stellen. Dazu zählt auch die Übung „Gedanken und Befürchtungen zu Ende denken" (Abschnitt 9.4).

4. **Aufmerksamkeitslenkung: Fokus von innen nach außen und wieder nach innen richten**
Sie lassen nun Ihre Angst entstehen. Nehmen Sie im Innen wahr, was passiert. Nun ändern Sie Ihren Aufmerksamkeitsfokus: Beobachten Sie, was im Außen passiert. Beschreiben Sie, was Sie sehen und was Sie hören. Beschreiben Sie die Menschen, die Sie sehen, möglichst ohne Bewertung. Dieses Vorgehen habe ich bei den Wahrnehmungsübungen (Abschnitt 7.1) detailliert beschrieben. Wechseln Sie zwischen Innen- und Außenwahrnehmung, versuchen Sie aber, den Aufmerksamkeitsfokus im Außen zu belassen, was jedoch nicht bedeutet, dass Sie sich ablenken sollen. Nehmen Sie bewusst wahr, wie sich Ihre Umwelt verhält. Versuchen Sie auch, sich für die anderen Menschen zu interessieren und damit von sich selbst abzusehen. Erst dann können Sie lernen, sich in der Situation flexibel zu verhalten und sich auf andere einzustellen.

5. **Die Befürchtungen in der Realität überprüfen**
Das bedeutet: Schauen Sie, was wirklich passiert! Und zwar nicht im Innen, sondern im Außen. Wie reagieren die anderen Menschen? Schauen sie zu Ihnen? Was meinen Sie, wie auffällig sind Sie? Wie lange guckt eine Person zu Ihnen?

Wie ist der Gesichtsausdruck? Versuchen Sie dabei, objektiv zu sein und ertappen Sie sich bei nicht hilfreichen Bewertungen. Geben Sie sich eine Chance für eine Neuerfahrung.

6. **In der Situation bleiben**
   Wenn die Situation dies möglich macht, bleiben Sie so lange in der Situation, bis die Angst spürbar abgenommen hat. Dies ist nötig, damit Sie die in der Angstkurve Nr. 2 beschriebene Angstreduktion erreichen. Da dies in vielen Interaktionssituationen, außer in bestimmten „Mittelpunktssituationen" (vgl. Abschnitt 7.5), nicht möglich ist, wiederholen Sie die Übung so oft, bis Sie den Effekt der Angstkurve, also eine spürbare Angstreduktion, erreichen.

7. **Die Übung wiederholen**
   Auch wenn Sie einen Angstabfall erreicht haben, geben Sie sich nach einer kleinen Pause, in der Sie sich Notizen über das Erlebte gemacht haben, die Möglichkeit, die Übung zu wiederholen und beobachten Sie eine mögliche Veränderung zur ersten Übung. Wiederholen Sie die Übung möglichst einige Male, vielleicht an unterschiedlichen Orten und mit kleinen Variationen (am gleichen Ort steigt der Schwierigkeitsgrad der Übung mit jeder Wiederholung, weil Sie für die Umgebung / andere Personen dadurch tatsächlich auffälliger werden).

8. **Die Übung auswerten**
   Nehmen Sie sich nach der Übung die Zeit, Ihre Erfahrungen in aller Ruhe auszuwerten. Protokollieren Sie dazu, was Sie in der Expo ausprobiert haben, wie es Ihnen vor, während und nach der Übung ging und wie die Effekte waren. Verwenden Sie dafür das Übungsprotokoll von Seite 110 ff.

9. **Sich loben und belohnen!**
   Klopfen Sie sich auf die Schulter und seien Sie stolz auf sich, dass Sie bis hierhin gekommen sind. Sie haben den Mut aufgebracht, diese Übung zu machen. Das hat Sie einiges an Vorbereitung, Mühe und Selbstüberwindung gekostet. Herzlichen Glückwunsch! Ihr Einsatz verdient Lob und Respekt, ganz unabhängig davon, ob die Übung leicht oder schwer war und ob Sie Angst erlebt haben oder nicht. Sie haben die Übung durchgeführt und das ist die Hauptsache. Überlegen Sie, wie Sie sich jetzt belohnen können.

10. **Nach der Übung auf weitere positive Bewertung achten**
    Lassen Sie negative Gedanken los. Erinnern Sie sich daran: Es geht bei der Übung nicht darum, *keine* Angst zu haben, sondern darum, die Übung durchzuführen, ob Sie Angst oder Unsicherheit erleben oder nicht.

Die Kurzfassung zum Mitnehmen der „zehn goldenen Regeln“ finden Sie auch unter ↗ http://www.junfermann.de, damit Sie sie bei sich tragen und sich daran erinnern können.

Die zehn goldenen Regeln – Kurzfassung zum Mitnehmen

1. Zeit lassen und Wahrnehmungsübungen machen
2. In die Situation hineingehen und nicht vermeiden
3. Die Angst entstehen lassen und nicht unterdrücken
4. Aufmerksamkeitslenkung: Fokus von innen nach außen richten
5. Die Befürchtung in der Realität überprüfen
6. In der Situation bleiben, bis die Angst spürbar abgenommen hat
7. Die Übung wiederholen
8. Die Übung auswerten
9. Sich loben und belohnen!
10. Nach der Übung auf weitere positive Bewertung achten

*

Planen Sie nach der Übungssitzung direkt die nächste Expo

Wenn Sie die Auswertung Ihrer Übung schriftlich machen, planen Sie sofort, wie es weitergeht. Überlegen Sie, wann der nächste Termin für eine weitere „Übungssitzung“ sein wird. Welches Zeitfenster tragen Sie sich in den Kalender ein? Was genau wollen Sie dann ausprobieren, welches Verhaltensexperiment wollen Sie machen? Welcher Ort ist dafür geeignet? Je genauer Sie die nächsten Übungen bereits planen, umso größer ist Ihre Motivation und damit die Wahrscheinlichkeit, dass Sie sie auch wirklich durchführen.

Mein Übungsprotoll

Sie haben im Rahmen der Angstanalyse die Fragen zu dem Erlebten in freier Form in Ihr Selbsthilfemanual geschrieben. Im Folgenden stelle ich Ihnen eine Protokollvorlage vor, die meine Klienten ausfüllen, um eine Expo vor- und nachzubereiten. Sie finden diese Vorlage auch unter ↗ http://www.junfermann.de in der Mediathek zu diesem Buchtitel. Bitte kopieren Sie es mehrfach. Für jede Übung nehmen Sie ein Protokollblatt. Sie können es auch mit in die Übung nehmen.

Arbeitsblatt: Vorbereitung der „Expo“

Füllen Sie auf diesem Arbeitsblatt den ersten Teil („Beschreibung“ und „Schwierigkeit auf dem Angstbarometer“) aus, kurz bevor Sie in die Expo starten, am besten noch zu Hause. Die Nachbereitung ist dann als Resümee nach der Expo gedacht.

Datum und Uhrzeit:

Beschreibung der geplanten Übung

Was genau nehme ich mir vor? Wo, mit wem und wie lange?

____

____

Schwierigkeit auf dem Angstbarometer

Was sind meine Befürchtungen? Wie hoch ist die Angststärke (von 0 bis 100)? Was kann im schlimmsten Fall passieren?

____

____

Welche Argumente sprechen für diese Befürchtung?

____

____

Welche dagegen?

____

____

Was hilft mir bei der Übung? Worauf möchte ich besonders achten (z. B. mit Sicherheitsverhalten oder ohne, Atemübung)?

____

____

Nachbereitung

Wie stark war meine Angst kurz vor der Übung?

____

____

Wie stark war sie während der Übung?

Wie oft habe ich die Übung wiederholt und habe ich sie variiert?

Wie stark war die Angst nach der Übung?

Welche Gedanken hatte ich?

Welche Gefühle?

Welche Körperreaktionen?

Wie schätze ich den Übungserfolg ein? Was war gut?

Inwieweit konnte ich meine Befürchtungen korrigieren?

Was kann ich tun, um den Übungserfolg nicht im Nachhinein durch negative Gedanken zu schmälern?

---

7. Durchführung der Expositionsübungen „Expos" – die Standardübungen

7.1 Grundsätzliches zu den Standardübungen

Im Folgenden möchte ich Ihnen eine Reihe von Standardübungssituationen vorstellen. Das Gute an den Standardübungen ist, dass sie jederzeit umzusetzen sind und Sie nicht warten müssen, bis sich eine für Sie geeignete Situation ergibt. Sie können die Übungen ausprobieren und sie in den Alltag integrieren. Dabei lassen Sie Ihren Terminkalender entscheiden, zu welcher Zeit Sie eine Übungssitzung einplanen möchten, sodass Sie nach und nach die Standardsituationen durchüben. Durch diese Verhaltensexperimente werden Sie sich selbst und Ihre eigenen Unsicherheiten noch besser kennen- und einschätzen lernen. Das gibt Ihnen Sicherheit und den nötigen Mut, die Übungen später entsprechend abzuwandeln und für Sie noch passender zu machen beziehungsweise die Übungen öfter in Ihren persönlichen Alltag zu integrieren. Außerdem gewinnen Sie durch die Übungen mehr Selbstvertrauen, um auch Situationen zu meistern, die Sie nicht so gut planen und vorbereiten können, weil sie in Ihrem persönlichen Umfeld stattfinden und vielleicht Menschen betreffen, die Sie schon kennen. Ich empfehle Ihnen also, die unten beschriebenen Übungen – je nachdem, wie ausgeprägt Ihre Unsicherheit ist – in mehreren Sequenzen oder Sitzungen auszuprobieren und gerne auch mehrfach zu wiederholen. Wie herausfordernd das für Sie ist, werden Sie selbst in Erfahrung bringen.

Interessanterweise erleben manche Menschen in den Übungen weniger Angst, als sie vorher erwartet haben. Das ist vielleicht auch eine Frage der Entscheidung: In dem Moment, in dem Sie eine Übung als Übung definieren, können Sie sich auf das „Experiment" einlassen, auch wenn es unangenehm ist, und dann mit einer gewissen Neugier schauen, was passiert. Sie übernehmen die Kontrolle und die Verantwortung für die Übung. Schon allein dadurch ändert sich etwas an Ihrer Sichtweise. Denn während Sie sonst den Eindruck hatten, dass Angst und Unsicherheit Sie kontrollieren und Sie nur reagieren können, kommen Sie jetzt ganz bewusst ins Agieren.

Sollten einzelne Standardübungen zu schwierig für Sie sein, können Sie sie jederzeit abwandeln und „verkleinern" oder passender machen. Ist die Übung zu komplex, teilen Sie sie in kleinere „Einheiten" auf, sodass sie machbar für Sie ist.

Fangen Sie mit Übungen an, die etwa 30 Prozent auf Ihrem Angstbarometer entsprechen. Das sind zum Beispiel Situationen in der Öffentlichkeit wie der Einkauf oder ein Besuch im Café oder Restaurant. Da das Angsterleben und die Intensität der Schwierigkeit in den einzelnen Situationen individuell sehr unterschiedlich sind, entscheiden Sie am besten selbst, welche Übung einer Angststärke von etwa 30 Prozent entspricht. Vereinbaren Sie mit sich selbst einen Termin für Ihre Übung mit einem Zeitfenster von mindestens einer Stunde. Es ist wichtig, dass Sie Zeit haben und die Übung mehrfach wiederholen können, damit die Angstreduktion stattfinden kann. Lesen Sie Kapitel 6 zum Thema Angstbewältigung noch einmal durch und beherzigen Sie die zehn goldenen Regeln. Fotografieren Sie sie oder drucken Sie sie aus, um sie mitnehmen und vor der Übung noch einmal durchlesen zu können.

Bevor Sie mit einer Übungssequenz beginnen, lesen Sie sich die jeweilige Übung genau durch. Beginnen Sie mit den Wahrnehmungsübungen (Abschnitt 7.2). Dann schätzen Sie Ihre Angst oder Unsicherheit vor der geplanten Übung ein. Schreiben Sie sich den Wert Ihrer Erwartungsangst und die geplante Übung in Ihr Übungsprotokoll (vgl. Seite 110 ff.). Nach der Übung notieren Sie dann, wie stark die Unsicherheit während und wie ausgeprägt sie im Anschluss daran war. Im Laufe der Übungswochen können Sie vergleichen und bilanzieren, ob sich die Angsteinschätzung auf dem Angstbarometer verändert hat.

7.2 Wahrnehmungsübungen und Aufmerksamkeitslenkung

Beim Selbsttest „in realer Umgebung" (Abschnitt 5.1) haben Sie bereits eine Wahrnehmungsübung durchführt. Um sich zu zentrieren und auf die Situation und sich selbst einzulassen, sollte diese Übung immer am Anfang einer Sequenz stehen. Es ist wichtig, dass Sie vor jeder konkreten Exposition mit dieser Wahrnehmungsübung starten. Wenn Sie also rausgehen auf die Straße, in ein Einkaufszentrum oder auf einen öffentlichen Platz, lassen Sie sich Zeit. Suchen Sie sich zunächst eine Stelle, an der Sie ungestört sind und beginnen Sie mit der Innenwahrnehmung: Wie fühlt sich Ihr Körper an? Nehmen Sie wahr, wie sich Ihre Füße auf dem Boden anfühlen. Sind sie kalt oder warm? Können Sie Ihre Strümpfe und die einzelnen Zehen spüren? Fühlen Sie einen festen Stand? Tut irgendetwas weh? Fühlen Sie sich ausgeschlafen und wach oder sind Sie müde und erschöpft? Wie ist die Atmung? Ist Ihr Atem flach oder tief? An welchen Stellen Ihres Körpers spüren Sie den Atem?

Welche Gedanken sind in meinem Kopf, welche Befürchtungen oder Erwartungshaltungen habe ich? Kann ich Gefühle benennen? Wie geht es mir?

Üben Sie jetzt die Außenwahrnehmung: Beschreiben Sie, was Sie um sich herum sehen. Hier sind Beispiele dafür: Wie viele Etagen hat das Haus gegenüber? Wie viele Meter ist es entfernt von Ihnen? Wie viele Autos sind ungefähr in der Straße? Welche Farben sehen Sie? Wie viele Bäume? Können Sie die Äste von einem Baum zählen? Wie viele Menschen befinden sich um Sie herum?

Sie lernen, Unterschiede wahrzunehmen (Diskrimination), indem Sie noch genauer und objektiver beschreiben: Was hat die Person, die Ihnen entgegenkommt, an? Wie sieht sie aus (Haare, Brille, ungefähres Alter)? Seien Sie objektiv und werden Sie aufmerksam für Ihre Bewertungen.

Dann wechseln Sie wieder zur Innenwahrnehmung. Üben Sie, hin- und herzuwechseln. Schauen Sie, welchen Effekt die Außenwahrnehmung auf die Innenwahrnehmung hat. Denken Sie daran: Es geht in dieser Übung nicht darum, sich von Ihrer Unsicherheit abzulenken, indem Sie die Umgebung beschreiben. Denn das wäre ja wieder Sicherheitsverhalten. Es geht vielmehr darum, möglichst neutral und objektiv und mit Abstand wahrzunehmen. Wir haben diese Einstellung oder diese Wahrnehmung zuvor den „inneren Beobachter“ genannt, der Sie darin unterstützt, möglichst präsent in der augenblicklichen Situation zu sein, ohne von ihrem üblichen „Kopfkino“ gestört zu werden. Dass das nicht von Anfang an perfekt funktioniert, ist normal. Machen Sie die Wahrnehmungsübungen immer wieder, vor allem am Anfang einer „Übungssitzung“, aber auch zwischendurch. Dadurch lernen Sie, das, was vor sich geht, besser und objektiver mitzubekommen. Und das ist ein Schlüssel zu der eigenen Veränderung. Denn wie soll man an sich arbeiten, wenn man nicht möglichst genau wahrnimmt, was geschieht? Außerdem ermöglichen die Wahrnehmungsübungen, sich zu zentrieren und in die Gegenwart zu kommen. Und das bedeutet, achtsam zu sein. Auf das Thema Achtsamkeit und Achtsamkeitsmeditation werde ich später noch näher eingehen (vgl. Kapitel 12).

Im Folgenden stelle ich Ihnen verschiedene „Grundtypen“ von Übungen vor. Grob unterscheidet man zwischen Blickkontakt-, Ansprech-, Mittelpunkts- und Blamierübungen.

7.3 Blickkontaktübungen

Gehen Sie langsam durch ein Einkaufszentrum, durch den Supermarkt oder den Bürgersteig entlang. Gehen Sie einfach und schauen Sie sich um. Gehen Sie normalerweise mit gesenktem Blick oder lassen Sie den Blick schweifen? Vermeiden Sie Blickkontakt zu anderen Menschen? Dann versuchen Sie jetzt, den Passantinnen, die Ihnen entgegenkommen, in die Augen zu sehen. Schauen Sie dabei freundlich, aber nicht überfreundlich. „Stieren“ oder starren Sie nicht, sondern achten Sie auf einen „weichen“ Blick. Wie fühlt sich das an? Gelingt es Ihnen, Blickkontakt herzustellen oder stellen Sie fest, dass Ihr Gegenüber ausweicht oder wegschaut? Wie geht es Ihnen, wenn jemand zurückguckt? Fühlen Sie sich unsicher oder zudringlich? Fühlt sich der Blickkontakt angenehm an? Was vermuten Sie, was die andere Person über Sie denkt? Üben Sie den Blickkontakt mit verschiedenen Menschen: Männern, Frauen und unterschiedlichen Altersgruppen. Wie unterscheiden sich die Personen im Schwierigkeitsgrad für Sie? Sind für Sie attraktive, gleichaltrige Menschen und potentielle Partner schwieriger? Oder verunsichern Sie eher ältere Personen oder solche, die für Sie eine gewisse Autorität ausstrahlen? Können Sie sagen, welche Merkmale genau Sie als beängstigend oder verunsichernd empfinden?

Wiederholen Sie die Blickkontaktübung mehrmals und probieren Sie aus, wodurch sich die unterschiedlichen Menschen in Ihrer Wahrnehmung unterscheiden. Bauen Sie immer wieder Innen- und Außenwahrnehmung in die Übungen ein.

7.4 Einfache Ansprechübungen

Als Nächstes bereiten Sie sich darauf vor, dass Sie andere Menschen ansprechen. Durch die Wahrnehmungs- und Blickkontaktübungen wissen Sie jetzt schon besser, welche Personen für Sie einfacher und welche schwieriger sind. Suchen Sie sich zu Beginn eine Person aus, die leichter für Sie ist, zum Beispiel, weil sie nicht den Eindruck macht, als ob sie es eilig hätte oder weil sie einfach freundlich aussieht etc. Wahrscheinlich wissen Sie auch, welche Personen schwieriger für Sie sind als andere. Für die meisten Menschen ist eine attraktive etwa gleichaltrige Person des anderen Geschlechts schwieriger, vor allem, wenn sie aus der gleichen Bezugsgruppe kommt. Jemanden anzusprechen, an dem wir ein persönliches Interesse haben, weil wir ihn kennenlernen wollen, fällt den meisten Menschen schwer. Darum geht es jedoch an dieser Stelle (noch) nicht, weil es sich bei den Kontaktpersonen im Rahmen der Standardübungen um Fremde handelt.

Nach der Uhrzeit fragen

Gehen Sie auf die Person Ihrer Wahl zu, lächeln Sie sie an und fragen Sie sie nach der Uhrzeit. Wichtig ist hierbei auch, *wie* Sie sich nähern. Der oder die andere soll sich nicht überfallen fühlen, zum Beispiel, weil Sie von hinten kommen. Seien Sie ruhig vorsichtig und respektvoll, Sie dürfen unsicher wirken, das macht Sie eher sympathisch. Nach der Uhrzeit zu fragen, war in der Vergangenheit die kürzeste und einfachste Ansprechübung. Das hat sich im Handyzeitalter vielleicht etwas geändert, weil jedes Handy eine Uhr integriert hat. Sie können sagen: „Ich habe mein Handy nicht dabei, können Sie mir sagen, wie spät es ist?“ Bedenken Sie jetzt: Entscheidend ist, wie Sie sich fühlen und nicht, wie die andere Person reagiert. Sie haben immer nur circa 50 Prozent der Verantwortung für diesen kurzen Zweierkontakt. Das heißt, dass Sie kaum steuern können, wie freundlich die andere Person antwortet. Die Antwort wird vermutlich ziemlich schnell kommen, meistens im Weitergehen. Wie geht es Ihnen jetzt? Hat das Ansprechen Angst ausgelöst? Wie fühlt sich Ihr Körper an? Wiederholen Sie diese Übung mehrfach, werten Sie sie danach aus und machen Sie sich Notizen zu dem Erlebten. Denken Sie daran: Damit eine Angstkurve entstehen kann, bei der sich die Angst abbaut, benötigen Sie Zeit. Diese Zeit können Sie bei kurzen Übungen durch die häufigen Wiederholungen gewinnen.

Nach dem Weg oder einem Ort fragen

Diese Übung ist schon ein wenig komplexer, je nachdem, wie Sie sie gestalten. Überlegen Sie sich, ob Sie nach dem Weg zu einer bestimmten Straße, einem Geschäft, zur nächsten Bushaltestelle etc. fragen wollen. Sie können auch in einem Supermarkt nach einem bestimmten Produkt fragen. Natürlich ist es hilfreich, wenn Sie das Ziel schon vorher kennen, damit Sie den Schwierigkeitsgrad für sich einschätzen können.

In meiner Praxis kommt an dieser Stelle oft der Einwand, dass es unehrlich sei, nach etwas zu fragen, was man schon kennt und das Gegenüber als Übungsobjekt zu missbrauchen. Oder dass es so wäre, wie Theater zu spielen und dadurch keine authentische oder „wahrhaftige“ Situation entstünde. Überlegen Sie sich, wie Sie es selbst fänden, angesprochen zu werden, wenn Sie keine Ängste hätten: Sie würden einem Soziophobiker dabei helfen, die Angst zu verlieren, indem Sie die Übung ermöglichen. Vielleicht kann diese Perspektive Ihnen dabei helfen, sich für die Übung zu entscheiden.

Gehen Sie also auf eine geeignete Person zu und grüßen Sie sie. Sie müssen sich nicht dafür entschuldigen, dass Sie sie ansprechen. Wenn aber das typische „Entschuldigen Sie bitte …“ für Sie eine Floskel ohne tiefere Bedeutung darstellt, dann können Sie das auch sagen. Sie können auch einfach freundlich grüßen und z. B. sagen:

„Ich habe eine Frage!“
„Darf ich Sie kurz stören? Können Sie mir den Weg nach X erklären?“
„Wo ist die nächste Bushaltestelle der Linie X?“
„Kennen Sie sich hier aus? Ich bin auf der Suche nach einem Supermarkt (einer Apotheke, einem Café etc.).“

Spüren Sie wieder genau hin, wie es Ihnen in dem Moment, in dem Sie anfangen zu sprechen, geht. Was sind Ihre Gedanken, Gefühle, Befürchtungen, Körperreaktionen? Schauen Sie den Gesprächspartner freundlich an und hören Sie zu. Viele Menschen sind so mit sich selbst und den eigenen Gedanken beschäftigt, dass sie hinterher gar nicht mehr wiedergeben können, was die andere Person gesagt hat. Deshalb ist es hilfreich, zu wiederholen, was gesagt wurde („Also, ich gehe geradeaus und an der zweiten Kreuzung rechts … oder an der nächsten Ampel …“). Das Nachfragen stellt eine erhöhte Schwierigkeit dar, weil es die Kontaktsituation verlängert. Das löst vielleicht die Sorge aus, die andere Person zu nerven, sie über Gebühr in Anspruch zu nehmen oder zu viel Zeit von ihr zu verlangen, je nachdem, wie ungeduldig oder freundlich sie ist. Eine zusätzliche Steigerung wäre, das Gesagte falsch wiederzugeben und es sich noch einmal erklären zu lassen. Werten Sie die Situation danach aus und notieren Sie sich das Erlebte.

7.5 Einfache Mittelpunktsübungen

Für die meisten Soziophobikerinnen ist es schwierig, im Mittelpunkt der Aufmerksamkeit zu stehen, von anderen Menschen betrachtet oder bewertet zu werden. Die einzelnen Angstauslöser sind dabei sehr individuell. Diese können Sie später, wenn Sie Ihre eigenen Übungen planen, spezifisch zusammenstellen. Hier stelle ich Ihnen zunächst einige Standardsituationen vor.

Auf der Straße stehen

Auf der Straße zu stehen, haben Sie teilweise bei den Wahrnehmungsübungen geübt, jedoch haben Sie sich dabei eher an die Seite gestellt, um sich besser konzentrieren zu können. Jetzt suchen Sie sich einen Ort, an dem Sie anderen Passanten zwar nicht im Weg stehen, an dem Sie jedoch etwas mehr auffallen könnten. Stellen Sie sich an diesen Platz und machen Sie die Wahrnehmungsübungen, trainieren Sie die Innen- und Außenwahrnehmung. Blicken Sie andere Menschen freundlich an, versuchen Sie, in Kontakt zu kommen. Nehmen Sie wahr, ob andere Menschen Sie anschauen oder ob Sie überhaupt wahrgenommen werden. Welche Gedanken sind jetzt in Ihrem Kopf? Was meinen Sie, was die Passanten von Ihnen denken können? Prüfen Sie, ob und wie lange die andere Person Sie anschaut. Was meinen Sie, sind Sie jetzt aufgefallen? Wie wichtig ist es für andere Menschen, dass Sie dort stehen? Wie lange wird die Person darüber nachdenken, dass Sie dort gestanden haben? Wird sie es heute Abend ihrem Ehemann erzählen, wenn sie nach Hause kommt? Bleiben Sie so lange dort stehen, bis die Angst oder Unsicherheit deutlich nachgelassen hat. Nehmen Sie wahr, dass es Ihnen irgendwann gleichgültig ist, wie lange Sie hier stehen und dass es jetzt allmählich langweilig für Sie wird?

Machen Sie sich nach der Übung Notizen über das Erlebte. Wiederholen Sie die Übung an unterschiedlichen Orten. Steigern Sie den Schwierigkeitsgrad.

Vor einer Rolltreppe stehen

Um den Schwierigkeitsgrad der Mittelpunktsübung zu steigern, können Sie unterschiedliche Situationen auswählen. Eine Standardsituation besteht darin, sich vor eine Rolltreppe, die nach unten fährt (z. B. in einem Kaufhaus) zu stellen. Lassen Sie genügend Platz, damit Sie den Passanten, die nach unten fahren, nicht im Weg stehen. Stellen Sie sich jedoch so hin, dass Sie betrachtet werden. Blicken Sie nach oben und nehmen Sie Kontakt auf zu den Passanten oder Kunden, die nach unten fahren, als ob Sie auf jemanden warten würden. Bleiben Sie so lange dort stehen, bis die Angst spürbar abgenommen hat und es Ihnen gleichgültig ist, wie lange Sie dort stehen. Das kann ruhig einige Zeit (zehn Minuten oder länger) sein. Zehn Minuten können sich jedoch ganz schön lange anfühlen. Wiederholen Sie die Übung mit mehreren Passantinnen und wenn möglich an verschiedenen Rolltreppen.

Vielleicht merken Sie inzwischen, dass Sie sich trotz der Übungssituation gut fühlen. Durch die bewusste Wahrnehmung und den Kontakt, den Sie zu sich und den anderen Menschen herstellen, fühlen Sie sich verbunden und in der Gegenwart zentriert. Genießen Sie das Gefühl und gratulieren Sie sich zu Ihrem Erfolgserlebnis. Im Übrigen: Gratulieren Sie sich auch dazu, dass Sie sich auf die Übungen eingelassen haben. Denn das erfordert eine Menge Mut und Disziplin, ganz abgesehen von der Zeit. Da können Sie sich ruhig loben, auch wenn eine Übung vielleicht einmal nicht so gelaufen ist, wie Sie sich das gewünscht hatten.

Varianten der Rolltreppenübung

Diese Übung können Sie an verschiedenen Orten, an denen Sie auffallen, wiederholen, z. B. draußen vor Straßencafés. Sie können die Menschen, die dort sitzen, betrachten und sich betrachten lassen.

Eine weitere Variante besteht darin, mit öffentlichen Verkehrsmitteln zu fahren. Steigen Sie in Bus, U-Bahn oder S-Bahn ein und suchen Sie sich keinen Platz. Bleiben Sie stattdessen im Eingangsbereich einer mäßig gefüllten Bahn oder eines Busses stehen. Stellen Sie sich frontal zu den Mitreisenden, sodass Sie Blickkontakt aufnehmen können. Weichen Sie nicht aus, weder mit dem Blick noch körperlich. Bleiben Sie stehen, bis die Angst abgenommen hat. Wenn Sie aussteigen, schauen Sie durch die Fenster und überprüfen Sie, ob jemand Sie beobachtet, ob sich jemand dafür interessiert, dass Sie ausgestiegen sind, nachdem Sie vorher frontal dort gestanden haben.

Sie können den Schwierigkeitsgrad weiter erhöhen, indem Sie in ein öffentliches Verkehrsmittel einsteigen, sich frontal hinstellen, warten, bis es losfährt und dann in aller Ruhe nach hinten durchgehen. Betrachten Sie dabei die Mitreisenden und versuchen Sie, Blickkontakt aufzunehmen. Wenn Sie am Ende des Busses oder Waggons angekommen sind, stellen Sie sich wieder zentral hin, sodass Sie wahrgenommen werden können. Schauen Sie und beobachten Sie, ob Sie aufgefallen sind. Noch anspruchsvoller wird es, wenn Sie wieder zurückgehen zu dem Eingang, in den Sie eingestiegen sind. Bleiben Sie wieder dort stehen, am besten in der Mitte des Eingangsbereiches, mit Körper und Blick in Richtung der anderen Passanten. Machen Sie die Wahrnehmungsübungen immer wieder so, wie oben beschrieben, lassen Sie sich Zeit und schauen Sie die Passanten freundlich an. Nach dem Aussteigen bleiben Sie noch einen Moment stehen und nehmen Sie sich die Zeit, wieder in den Bus zu schauen und zu überprüfen, ob jemand Sie wahrgenommen hat.

7.6 Partnerübungen

Eine Variante kann darin bestehen, einen Partner, eine Freundin oder einen anderen Eingeweihten mit zu nehmen und die Übungen gemeinsam zu machen.

Das ist bei den Übungen in öffentlichen Verkehrsmitteln besonders praktisch: Sie steigen in zwei verschiedenen Eingängen in den Bus, stellen sich beide frontal hin. Nachdem der Bus losgefahren ist, winken Sie Ihrem Freund, rufen „Hallo“ und bleiben stehen. Jetzt haben Sie auf sich aufmerksam gemacht und die Wahrscheinlichkeit hat sich erhöht, dass Sie angeschaut werden. Lassen Sie die Übung weiterlaufen, wie Sie sie bereits aus der oben dargestellten Variante kennen. Sie können sich die Übung erleichtern, indem Sie nach dem „Hallo“ auf Ihren Freund zugehen. Stehenbleiben und Gucken sind vermutlich schwieriger.

Diese Übung können Sie in verschiedenen Waggons zum Beispiel einer S-Bahn wiederholen. Steigen Sie einfach an einer Station aus, gehen Sie zum nächsten Waggon und steigen wieder ein.

Das Gute an Partnerübungen ist, dass Sie die Übung gemeinsam planen und auswerten und dabei Ihre Beobachtungen austauschen und abgleichen können. Ihr Freund kann Ihnen auch gut Rückmeldung zu Ihrer Übung und zu Ihrem Verhalten geben und es kann sogar Spaß machen, die Übungen gemeinsam durchzuführen.

Rufübungen

Sie können Übungen mit Ihrer Partnerin auch woanders, z. B. in einem Kaufhaus oder Einkaufszentrum, durchführen. Dort können Sie gemeinsam Rufübungen machen, indem Sie sich 10 bis 30 Meter entfernt voneinander positionieren und dann „Hallo" rufen, gegebenenfalls noch verbunden mit einem Namen, und dann stehen bleiben. Spüren Sie nach dem Rufen, wie es Ihnen geht. Gehen Sie in die Innenwahrnehmung: Hat sich der Herzschlag erhöht? Welche Körperreaktionen spüren Sie? Und dann gucken und überprüfen Sie, welche Aufmerksamkeit Sie erzeugt haben. Ist jemand aufmerksam geworden und schaut Sie an? Ist jemand stehen geblieben? Wie verhalten sich die Menschen in Ihrer Umgebung? Dann wieder innen: Wie geht es Ihnen jetzt? Welche Gedanken sind in Ihrem Kopf? Und wie ging es Ihrer Freundin, die wahrscheinlich keine sozialen Ängste hat, mit der Übung? Hat sie auch Unsicherheit oder einen Schreckmoment gespürt?

7.7 Von der Mittelpunktsübung zur Blamierübung

Was ist eine Blamierübung? Bei einer Blamierübung gehen Sie das Risiko ein, dass genau das passiert, was Sie befürchten: auf unangenehme Weise in den Mittelpunkt der Aufmerksamkeit zu geraten und etwas tun, für das Sie sich schämen oder blamiert fühlen. Was das genau ist, ist sehr individuell und hängt von Ihrer persönlichen Sozialen Phobie ab und den für Sie schwierigen Situationen. Insofern können Mittelpunktsübungen nicht klar von Blamierübungen abgegrenzt werden. Für manche Soziophobikerinnen stellt eine Mittelpunktsübung bereits eine Blamierübung dar. Ich schicke diesen Punkt voraus, weil es bei den künftigen Übungen durchaus sein kann, dass die Grenze der Angst, sich zu blamieren, für Sie erreicht ist.

Für weitere Mittelpunktsübungen sind Ihrer Fantasie keine Grenzen gesetzt. Das Prinzip der Übungen und die Vorgehensweise bleiben immer gleich.

Fahren Sie zum Beispiel mit einem Einkaufswagen durch einen Supermarkt:

- Legen Sie etwas in den Wagen und legen Sie es dann wieder zurück.
- Schieben Sie den Einkaufswagen anders herum durch die Gänge.
- Bleiben Sie bei einem Produkt besonders lange stehen und schauen Sie sich um.
- Fahren Sie mit dem Wagen durch den Supermarkt, kaufen Sie nichts und fahren mit leerem Einkaufswagen durch die Kasse.

Spätestens hier ist für die meisten Menschen mit Sozialer Phobie die Grenze zu einer Blamierübung erreicht.

Sie können die Übung erschweren und die Aufmerksamkeit, die Sie damit erzeugt haben, überprüfen, indem Sie mit Ihrem Wagen hinter der Kasse stehen bleiben und die Menschen, die an der Kasse stehen, beobachten und prüfen, ob Sie wahrgenommen wurden und wie der Blick ist, der auf Sie fällt. Gehen Sie nicht weg, sondern warten Sie so lange, bis Sie sich wieder wohlfühlen.

EXKURS

Wir sind nicht so wichtig, wie wir meinen!

Spätestens, wenn Sie Ihre erste Blamierübung durchgeführt haben, fällt Ihnen wahrscheinlich auf: Es gucken gar nicht so viele Menschen wie befürchtet! In Ihrer Fantasie haben Sie sich vielleicht ausgemalt, wie auffällig Sie sein werden, wenn Sie aufgrund der Übungen im Mittelpunkt stehen. Ihr Leben war möglicherweise ein Spießrutenlauf, weil Sie so viele Blicke anderer Menschen auf sich gewähnt haben. Sie haben aber nicht hingesehen, sondern sich abgelenkt oder unbeteiligt getan und woanders hingeschaut. Dadurch fühlten Sie sich beobachtet und von anderen bewertet, haben das aber nicht an der Realität überprüft. Durch die Übungen – einer Kombination aus leicht auffälligem Verhalten und der Überprüfung dessen, was wirklich geschieht – merken Sie, dass Sie gar nicht so wichtig, interessant oder auffällig sind, wie Sie dachten.

In dem Moment, in dem Sie die Augen öffnen und gucken, können Sie feststellen, dass Sie Ihr Leben weitgehend „unerkannt“ und unauffällig führen können. Die meisten Menschen sind mit sich selbst beschäftigt und haben weniger Interesse an anderen. Sie haben genug eigene Themen, um sich mit einem objektiv nicht so auffälligen Verhalten eines Unbekannten zu beschäftigen. Diese Feststellung kann für Soziophobiker ungeheuer entlastend und befreiend sein!

7.8 Café- und Restaurantübungen

Ein Café oder Restaurant ist ein guter Ort für eine Vielzahl von Übungen. Gut geeignet sind zunächst auch Bäckereien, in denen man einen Kaffee trinken kann.

- Gehen Sie in ein Café, bestellen Sie ein Getränk, bezahlen es und bringen es zu einem Tisch.
- Gehen Sie mit „hoch erhobenem Haupt“ durch das Lokal, sehen Sie sich um, schauen Sie andere Gäste an und lassen Sie zu, dass Blickkontakt entsteht.
- Wenn Sie am Platz angekommen sind, sehen Sie sich wieder um: Wer guckt jetzt noch? Wie auffällig waren Sie?

- Wenn Sie Angst davor haben zu zittern und das Getränk zum Tisch zu tragen, ist die Übung schwieriger. Überlegen Sie dann, ob es eine Variante sein kann, darum zu bitten, die Tasse oder das Glas nicht so voll zu machen.
- Schwieriger: Bringen Sie das Getränk auf einem Tablett zu einem Tisch.
- Holen Sie danach noch ein weiteres Getränk.
- Bringen Sie das Getränk (z. B. den Kaffee) zurück und bitten Sie z. B. um zusätzliche Milch. Dadurch steigern Sie den Schwierigkeitsgrad und Ihre Auffälligkeit.
- Nehmen Sie im Stehcafé Blickkontakt auf, grüßen Sie und fragen Sie, ob der Platz frei ist oder ob Sie sich dazustellen oder setzen können. Wenn dies bejaht wird, bleiben Sie in der Situation und nehmen Sie Ihr Getränk zu sich. Schauen Sie nicht in Ihr Handy oder in eine Zeitung.

Die jetzt folgenden Übungen bauen im Schwierigkeitsgrad aufeinander auf. Das Prinzip der Übungen (wahrnehmen, schauen, Blickkontakt, überprüfen) ist immer wichtig und wird jetzt nicht mehr bei jedem Übungsvorschlag wiederholt:

- Gehen Sie in ein Restaurant, durchqueren Sie es und gehen Sie, wie immer bei den Übungen, *langsam* wieder raus. Grüßen oder nicken Sie dabei anwesenden Personen zu.
- Gehen Sie in das Lokal, fragen Sie nach dem WC, gehen Sie auf das WC und verlassen Sie das Lokal wieder.
- Gehen Sie in das Lokal, ziehen Sie sich die Jacke aus, setzen Sie sich an einen Tisch. Dann stehen Sie auf und gehen wieder.
- Gehen Sie in das Lokal, ziehen Sie sich die Jacke aus, setzen Sie sich an einen Tisch, lassen Sie sich die Karte geben und schauen Sie hinein. Dann gehen Sie wieder.
- Gehen Sie in das Lokal, ziehen Sie sich die Jacke aus, setzen Sie sich an einen Tisch, lassen Sie sich die Karte geben, zählen Sie Ihr Geld und gehen wieder.
- Gehen Sie in das Lokal, setzen sich hin, warten Sie, bis die Bedienung kommt und sagen Sie, dass Sie es sich anders überlegt haben, und gehen Sie wieder.

7.9 Übungen innerhalb der Norm, teilweise gegen die Norm oder gegen die Norm

Übungen innerhalb der Norm meinen grundsätzlich, dass Sie dabei Dinge tun, die in unserem kulturellen Kontext weitestgehend „normal" und in Ordnung sind. Das heißt, dass die meisten Menschen, die nicht unter sozialen Ängsten leiden, das Verhalten okay finden. Natürlich sind Normen zwischen verschiedenen Gruppen von Menschen sehr unterschiedlich. Asiaten zum Beispiel nehmen weniger Blickkontakt auf und sind insgesamt zurückhaltender als Europäer. Händeschütteln ist eine typisch deutsche Angewohnheit. Wenn ich von „innerhalb der Norm“ spreche, meine ich also immer den jeweiligen gesellschaftlichen Kontext. Das gilt außerdem ohnehin „im Großen und Ganzen“: Keine Situation ist schwarz oder weiß, sondern es gibt viele Facetten, die man berücksichtigen kann. Man kann auch innerhalb eines Kulturkreises unterschiedliche Auffassungen zu einem bestimmten Verhalten finden.

Die zuletzt vorgeschlagene Übung (einer Kellnerin im Lokal sagen, dass man es sich anders überlegt hat und wieder gehen) ist bereits eine Übung *teilweise „gegen die Norm“*. Ich habe schon angesprochen, dass der Einwand, andere Menschen mit in die Übung einzubeziehen, in Therapien zu Diskussionen führt und man darüber unterschiedlicher Meinung sein kann. Wenn Sie sich für eine Übung entscheiden, ist es wichtig, dass Sie diese mit sich vereinbaren können und sich grundsätzlich damit in Ordnung fühlen. Sie selbst entscheiden, was für Sie richtig ist, auch wenn Sie sich im Rahmen dieses Selbsthilfeprogramms gegen Ihr Gefühl, also gegen Ihre Angst und den Wunsch nach Vermeidung verhalten. Insgesamt geht es darum, Mitmenschen rücksichtsvoll und freundlich zu behandeln und das sollte immer der Grundsatz sein. Niemals sollte sich im Rahmen einer Übung über jemanden lustig gemacht werden.

Bei Übungen *gegen die Norm* geht man bewusst das Risiko ein, dass man auffällt beziehungsweise sogar aus dem Rahmen fällt. Wir tun etwas, das kein Standardverhalten ist. Überlegen Sie, ob es bei anderen Menschen Verhaltensweisen gibt, die Sie stören. Das kann zum Beispiel lärmendes oder lautes Verhalten sein, Betrunkene oder Jugendliche, die in der Öffentlichkeit laut ihre Musik abspielen. Das kann auch ein bestimmter Kleidungsstil sein, an dem manche Menschen Anstoß nehmen, zu spät zu einer Veranstaltung oder Aufführung zu kommen und sich dann in die Mitte der Reihe drängeln oder früher gehen, in der Öffentlichkeit mit dem Handy telefonieren und andere mithören lassen. Beispiele gibt es hier genug – und unterschiedliche Meinungen dazu auch. Wenn ich also im Folgenden Blamierübungen vorschlage, haben diese Ideen nichts mit übertriebenem Verhalten gegen die Norm zu tun. Die Übungen sollen Ihnen helfen, Ihre Angst und Unsicherheit abzubauen und Ihnen mehr Freiheitsgrade zu ermöglichen. Manchmal gerät man in den Mittelpunkt, ohne dies zu wollen und genau das befürchten Soziophobiker: dass Ihnen zum Beispiel im Restaurant etwas runterfällt, vielleicht sogar kaputt geht, dass Sie durch das volle Lokal zum WC gehen müssen, dass Sie sich bemerkbar machen müssen, wenn Sie im Restaurant bezahlen wollen etc. Und genau dabei können die Übungen Sie unterstützen, damit Sie weniger Sorgen vor unvorhergesehenen Situationen haben müssen, weil sie in der Realität keine unangenehmen Konsequenzen haben und die meisten anderen Personen toleranter (oder gleichgültiger) sind, als Sie als Soziophobikerin das vermuten.

EXKURS

„Shame attack“

Es gibt noch immer einige Verhaltenstherapeutinnen, die im Rahmen der Expos das Aufsuchen oder Herstellen von Extremsituationen vorschlagen. Klassische Übungen sind dabei beispielsweise, sich als Bettler auszugeben und Passantinnen um einen Euro zu bitten, mit einem aufgespannten Regenschirm durch ein Einkaufszentrum zu gehen oder eine Zahnbürste an einer Leine hinter sich herzuziehen. Die Klienten sollen sich in einem Pornogeschäft beraten lassen oder sich auf einen zentralen Platz stellen und singen. Zusammengefasst sind das Situationen, in denen sich so gut wie alle Menschen peinlich berührt fühlen und schämen. Viele erinnern diese Schamattacken-Übungen an Mutproben, die sie in ihrer Kindheit durchgeführt haben, als sie heimlich über den Zaun in Nachbars Garten geklettert sind, im Schwimmbad vom Zehnmeterbrett sprangen oder etwas Unerlaubtes getan haben. Das Problem bei diesen Extremsituationen ist: Diejenigen, die solche „Übungen“ durchführen, nehmen sich selbst nicht mit. Sie springen sozusagen über sich selbst und die eigene Unsicherheit hinweg – die Übung ist wie eine „Flucht nach vorne“. Sie wird absolviert und dann abgehakt, hat aber in der Regel keinen „entängstigenden“ Effekt. Aus meiner therapeutischen Sicht und Erfahrung sind die „kleinen“ Übungen wirkungsvoller. Ich weise immer wieder darauf hin, dass es wichtig ist, mit sich selbst in Kontakt zu sein und sich zu spüren, in Gedanken, Gefühlen, der Körperreaktion und im Verhalten. Dabei sind eine genaue Wahrnehmung und Beobachtung ohne verfälschende Interpretation wichtig. Nur dann können Schutzstrategien, zu denen neben der Vermeidung auch die Flucht nach vorn gehört, weggelassen und eine neue Erfahrung gemacht werden. Das heißt für Ihre Übungspraxis: Bleiben Sie in Kontakt mit sich und Ihrer eigenen Scham- oder Angstgrenze und weiten Sie diese Stück für Stück aus. Wichtig wird bei der Auswahl der Übungen auch sein, dass Sie Ihre Befürchtungen zulassen und dass Ihre „dysfunktionalen Konzepte“ getriggert und dann überprüft werden (zu den Grundannahmen kommen wir in Abschnitt 9.2).

Behalten Sie diese Ausführungen zu den Blamierübungen im Hinterkopf. Wir haben ja gesehen, dass es eine Frage der eigenen Einschätzung und Unsicherheit ist, ob eine Situation noch eine Mittelpunktsübung oder schon eine Blamierübung darstellt. Und wie gesagt: Es geht nicht darum, über sich selbst „hinwegzuspringen“, um Übungen einfach abzuhaken, sondern darum, für sich eine Neuerfahrung zu machen, die Sie weiterbringt. Dabei überprüfen Sie immer wieder: Wie sind die Reaktionen der Menschen, die sich in der Umgebung aufhalten? Werden Sie angesehen? Sind Sie überhaupt auffällig? Und wenn ja, wie lange guckt die Person? Wie interessiert ist sie denn wirklich?

Ich habe an anderer Stelle schon gesagt: Machen Sie die Erfahrung, dass Sie nicht so auffällig (und wichtig) sind, wie Sie meinen. Ihre eigene Angstreaktion kann zwar ausgelöst werden, aber die Wahrnehmung und Bewertung der Umgebung wird bei den Soziophobikerinnen falsch eingeschätzt und muss daher überprüft werden.

Übungen innerhalb der Norm

- Probieren Sie in einem Geschäft Kleidungsstücke an, kommen Sie mit der Kleidung aus der Umkleidekabine heraus und betrachten Sie sich vor dem Spiegel.
- Fragen Sie einen Verkäufer nach seiner Meinung zu dem Anprobierten und „posieren" Sie vor dem Spiegel.
- Wiederholen Sie die gleiche Übung, indem Sie etwas Unvorteilhaftes oder einen Badeanzug anprobieren.
- Gehen Sie ins Schwimmbad und umrunden das Schwimmbecken in Badebekleidung.
- Wenn Sie sich normalerweise schminken: Gehen Sie ungeschminkt aus dem Haus.
- Wenn Sie sich normalerweise nicht schminken: Gehen Sie geschminkt aus dem Haus.
- Ziehen Sie Kleidung an, die vielleicht nicht zum Anlass passt (besonders schick oder overdressed ins Büro oder besonders leger).
- Melden Sie sich in einem Seminar, einem Meeting oder einer Besprechung und stellen Sie eine (dumme) Frage.
- Geben Sie zu, dass sie etwas nicht verstanden haben.
- Sprechen Sie eine Schwäche oder ein Defizit an.
- Erzählen Sie etwas Persönliches von sich (z. B. dass Ihr Kind oder Sie selbst krank waren), berichten Sie von Vorlieben („Ich mag die arabische Küche" oder „Ich fahre nicht gerne Ski").
- Melden Sie sich zu einem Seminar, einem Kurs oder einer Fortbildungsveranstaltung an.
- Lassen Sie zu, dass Sie bei einer Einladung alleine am Buffet oder woanders alleine stehen oder sitzen und sich nicht mit jemandem unterhalten.
- Beteiligen Sie sich einmal nicht an einem Gespräch in der Gruppe.
- Verlassen Sie im Restaurant Ihren Tisch mindestens einmal, um zur Toilette zu gehen.
- Verlassen Sie im Kino während des Films Ihren Platz, um aufs WC zu gehen.
- Bezahlen Sie im Restaurant nicht am Tisch, sondern gehen Sie zum Tresen.
- Zählen Sie Ihr Kleingeld an der Supermarktkasse, auch wenn das länger dauert.

Übungen gegen die oder außerhalb der Norm

- Ziehen Sie Kleidung an, die Sie normalerweise nicht anziehen würden, weil sie schon abgetragen ist, Ihnen nicht steht oder Flecken hat und gehen Sie damit ins Büro oder zu einem anderen formellen Treffen.
- Kommen Sie zu einem Kinofilm, einer Theateraufführung oder einem Konzert erst kurz vor Beginn, sodass Sie Menschen bitten müssen, Sie vorbei zu lassen, um zu Ihrem Platz zu gelangen.
- Zittern Sie absichtlich beim Kaffeetrinken und verschütten Sie etwas.
- Lassen Sie, scheinbar versehentlich, etwas vom Tisch fallen.
- Sehen Sie sich in der Öffentlichkeit auf Ihrem Smartphone (ohne Kopfhörer) ein kleines Video (z. B. auf YouTube) an.

Paarübungen

- Gehen Sie mit Ihrem Sparringspartner in einen Supermarkt (oder in ein Einkaufszentrum, auf eine belebte Straße, einen öffentlichen Platz etc.) und stellen Sie sich fünf bis zehn Meter voneinander getrennt auf. Der eine sagt „Ja“, der andere „Nein“, und dann wiederholen Sie das immer wieder, immer lauter werdend. Das gleiche kann man auch mit „Komm her!“ und „Nein“ üben. (Ich gebe zu, diese Übung ist schon sehr schwierig und grenzt vielleicht schon an eine Shame-attack-Situation.)
- Gehen Sie ins Restaurant und unterhalten Sie sich laut oder lachen Sie laut.

Rückmeldung nach einer Übung erbitten

Wenn Sie den Eindruck haben, dass Sie aufgefallen sind und beobachtet werden, fragen Sie einen Passanten, ob Sie ihm aufgefallen seien. Mir ist bewusst, dass das schwierig ist. Es kann aber hilfreich und erhellend sein, tatsächlich zu hören, was die andere Person sagt. Um Rückmeldung zu bitten, ist die beste Überprüfung Ihrer Hypothese oder Befürchtung, unangenehm aufgefallen zu sein. Falls die Person diese Frage bejaht, fragen Sie, welche Vermutungen sie angestellt und was sie über Sie gedacht habe. Wenn Sie nach den Gründen Ihres Verhaltens gefragt werden, können Sie wahrheitsgetreu angeben, dass Sie eine Übung gemacht haben.

Später können Sie auch in Ihrem Bekanntenkreis um Rückmeldung bitten. Der Schwierigkeitsgrad hängt immer davon ab, wie ausgeprägt Ihr Problem mit sozialer Angst genau ist.

Fragen für Rückmeldung

- Ist Ihnen etwas aufgefallen, als ich den Kaffee getrunken habe?
- Haben Sie gesehen, dass ich gezittert habe?
- Darf ich Sie fragen, was Sie darüber gedacht haben?

Gegenüber Kolleginnen:

- Wie fanden Sie meinen Beitrag / meinen Vortrag / meine Frage bei dem Meeting? Ist Ihnen etwas an mir aufgefallen? Haben Sie gemerkt, dass ich unsicher war, mit der Stimme gezittert habe, nervös war?

Im Freundes- / Familienkreis:

- Wie findest du meinen Haarschnitt?
- Ist dir heute beim Essen etwas an mir aufgefallen? Hast du in letzter Zeit eine Veränderung an mir festgestellt?
- Hast du gesehen, dass ich X gemacht / gesagt habe? Wie denkst du darüber?

Sie können einwenden, dass die Antworten eventuell nicht ehrlich sind, sondern dass die meisten Menschen höflich sein und Ihnen nicht aufrichtig Ihre Meinung sagen werden. Leider gibt es keine 100-prozentige Sicherheit in Bezug auf die Ehrlichkeit. Zudem besteht die Gefahr, dass Sie bei dieser Einschätzung aufgrund Ihrer Angstbefürchtungen die Antwort negativ interpretieren könnten. Versuchen Sie wieder, die angesprochene Person und ihre Reaktion genau zu beobachten und möglichst objektiv wahrzunehmen, wie sie reagiert.

Was ist aber, wenn die angesprochene Person ehrlich sagt: „Ja, mir ist aufgefallen, dass du unsicher warst. Ich habe gesehen, dass du etwas mit den Händen gezittert hast." Dann tritt Ihre Befürchtung ein: Ihr Gegenüber hat Ihre Angst oder Unsicherheit wahrgenommen. Nur: Was bedeutet das genau? Was macht es mit Ihnen und wie schlimm ist das? Wird das Wahrgenommene die Meinung der anderen Person über Sie prägen? Wie wichtig ist es, neben vielen anderen Merkmalen, dass Sie unsicher sind? Vielleicht denken Sie: „Dass ich als unsicher wahrgenommen werde, bedeutet, dass ich inkompetent, langweilig oder nicht liebenswert bin. Das sind die sogenannten Endängste, zu denen Sie kommen können, wenn Sie weiterdenken und analysieren: „Was ist, wenn …?" Es handelt sich dabei um Ihre Grundannahmen und Glaubenssätze. Und diese werden durch die Übungen (beispielsweise, wenn Sie sehen, dass es Ihrem Gegenüber egal ist, ob Sie unsicher waren) und durch die Arbeit an Ihrer negativen Denkweise verändert. Wir werden am Ende des Buchteils II auf Ihre negativen automatischen Gedanken und Grundannahmen zu sprechen kommen. Die Veränderung Ihrer bewertenden Denkweise wird dann Gegenstand des Selbsthilfeprogramms werden.

7.10 Komplexe Ansprechübungen

Bei komplexeren Ansprechübungen geht es darum, die Gesprächspartnerin etwas länger im Gespräch zu halten, Rückfragen zu stellen und sogar eigene Vorlieben zu äußern.

- Sie können im Supermarkt das Personal oder andere Kunden nach einem etwas ausgefalleneren Produkt (z. B. vegane Wurst oder bestimmte Spezialitäten) fragen und sagen, dass Sie sich vegetarisch oder vegan ernähren.
- Wenn Sie unterwegs sind, können Sie sich nach schwierigeren Zielen erkundigen („Wo ist der nächste Spielplatz?") und dann wiederholen, was Sie verstanden haben und erwähnen, warum Sie danach fragen.
- Touristenübung: Sie können in einem fremden Stadtteil oder Ort danach fragen, was man hier anschauen / besichtigen kann.
- Erkundigen Sie sich nach einem Restaurant („Können Sie mir sagen, ob es hier in der Gegend ein Lokal mit Mittagstisch / mit italienischen, asiatischen etc. Speisen gibt?").
- Fragen Sie, wo man gut und preisgünstig essen kann.
- Führen Sie die Ansprechübung an einer Ampel durch, auch auf die Gefahr hin, dass die Ampel gleich grün wird und die angesprochene Person die Straße schnell überqueren möchte.
- Versuchen Sie, im Café, in einer Bäckerei oder einem Stehrestaurant ein Gespräch mit anderen Kundinnen anzufangen und Small Talk zu üben („Was haben Sie denn für einen Kaffee?", „Sind Sie öfter hier? Ich gehe sonst in das Café X, aber hier gefällt es mir auch gut", „Kann man hier auch essen und wie ist das?" Etc.). Wie erwähnt: Es geht nicht darum, dem anderen gegen seinen Willen ein Gespräch aufzudrängen. Wichtig ist vielmehr die Offenheit, dass es dazu kommen kann, weil Sie einen Beitrag dazu leisten.
- Beginnen Sie auf einer Party oder einem anderen geselligen Zusammensein ein Gespräch mit eher weniger bekannten Menschen („Woher kennen Sie die Gastgeberin?"). Suchen Sie dabei nach Gemeinsamkeiten („Wen kennst du denn noch hier?") und erzählen Sie dabei offen von sich.
- Gehen Sie mit Kollegen mittags essen oder verbringen Sie die Mittagspause auf andere Art mit Ihnen (z. B. auf einem Spaziergang) und zeigen Sie sich dabei interessiert.

7.11 Loben, kritisieren oder die Meinung ändern

Bei den folgenden Übungen kann kaum noch unterschieden werden, ob es sich um Expos im Rahmen der Angstbewältigung handelt oder um Übungen zur Verbesserung der sozialen Kompetenzen. Letztere werden auch in Buchteil III thematisiert, in dem es ein Kapitel zum Sozialen Kompetenztraining gibt.

Jemanden zu loben oder zu kritisieren, stellt eine besondere Herausforderung dar, vor allem, wenn damit verbunden ist, etwas Persönliches zu äußern und sich selbst zu offenbaren. Überlegen Sie, ob das auch für Sie ein Thema ist. Sie können die folgenden Übungen ausprobieren:

- Jemanden, den Sie nicht oder kaum kennen, auf ein bestimmtes Kleidungsstück oder Accessoire ansprechen und sagen, dass Ihnen das gefällt.
- Jemandem mitteilen, dass Ihnen das Accessoire oder Kleidungsstück gefällt und fragen, wo es das gibt und was es gekostet hat.
- Jemanden, den Sie nicht oder kaum kennen, (bei der Arbeit oder im Seminar) für einen Redebeitrag oder ein bestimmtes Verhalten loben.
- Zum Bäcker gehen, ein Brötchen kaufen und sich dann doch umentscheiden („Nein, ich möchte doch lieber das andere Brötchen, das sieht noch leckerer aus“).
- Sich in einem Geschäft beraten lassen und dann nichts kaufen, sich bedanken und das Geschäft verlassen.
- Etwas umtauschen, weil Sie es sich anders überlegt haben.
- Etwas reklamieren, was fehlerhaft ist.
- Im Restaurant zugeben, dass das Essen nicht geschmeckt hat, dabei etwas möglichst Konkretes ansprechen („Das Fleisch war zu stark durchgebraten / das Gemüse war lauwarm“).

Weiterführende Literatur

von Consbruch, K. & Stangier, U. (2010): *Ratgeber Soziale Phobie. Informationen für Betroffene und Angehörige.* Göttingen: Hogrefe.

Fehm, L. & Wittchen, H.-U. (2004): *Wenn Schüchternheit krank macht. Ein Selbsthilfeprogramm zur Bewältigung Sozialer Phobie.* Göttingen: Hogrefe.

Hoyer, J. & Härtling, S. (2019): *Soziale Angst verstehen und verändern.* Berlin: Springer.

Markway, B. & Markway, P. (2003): *Frei von Angst und Schüchternheit. Soziale Ängste besiegen – ein Selbsthilfeprogramm.* Weinheim: Beltz.

Wolf, Doris (2000). *Keine Angst vor dem Erröten. Psychologische Strategien zur Selbsthilfe.* Mannheim: PAL.

8. Durchführung der eigenen Übungen: Transfer in meinen Alltag

Herzlichen Glückwunsch, dass Sie es bis hierher mit dem Übungsprogramm geschafft haben! Sie sind einige Schritte gegangen, um Ihre Soziale Phobie abzubauen und haben dabei eventuell Neues über sich und Ihre Ängste gelernt. Schön wäre es, wenn Sie Ihren Bewegungsradius bereits erweitern konnten.

Bisher habe ich Ihnen die Standardsituationen vorgestellt, weil diese in der Regel durchführbar sind, sobald Sie ein Zeitfenster zum Üben einplanen wollen. Sie konnten die Situationen nach Belieben herstellen und dadurch eine Übungssituation kreieren. Je nach Zeit, die Sie sich dafür gegeben haben, konnten Sie Situationen, die Sie herausgefordert oder geängstigt haben, aufsuchen. Die Standardübungen wurden im Verlauf dann komplexer und schwieriger und die letzten Übungen des Selbsthilfeprogramms waren schon nicht mehr so klar planbar wie die anfänglichen Ansprech- und Mittelpunktsübungen. Im Folgenden geht es darum, wie Sie Ihren bisherigen Übungserfolg in Ihren persönlichen Alltag übertragen können. Wenn es um die „eigenen Übungen“ geht, beziehe ich mich zunehmend auf die Interaktionssituationen, die sich in Ihrem persönlichen Bereich abspielen. Dabei geht es um Situationen oder Gespräche bei der Arbeit, um den Umgang mit Kolleginnen, Vorgesetzen, Bekannten, Freundinnen, Familie, Partnerinnen und Nachbarn.

8.1 Das Angstbarometer überarbeiten und ergänzen

Sehen Sie sich auf der Grundlage des bisher Gelernten noch einmal Ihr Angstbarometer an (vgl. Seite 97 ff.). Jetzt ist ein guter Zeitpunkt, um es zu überarbeiten und zu ergänzen. Wenn Sie es sich anschauen, stellen Sie wahrscheinlich fest, dass die Angstwerte bereits geringer sind als zu Beginn der Standardübungen. Nun soll es Ihnen dabei helfen, Ihre eigenen Übungen vorzubereiten.

Es ist gut, wenn Ihr Angstbarometer viele Situationen enthält, damit Sie genug Übungsmöglichkeiten in verschiedenen Schwierigkeitsgraden haben. Sie haben gelernt, dass Sie Situationen „herunterbrechen“, also in kleinere Einheiten aufteilen und somit abstufen können. Das bedeutet für Ihr Angstbarometer, dass Sie eine für Sie schwierige Situation in einzelne Schritte aufgliedern. Wie das gehen kann, erfahren Sie hier am Beispiel von Jonas’ Redeangst (Tabelle 8.1):

100	Ein Tagesseminar für Kunden bei der Unternehmensberatung geben, dabei vorher nur einmal die Präsentation ansehen, die ich vorher bereits woanders gehalten habe.
90	Eine Präsentation oder einen Redebeitrag im Rahmen der Unternehmensberatung (eigene Firma) geben (100 Personen und im Beisein der Chefin).
80	Einen Vortrag vor Kunden halten.
75	Einen Vortrag vor Kollegen halten.
60	Den gleichen Vortrag vor dem eigenen Team (6 Personen) halten.
50	Sich bei einem Meeting zu Wort melden und anderer Meinung sein.
40	Sich bei einem Meeting zu Wort melden und etwas berichten.
35	Auf einer Feier einen Toast aussprechen.
30	Freunden von einer Reise erzählen und Fotos zeigen.
30	Geburtstag feiern und im Beisein der Gäste Geschenke auspacken.
30	Zu einer Party gehen und dort mit einer Person sprechen.
25	Beim geselligen Zusammensein über Politik diskutieren und die eigene Meinung äußern.
20	Freunden vom Job erzählen.
20	Zu einer Party gehen.
20	Mit jemandem, den ich nicht so gut kenne, ein Gespräch anfangen.

Tabelle 8.1: Jonas' Redeangst

Sicherheitsverhalten:

- Perfekte Vorbereitung der Präsentation, gut ausgearbeitete PowerPoint, viele Folien, kaum Raum für freies Sprechen
- Den Redebeitrag fast auswendig lernen und vorher mehrfach üben
- Mich selbst präparieren, gut kleiden, gut aussehen, fröhlich sein
- Schnell sprechen, kaum Pausen machen

Ein weiteres Beispiel bietet das Angstbarometer von Nora, die Angst vor dem Erröten hat (Tabelle 8.2):

100	Kollegen bei der Arbeit von meiner Angst vor dem Erröten erzählen.
100	Mit einem Mann sprechen, den ich sehr attraktiv finde.
95	Einer Gruppe von mehr als zwei Kollegen bei der Arbeit etwas Persönliches erzählen, was etwas länger dauert, z. B. von einem Kinofilm, den ich gesehen habe.
90	Ein Arbeitsgespräch mit meiner Chefin führen.
80	Mit mehreren Kollegen mittags in die Kantine gehen und mich dabei unauffällig verhalten (wenig von mir aus zum Gespräch beitragen).
75	Mit einer Kollegin mittags in die Kantine gehen (dabei muss ich mich unterhalten und sie sieht mich an).
75	Mit einer Kollegin über die Arbeit sprechen.
70	Auf einer Party jemanden ansprechen, den ich nicht kenne.
60	Mich auf einer Party mit vertrauten Menschen unterhalten.
50	Mich in einem Geschäft beraten lassen, z. B. beim Schuhkauf.
40	Bei meinen Eltern zum Essen sein, wenn meine Schwester und ihr Mann da sind.
30	Bei meinen Eltern zum Essen sein, wenn nur meine Schwester da ist.
20	Bei meinen Eltern alleine zum Essen sein.
30	Etwas einkaufen gehen ohne Beratung.
20	Im Bus fahren (ich könnte jemanden treffen oder angesprochen werden).
10	Spazieren gehen.
15	Alleine zu Hause und an die Arbeit morgen denken.
0	Alleine zu Hause sein.

Tabelle 8.2: Noras Angst vor dem Erröten

Sicherheitsverhalten:

- Stark schminken, Make-up zum Überdecken der Röte
- Haare offen, vielleicht ins Gesicht fallen lassen
- Schummriges Licht in Lokalen oder Bars, Kerzenschein
- Nicht draußen in der Sonne sitzen
- Hochgeschlossene Kleidung
- Möglichst kein Blickkontakt

Wie sieht *Ihr* überarbeitetes Angstbarometer aus?

8.2 Eigene Übungen planen und durchführen

Nun entwickeln Sie Ihr persönliches Übungsprogramm. Beginnen Sie mit Übungen, die 30 Prozent auf Ihrem Angstbarometer entsprechen und überlegen Sie, welche Übungen sich rein „technisch" problemlos herstellen lassen. Das bedeutet, dass Sie zunächst Übungen auswählen, die unabhängig von einem bestimmten Termin (Einladung zum Essen, Meeting etc.) sind. Dazu zählen zum Beispiel Situationen in der Öffentlichkeit wie Einkaufen oder der Besuch im Café oder Restaurant. Nutzen Sie dazu auch die Protokollvorlage von Seite 111 oder unter ↗ http://www.junfermann.de.

Starten Sie Ihre Übungssitzung immer mit Wahrnehmungsübungen und der Innenwahrnehmung. Richten Sie Ihre Aufmerksamkeit dann nach außen und beschreiben Sie objektiv, was passiert. Stellen Sie fest, wie es den Menschen um Sie herum geht. Erlauben Sie, dass das, was Sie befürchten, passieren darf, und überprüfen Sie die Reaktion der anwesenden Personen (hinschauen!). Interessieren Sie sich für Ihre Umgebung und die anderen Menschen. Seien Sie wohlwollend und ermutigend zu sich. Wechseln Sie zwischen Innen- und Außenwahrnehmung. Schätzen Sie Ihre Angststärke vor, während und nach der Übung ein und notieren Sie sich die Zahl auf der Angstskala. Schließen Sie die Übung wieder mit der Innenwahrnehmung ab. Werten Sie die Übung aus und machen Sie sich Notizen über das Erlebte. Loben Sie sich für Ihren Mut und Ihre Bemühung unabhängig von der stattgefundenen Angstreduktion. Denken Sie daran: Eine Übung ist ein Erfolg, wenn Sie sie durchgeführt haben, unabhängig davon, wie stark Ihre Angst war und wie es Ihnen ging. Es geht um Abbau des Vermeidungs- und Sicherheitsverhaltens und nicht darum, dass möglichst wenig Angst auftritt. Werten Sie die Übung aus und planen Sie danach das weitere Vorgehen. Bilanzieren Sie regelmäßig und notieren Sie sich Ihre Fortschritte.

Sie sind schon sehr weit gekommen! Bedenken Sie aber: Veränderung braucht Zeit und regelmäßiges Üben. Sie leisten in Eigenregie den Transfer der Standardübungen in Ihr persönliches Umfeld. Im Rahmen einer Therapie würden die Übungen gemeinsam mit Ihrer Psychotherapeutin geplant und besprochen und in der darauffolgenden Woche ausgewertet.

Wichtig für Sie ist, dass Sie langfristig alleine weiterüben und durch häufige Wiederholungen Sicherheit gewinnen. Hilfreich ist auch, wenn Sie eine Freundin oder einen Freund – einen „Sparringspartner" – haben, den oder die Sie bitten können, Sie bei Ihren Übungen zu unterstützen und Sie vielleicht sogar zu einigen Situationen zu begleiten. Dann können Sie sich Feedback einholen und die Übungen miteinander besprechen (oder eventuell gemeinsam ausprobieren). Dabei ist die Perspektive einer anderen Person in jedem Fall hilfreich.

8.3 Zwischenbilanz

Jetzt ist ein guter Zeitpunkt, um einen Moment innezuhalten und Bilanz zu ziehen. Zwischenbilanzen sind wichtig, um zu überprüfen, was sich bereits geändert hat. Manchmal vergisst man, wie schwierig es am Anfang war und welche Probleme man zu bewältigen hatte. Es ist verständlich, dass auch Sie daran nicht erinnert werden möchten. Aber nur, wenn Sie sich ins Gedächtnis rufen, welche Unsicherheiten und Ängste am Anfang bestanden haben, können Sie feststellen, wie viel sich schon getan hat. Und wie schon mehrfach betont: Fortschritte motivieren für den weiteren Weg. Nur wenn Sie merken, dass die Übungen wirklich schon geholfen haben, können Sie die Motivation zum Weitermachen entwickeln.

Fragen zur Zwischenbilanz

- Mit welchen Zielen bin ich in das Selbsthilfeprogramm gestartet?
- Was habe ich über mich und meine Soziale Phobie erfahren?
- Wann habe ich mit den Übungen begonnen (vor wie vielen Wochen, Monaten)?
- Welche Übungen habe ich durchgeführt?
- Mit welchem Effekt?
- Wenn ich die Ängste protokolliert habe, vergleiche ich: Wie stark waren die Ängste vor den Übungen und wie stark sind sie jetzt?
- Habe ich bereits Vermeidungsverhalten abgebaut und mein Verhalten außerhalb der Standardsituationen geändert?
- Was genau habe ich geändert und wie ging es mir dabei?

- Welche Rückmeldung habe ich von anderen Menschen (Partner, Freundinnen oder Kollegen) erhalten?
- Woran möchte ich weiterarbeiten?
- Habe ich schon eine Idee, was der nächste Schritt sein könnte?

Überlegen Sie, wie Sie weiter vorgehen möchten. Wollen Sie das strukturierte Übungsprogramm verlängern? Möchten Sie erst einmal eine Pause machen und die Nachwirkungen beobachten und dann gegebenenfalls später die Übungen wieder aufgreifen? Oder erscheint es Ihnen zunächst sinnvoll, sich Buchteil III „Was sonst noch helfen kann" anzuschauen und entsprechende Übungen und Tipps auszuprobieren?

Wenn es Ihnen gelungen ist, zwölf Wochen regelmäßig am Ball zu bleiben, sind Sie schon sehr konsequent gewesen. Wenn Sie „nur" unter Schüchternheit oder leichteren Sozialen Ängsten in einer Situation gelitten haben, reicht es vielleicht, die Übungen einfach zu kennen und die zehn goldenen Regeln (Seite 106) in Ihrem Alltag zu beherzigen. Wenn Ihre Sozialen Ängste jedoch sehr hartnäckig sind und Sie bemerken, dass Sie über die Angstgedanken hinaus selbstkritische und grundsätzlich negative Ansichten über sich haben, dann ist es notwendig, sich mit Ihren Kognitionen, Ihren negativen automatischen Gedanken und Grundannahmen oder Glaubenssätzen eingehender zu beschäftigen. Im Folgenden werden Sie sehen, wie Sie diese angehen können.

9. Kognitive Therapie der Gedanken: Denkfehler und Grundannahmen

Die Kognitive Verhaltenstherapie geht davon aus, dass unsere Gefühle entscheidend davon abhängen, wie wir über uns oder eine Situation denken. Zwar gibt es auch andere Faktoren, die unser Gefühlsleben beeinflussen, wie beispielsweise Schmerz, Hunger, hormonelle Schwankungen usw., maßgeblich ist jedoch unsere Interpretation und Bewertung einer Situation – ganz nach dem Motto:

> „Es sind nicht die Dinge selbst, die uns beunruhigen, sondern die Vorstellungen und Meinungen von den Dingen".
>
> (Epiktet)

Demnach sind unsere Gefühle Folge unserer Gedanken: Krankhafte Ängste und depressive Störungen resultieren zu einem Großteil aus einer verzerrten Denkweise. Diese ist also ein wichtiger Baustein, den Sie im Kontext Ihrer Angstbewältigung beachten sollten.

Wir haben bereits bei der Angstanalyse (Kapitel 4) festgestellt, dass Erwartungsangst, die Befürchtungen und Katastrophenfantasien umfasst, ein Problem bei der Sozialen Phobie ist. Das heißt, dass die entsprechenden Gedanken *vor* einer Situation die Ängste verstärken, sie also befeuern. Sie steigern sich vor der angstbesetzten Situation regelrecht in die Ängste hinein. Jonas dachte beispielsweise: „Meine Stimme wird zittern und das werden andere wahrnehmen. Das darf nicht passieren, das wäre furchtbar!"

Bei den Expos haben wir die „Erlebnisebene" der Gedanken bereits miteinbezogen und überprüft: Sie haben die negativen Gedanken *vor* der Übung einem Realitätscheck unterzogen. Insofern bestanden die Übungen und Verhaltensexperimente auch schon aus einer Reflexion und Umbewertung der Gedanken. Es ist also nicht völlig voneinander zu trennen, an welcher der vier Erlebnisebenen (Gedanken, Gefühle, Körperreaktion und Verhalten) wir arbeiten. Weil die Gedankenebene jedoch so komplex und bei der Sozialen Phobie von besonderer Bedeutung ist, wollen wir uns hier noch einmal gesondert damit befassen.

Eine weitere Schwierigkeit ist das Grübeln *nach* einer Interaktion, selbst wenn die Übung oder die Situation eigentlich erfolgreich war und zunächst auch so eingeschätzt wird. Je länger die Übung her ist, umso mehr werden im Nachhinein negative Gedanken geschürt. Dadurch bekommen die anfangs positive Bilanz und die wohlwollende Auswertung einen negativen Beigeschmack. Das Grübeln setzt ein und die günstige Einschätzung wandelt sich immer mehr in eine kritische und ungünstige Sichtweise. Grund dafür ist das negative Selbstbild, das von kritischen Selbstgesprächen und einer ungünstigen Bewertung der eigenen Person geprägt ist. Und genauso, wie Ihre Ängste durch Expos veränderbar sind, können Übungen aus der kognitiven Therapie einen Einfluss auf Ihre negativen Gedanken haben.

Zunächst möchte ich einige Begriffe klären: Was sind „negative automatische Gedanken" und was sind „Grundannahmen" oder sogenannte „Glaubenssätze"? Dann möchte ich Ihnen Techniken vorstellen, mit denen Sie Ihre hinderlichen Gedanken überprüfen und ändern können: das „Zu-Ende-Denken" und „das ABCDE der Gedanken" können Sie mit einiger Übung selbständig anwenden. Außerdem stelle ich Ihnen eine Liste der typischen Denkfehler vor, mit deren Hilfe Sie versuchen können, Ihre eigenen nicht hilfreichen Gedanken zu „entdecken" und infragezustellen.

9.1 Was sind Negative Automatische Gedanken (NAGs)?

Die inneren negativ bewertenden Dialoge nach einer schwierigen Interaktion sind typisch für Menschen mit Sozialer Phobie und werden in der Literatur als Negative Automatische Gedanken, kurz NAGs, bezeichnet. Diese NAGs „nagen" permanent an den Betroffenen und ihrem Selbstbewusstsein und höhlen Therapieerfolge aus.

Nehmen wir an, Sie haben eine Übung von Ihrer Angsthierarchie gemeistert. Sie sind beispielsweise trotz Angst einer Einladung zu einer Grillparty gefolgt. Sie haben die Gastgeber begrüßt, etwas gegessen und sich zu einer Gruppe von Menschen gesellt. Sie waren wahrscheinlich stiller als die anderen, aber Sie kannten diese Menschen auch noch nicht so gut. Sie haben das Ziel, zwei Stunden dort zu bleiben, erreicht. Sie hatten sich vorgenommen, sich nicht unter Druck zu setzen und sich erlaubt, nur dann etwas zu sagen, wenn Ihnen danach zumute ist, und Ihre Angst ist im Laufe der Zeit weniger geworden. Anfänglich waren Sie nach der Verabschiedung noch ganz zufrieden mit sich. Aber auf dem Heimweg schleichen sich negative Gedanken ein wie: „Ich war so schweigsam. Die Freunde von den Gastgebern haben bestimmt gedacht, dass ich langweilig bin und nichts zu erzählen habe. Sie finden mich jetzt bestimmt unsympathisch und werden mich sicher nicht noch einmal einladen."

Leider schmälert das Grübeln nach der eigentlich erfolgreich abgelaufenen Übung den positiven Effekt. Es ist wichtig, sich im Rahmen der Übungen Erfolgserlebnisse zu verschaffen, weil diese dazu motivieren weiterzumachen. Durch die negativen Gedanken nach der Übung wird jedoch das aufbauende Gefühl einer gemeisterten Übung zunichte gemacht. Deshalb ist es wichtig, negative Gedanken rechtzeitig zu erkennen, sie zu stoppen und stattdessen positive Selbstgespräche zu führen. Machen Sie sich bewusst, dass die negativen Gedanken nicht hilfreich sind, sondern Ihnen das Vorankommen und weitere Übungen erschweren.

9.2 Was sind Grundannahmen, kognitive Schemata und Glaubenssätze?

Die Begriffe Grundannahmen, Glaubenssätze und kognitive Schemata meinen im Wesentlichen das Gleiche und ich werde sie im Folgenden synonym verwenden. Zu diesen Überbegriffen gehören alle Gedanken, die im Vergleich zu den NAGs eher grundsätzlicher Natur sind und die immer und auch unterschwellig oder im Hintergrund vorhanden sind. Es sind „Glaubenssätze“, die auch bestehen, wenn sie gerade nicht aktiv gedacht werden. Grundannahmen oder Schemata beinhalten festgefügte Muster, wie wir uns selbst und andere oder die Welt insgesamt sehen. Alle Menschen, auch die „Gesunden“, haben Annahmen über sich und andere. Nicht immer sind uns diese Grundannahmen bewusst, aber sie prägen ganz entscheidend unsere Bewertungen und damit, ob wir beispielsweise zufrieden mit einer bestimmten Situation und uns selber sind. Es ist nur die Frage, ob diese Sichtweisen helfen, im Leben ohne größere Krisen voranzukommen oder ob sie „dysfunktional“ sind. Dysfunktional heißt, dass die Gedanken nicht hilfreich und nicht zielführend sind. Durch diese Gedanken steht man sich selbst im Weg, zum Beispiel, weil man meint, dass alles perfekt sein müsse: „Wenn ich nicht alles perfekt mache, bin ich ein Versager!“ Ebenso ist es dysfunktional, wenn man sich zu sehr über Leistung definiert („Erst die Arbeit, dann das Vergnügen“ oder „Wenn ich einen Fehler mache, bin ich nicht gut und dann werde ich abgelehnt“).

Schauen wir uns das am Beispiel an. Sie kommen von der oben beschriebenen Party. Die NAGs waren: „Ich war so schweigsam. Die Freunde von den Gastgebern haben bestimmt gedacht, dass ich langweilig bin und nichts zu erzählen habe. Sie werden mich sicher nicht noch einmal einladen. Ich bin unsympathisch und werde abgelehnt.“ Der Glaubenssatz oder die Grundannahme wäre dann: *Nur Menschen, die sympathisch sind, werden akzeptiert und sind etwas wert.* Mit etwas Distanz betrachtet, fällt es nicht schwer zu erkennen, dass solche Glaubenssätze problematisch sind.

Wie können Sie nun Ihre Glaubenssätze herausfinden? In Abschnitt 9.5 werden wir das „zu Ende denken“ und das ABCDE der Gedanken kennenlernen. Diese Techniken helfen Ihnen, Ihre Grundannahmen zu identifizieren und im Laufe der Zeit zu verändern. Schauen wir uns aber zuvor noch die typischen Denkfehler an, die nicht selten die Grundannahmen „nähren“.

9.3 Typische Denkfehler

Psychologinnen gehen davon aus, dass Menschen, die unter Sozialer Phobie leiden, systematische kognitive Verzerrungen in ihrem Denken aufweisen. Dabei ist es normal, dass jeder Mensch einmal negative Gedanken hat und zum Beispiel bei einer schwierigen Aufgabe denkt: „Das schaffe ich nicht!“ Ein solcher Gedanke ist jedoch meistens die Ausnahme und ändert sich mit der Bewältigung der Aufgabe wieder, oder es wird akzeptiert, dass nicht alles gelingen muss und man auch einmal scheitern darf.

Bei Menschen mit Angststörungen sind die „Denkfehler“ jedoch leider systematisch und regelmäßig und nicht von selbst, zum Beispiel durch positive Erfahrungen, korrigierbar.

Im Folgenden werde ich die kognitiven Verzerrungen oder Denkfehler, die für Menschen mit Sozialer Phobie typisch sind, einmal auflisten und Sie können prüfen, welche Ihnen bekannt vorkommen. Dann haben Sie die Möglichkeit, zukünftig vor schwierigen Situationen Ausschau danach zu halten und sie sich bewusst zu machen, denn das ist die Voraussetzung für eine langfristig geänderte und gesündere Sichtweise.

Denkfehler

Alles-oder-nichts-Denken: Bewertungen werden in zwei Extremen vorgenommen, wobei es keine Abstufungen (mehr oder weniger) gibt (Schwarz-Weiß-Denken ohne Grautöne). Beispiel: „Wenn ich kein Einser-Abitur mache, bin ich ein Verlierer!“

Etwas persönlich nehmen: Ereignisse werden auf sich bezogen, die nicht unbedingt etwas mit der eigenen Person zu tun haben müssen. Beispiel: „Meine Kollegin war heute so schlecht gelaunt. Bestimmt habe ich etwas falsch gemacht.“

Sich schuldig/verantwortlich fühlen: Der „Fehler“ wird bei sich selbst gesucht statt bei den Umständen oder anderen beteiligten Personen. Beispiel: „Die Ergebnisse unserer Arbeitsgruppe waren schlechter als die von den anderen Gruppen. Das liegt bestimmt an mir, weil ich den Job nicht so gut kann.“

Gedankenlesen: Vermutungen werden angestellt über das, was andere Leute denken. Dabei werden voreilige Schlüsse gezogen, die in der Regel auf negativen Interpretationen beruhen. Beispiel: „Die Gastgeberin hat sich nicht herzlich von mir verabschiedet, also findet sie mich sicherlich langweilig und unsympathisch.“

Negieren von Positivem: Positivem wird keine Beachtung geschenkt. Anstatt beispielsweise zu denken: „Ich habe die Situation bewältigt, ich habe das geschafft, was ich mir vorgenommen habe“ tendieren Betroffene zu Ansichten wie: „Ich war unsicher und so still, ich habe kaum etwas gesagt, also war die Übung ein Misserfolg!“

Emotionales Denken: Gefühle werden als Tatsachen angesehen: „Weil ich Angst habe, droht tatsächlich Gefahr.“ Dabei glauben die Betroffenen, dass die eigenen negativen Gefühle bereits das beweisen, was sie befürchten. Beispiel: „Ich habe Angst davor, abgelehnt zu werden und deshalb ist es wahr, dass die andere Person mich nicht mag."

Katastrophisieren: Es wird immer der schlimmste Ausgang einer Situation angenommen und sich ins schlimmste Szenario hineingesteigert. Beispiel: „Wenn ich im Bewerbungsgespräch aufgeregt bin, Angst habe und mich nicht gut präsentiere, werde ich den Job garantiert nicht bekommen."

Verallgemeinern: Von einer Erfahrung ausgehend werden allgemeine Schlüsse gezogen. Beispiel: „Weil ich in einer Situation unsicher war, werde ich jetzt immer Angst haben."

Zukunft vorhersagen: Negatives wird erwartet und dabei ist man sich sicher, dass es auch so kommen wird. Beispiel: „Die Gäste auf der Grillparty werden mich bestimmt unsympathisch finden!"

Sollte-Sätze: Das eigene Verhalten wird an dem orientiert, was „man" sollte oder müsste. Dies wiederum ist an hohen und absoluten Standards gemessen. Beispiel: „Man darf Gäste nur dann empfangen, wenn die Wohnung perfekt aufgeräumt und alles bestens vorbereitet ist" oder „Man muss immer locker, entspannt und gut drauf sein!".

„Schubladen"-Denken oder „Labeling": Man beurteilt sich selbst oder andere pauschal und negativ: „Ich bin ein Versager!"

Sie werden sich sicher bei dem einen oder anderen Denkfehler erkennen, vermute ich. Schreiben Sie sich diese am besten auf und versuchen Sie, sich selbst dabei auf die Schliche zu kommen, in welchen Situationen Sie falsch interpretieren, verzerren oder übertreiben. Sagen Sie sich: „Aha, ich habe den Denkfehler X gemacht. Das war nicht hilfreich! Ich werde in Zukunft versuchen, objektiver zu denken, zum Beispiel Y." Es wird Ihnen bestimmt besser gehen, wenn es Ihnen gelingt, die eigenen Denkfehler zu erkennen und loszulassen. Sie werden feststellen, dass Sie in allen angstbesetzten Situationen besser „wegkommen".

Vielleicht wenden Sie jetzt ein: Ich soll mir positive Gedanken, die gar nicht stimmen, „einreden"? Nein, darum geht es nicht, sondern darum, dass Sie sich die negativen Gedanken schon lange angewöhnt haben, und diese sind falsch. Denken Sie einmal darüber nach, was passiert, wenn Sie diese Denkfehler machen, und dass die weniger pauschale Sichtweise in der Regel die zutreffendere und nicht die fälschlich als positiv angesehene ist.

Welche Möglichkeiten haben Sie, Ihre Denkfehler aufs Korn zu nehmen und zu verändern, sodass Ihre Art zu denken, zu reflektieren und die Situationen adäquat einzuschätzen, hilfreicher wird und Sie eher weiterbringt als blockiert?

Eine Möglichkeit besteht darin zu lernen, Ihre Gedanken und Befürchtungen „zu Ende" zu denken:

9.4 Gedanken und Befürchtungen zu Ende denken

Wenn Sie Ihre Befürchtungen und Ihre NAGs zu Ende denken, was steht dann am Ende der Gedankenkette? Was passiert, wenn das, was Sie befürchten, eintritt? Was wäre das Schlimmste, was geschehen könnte? Und was wiederum wäre das Schlimmste daran?

Caroline zum Beispiel hat Angst davor, dass sie beim Essen in der Öffentlichkeit zittert. Was wäre das Schlimmste, was passieren könnte, wenn dies tatsächlich geschähe? Als erstes käme dann die Angst dazu, dass der Chef das Zittern bemerkt. Was wäre das Schlimmste daran, dass er das Zittern bemerkt? Er könnte denken, dass Caroline unsicher und ängstlich ist (wobei es dafür auch alternative Gedanken geben könnte!). Was wäre das Schlimmste daran, wenn er denken würde, dass Caroline unsicher ist? Er könnte sie für eine Fehlbesetzung und für dumm und inkompetent halten. Was wäre das Schlimmste daran? Er würde ihr kündigen, weil er sie nicht mögen, weil er sie ablehnen und für inkompetent halten würde. Wie schlimm wäre es, wenn es so wäre, wie Caroline befürchtet? Wenn der Chef sie ablehnte und für inkompetent hielte? Wenn er sie kündigen würde? Was könnte sie dann tun? Und würde das bedeuten, dass alle anderen Chefs auch so von ihr denken? Wären nicht nur die Chefs, sondern alle Menschen, die Caroline kennen, dieser Meinung, oder gäbe es Personen, die das anders sehen würden? Was würden diese über Carolines Kompetenz und Intelligenz sagen und mögen diese Caroline? Und wenn wir jetzt noch einen Schritt weitergehen: Was wäre daran so schlimm, nicht gemocht zu werden?

Carolines „Endangst" besteht darin, für inkompetent gehalten und nicht gemocht zu werden. Beim „Zu-Ende-Denken" steht immer diese Grundannahme am Ende der Kette. Für inkompetent gehalten und abgelehnt zu werden, wäre aber nur dann schlimm, wenn sie ihren Selbstwert davon abhängig machen würde. Wenn sich der Selbstwert jedoch *nicht* ausschließlich über die Zuneigung anderer speisen würde wie bei Caroline, wäre der Sozialen Angst sozusagen der „Nährboden" entzogen. (Auf den Selbstwert werden wir in Teil III noch näher eingehen.) Caroline bräuchte keine Angst vor dem Zittern mehr zu haben!

Leider sind diese kognitiven Schemata tief verwurzelt und brauchen in der Regel hartnäckige und langfristige Arbeit, um entkräftet zu werden. Versuchen Sie also, nachdem Sie Ihre Kognitionen aufgeschrieben und damit „dingfest" gemacht haben, sie zu Ende zu denken. Überlegen Sie dann, wie wahrscheinlich diese Befürchtung oder Endangst ist. Gibt es die Möglichkeit, sie auf ihren Wahrheitsgehalt zu überprüfen? Welche Menschen können Sie nach ihrer Meinung fragen? Wie würde das eine enge Freundin sehen?

Durch diese Technik stellen Sie sich gedanklich dem Schlimmsten, was passieren kann. Sie bauen wieder ein Vermeidungsverhalten ab, dieses Mal ein gedankliches.

Jetzt wenden Sie möglicherweise ein: Ist es nicht Katstrophisieren, wenn ich meine Befürchtungen zu Ende denke? Steigere ich mich dann nicht in sie hinein? Gerade das soll ich doch nicht. Der Unterschied zum Katastrophisieren ist der, dass Sie die Situation ganz bewusst und achtsam betrachten und analysieren. Sie haben das Ziel, herauszufinden, wie schlimm die Befürchtung am Ende objektiv wäre. Deshalb lassen Sie sich nicht von den Emotionen leiten, sondern Sie setzen die Technik der inneren Beobachterin ein. Und das ist ein großer Unterschied zum Hineinsteigern.

Im Folgenden möchte ich Ihnen ein weiteres wichtiges Instrument der kognitiven Therapie vorstellen, mit dem Sie Ihre Gedanken aufs Korn nehmen und diskutieren können: das ABCDE der Gedanken.

9.5 Das ABCDE – ein Kerninstrument zur Selbstanalyse

Wählen Sie ein Beispiel aus Ihrem Alltag oder Ihrer Übungspraxis, eine Situation, nach der Sie sich schlecht gefühlt haben. Anhand des folgenden Arbeitsblattes werden wir analysieren, welche inneren Prozesse dazu geführt haben, dass Sie sich traurig oder niedergeschlagen gefühlt haben. (Sie finden das Arbeitsblatt auch zum Herunterladen unter ↗ http://www.junfermann.de.)

Arbeitsblatt: ABCDE

A Auslösendes Ereignis / auslösende Situation

___

___

___

___

B Bewertungen / Gedanken

___

___

___

___

C (Consequences) Konsequenzen der Gedanken

Gefühle:

___

Körperempfindungen:

___

Verhalten:

___

D Diskussion

Notieren Sie unter D alle hilfreichen Gedanken, inneren Sätze, Selbstgespräche, die Ihnen im Sinne der Realitätsprüfung oder einer „Entkatastrophisierung" Ihrer negativen Gedanken wichtig sind.

___

___

___

___

___

E Ergebnis

Notieren Sie unter E das Ergebnis Ihrer Diskussion der Gedanken (z. B. in Form eines zusammenfassenden Satzes).

___

___

___

___

Notieren Sie unter A (Auslösendes Ereignis) als erstes die Situation. Was genau ist passiert?

Bevor Sie zu B kommen, füllen Sie C aus, weil Ihnen diese Aspekte wahrscheinlich leichter zugänglich sind. C ist nach diesem Modell die Konsequenz *(consequence)* von B: Das heißt, dass Sie sich ängstlich / niedergeschlagen / mutlos etc. fühlen. Im Grunde genommen ist C der Anlass, sich dieses Arbeitsblatt überhaupt zur Hand zu nehmen, weil es Ihnen nicht gut geht.

Schließlich füllen Sie B aus. B steht für Ihre **B**ewertungen. Hiermit sind sowohl die NAGs, also die negativen automatischen Gedanken (vgl. Abschnitt 9.1), gemeint, als auch Ihre Grundannahmen, Überzeugungen, Glaubenssätze und Schemata. Lassen Sie sich nicht verwirren bei dem Versuch, die unterschiedlichen Arten von Gedanken (NAGs und Grundannahmen) zu unterscheiden („Ich werde erröten", „Hoffentlich sieht sie nicht, dass ich Angst habe", „Ich bin bestimmt knallrot angelaufen", „Die fanden mich bestimmt unsympathisch!").

Bis hierher handelt es sich um die einfache Version des Modells (ABC). Da Sie die vier Erlebnisebenen schon ausführlich kennengelernt haben und mittlerweile besser zwischen Gedanken und Gefühlen unterscheiden können, wird es Ihnen vermutlich schon ganz gut gelingen, diese Punkte auszufüllen.

Als nächstes kommen Sie zu Punkt D, der Diskussion (oder Disputation, wie die Verhaltenstherapeuten sagen) und überlegen: Ist B denn richtig? Woher kommt es, dass ich B denke? Welche Anhaltspunkte gibt es dafür, dass B stimmt? Und welche Gegenargumente lassen sich finden? Was spricht gegen die Richtigkeit von B? Welche alternativen Sichtweisen könnte es geben? Mit welchen Gedanken, Einschätzungen und Bewertungen würde es mir besser gehen? Wie würde eine andere Person darüber denken?

Nehmen Sie sich Zeit für diesen Punkt und versuchen Sie, B richtig aufs Korn zu nehmen und es zu „knacken". Das ist anfangs sehr schwer, wird Ihnen aber im Lauf der Zeit leichter fallen. Wenn es zu schwierig ist, können Sie überlegen: Wie würde Person X die Situation einschätzen? Was würde Ihr bester Freund oder eine andere Person, deren Ansichten Sie schätzen und vernünftig finden, dazu sagen?

Sie können sogar eine sogenannte Stuhlarbeit an dieser Stelle machen: Stellen Sie zwei Stühle gegenüber. Auf dem einen Stuhl sitzt B und auf dem anderen sitzt D. Stellen Sie sich vor, dass die beiden miteinander diskutieren. Setzen Sie sich dabei jeweils auf den Stuhl der Partei, die gerade dran ist und nehmen Sie sich Zeit für die Argumentation. Vielleicht müssen Sie diese Übung auch mehrfach wiederholen. Geben Sie nicht auf, es lohnt sich.

Wenn Sie bei D genügend alternative Sichtweisen und Gründe, die gegen das B sprechen, gefunden haben und wenn diese auch schlagkräftig genug sind, spüren Sie nach: Wie fühlen Sie sich jetzt? Das ist das E, das Ergebnis. Wie geht es Ihnen mit der alternativen Sichtweise? Welche Gedanken sind jetzt in Ihrem Kopf? Gibt es einen Handlungsimpuls oder eine Übung, die Sie aus E ableiten möchten?

Vielleicht sagen Sie jetzt: „Mache ich mir da nichts vor, wenn ich das zu positiv einschätze?“ Oder: „Ich glaube es einfach anders, trotz Diskussion“. Machen Sie sich bewusst, dass es nicht darum geht, sich irgendetwas Positives einzureden, sondern dass Sie Ihr Denken auf den Prüfstand stellen und die Denkfehler bewusst machen. Diese werden trotzdem erst mal immer wieder kommen, weil sie jahrelang gelernt wurden und Zeit brauchen, um schwächer zu werden und seltener aufzutreten.

Das ABCDE stammt übrigens von dem US-amerikanischen Psychotherapeuten Albert Ellis, einem der Mitbegründer der Kognitiven Therapie. Für ihn war Therapie eine Art Fleißarbeit: Wenn es einem nicht gut geht, soll man sich an den Schreibtisch setzen und immer wieder ABCDEs machen. Ganz so streng sehe ich das nicht, aber er hat recht damit, dass „steter Tropfen den Stein höhlt“ und dass es auch bei der Veränderung der Gedanken darum geht, durch viele Wiederholungen langfristig den gewünschten Effekt zu erreichen.

Mit dem ABCDE haben Sie bereits eine Möglichkeit kennengelernt, Ihre Gedanken und Grundannahmen „dingfest“ zu machen und zu diskutieren. Anhand von Fragen zur Überprüfung negativer Gedanken können Sie Ihre Denkfehler erkennen und alternative Sichtweisen, die Ihnen besser weiterhelfen, entwickeln. Das Ziel ist, sich von den schädigenden Sichtweisen zu distanzieren und andere Überzeugungen zu ermöglichen.

9.6 Fragen zur Überprüfung negativer Gedanken

Die Fragen, die ich Ihnen hier vorstelle, haben keine besondere Systematik. Jede Frage für sich kann Sie ein Stück weiterbringen. Sie können sie durchgehen und sich Ihre „Lieblingsfragen“ aussuchen und sich diese beim Auftreten von negativen Gedanken stellen. Werden Sie zum Detektiv auf der Suche nach Ihren Denkfehlern und „ertappen“ Sie sich dabei, wenn Sie wieder einmal zu einseitig geurteilt haben.

Fragen zur Überprüfung negativer Gedanken

- Vermische ich Gedanken und Tatsachen?
- Ziehe ich voreilig Schlussfolgerungen?
- Gehe ich davon aus, dass meine Sichtweise die einzig mögliche ist? Gibt es Alternativen dazu?
- Welche Auswirkungen hat meine Art des Denkens? Ist sie eher hilfreich oder eher behindernd?
- Was sind die Vor- oder Nachteile meiner Art des Denkens?
- Stelle ich mir Fragen, auf die es keine Antworten gibt?

- Mache ich systematische Denkfehler?
- Denke ich in extremen, verallgemeinernden Begriffen wie „immer“ oder „niemals“?
- Beurteile ich mich auf Grundlage einer einzelnen Erfahrung?
- Konzentriere ich mich auf meine Stärken statt auf meine Schwächen?
- Mache ich mich für etwas verantwortlich, was eigentlich nicht mein Fehler ist?
- Nehme ich etwas persönlich, was nichts oder wenig mit mir zu tun hat?
- Erwarte ich von mir, perfekt zu sein?
- Messe ich mit zweierlei Maß?
- Achte ich nur auf das, was schiefgeht?
- Überschätze ich die Wahrscheinlichkeit eines Fehlschlages?
- Messe ich einzelnen Ereignissen eine zu große Bedeutung zu?
- Ringe ich damit, wie die Dinge sein *sollten*, anstatt zu akzeptieren, wie sie *sind*?
- Gehe ich davon aus, dass ich keine Möglichkeit habe, die Situation zu verändern?
- Mache ich eine negative Aussage für die Zukunft, anstatt etwas Neues auszuprobieren?

EXKURS

Dysfunktionale Schemata aus der Schematherapie

Da ich meine psychotherapeutische Arbeit durch den schematherapeutischen Ansatz ergänze, möchte ich ihn hier in aller Kürze vorstellen. Wenn Sie die Arbeit an Ihren Grundannahmen und Schemata noch weiter vertiefen möchten, empfehle ich Ihnen, sich näher mit den Prinzipien und Wirkweisen der Schematherapie auseinanderzusetzen. Am Ende des Kapitels finden Sie unter „Weiterführende Literatur“ auch einen schematherapeutischen Ratgeber.

Die Schematherapie ist eine Weiterentwicklung der Verhaltenstherapie und gehört zur sogenannten dritten Welle, die verstärkt die Emotionen und die biografischen Prägungen mit in das Problemverständnis und die Therapie einbezieht.

Bei der Schematherapie heißt es nicht mehr „kognitive Schemata“, sondern „dysfunktionale Schemata“. Die dysfunktionalen Schemata bilden sich von Kindheit an und sind besonders ausgeprägt bei Menschen, die unter einer Persönlichkeitsstörung oder -akzentuierung leiden, bei denen also ein Persönlichkeitsstil besonders stark ausgeprägt ist und Probleme bereitet. Wie auch Schüchternheit oder Soziale Angst in ihrer Intensität auf einem Kontinuum von leichtem zu starkem Schweregrad abgebildet werden können, so ist es auch mit den dysfunktionalen Schemata. Also erschrecken Sie bitte nicht, wenn Sie feststellen, dass Sie festgefügte „Muster“, „Grundannahmen“ oder „Schemata“ haben. Versuchen Sie vielmehr, diese als Erklärung dafür zu sehen, warum bestimmte Veränderungsprozesse so langwierig sind. Wenn es um die Entwicklung der Persönlichkeit geht, kann das Ziel nicht darin bestehen, sich komplett neu zu erfinden. Vielmehr geht es darum, sich in eine bestimmte Richtung zu bewegen und dabei Grade von Veränderung zu erreichen, also mehr Lebensqualität zu erhalten und/oder weniger selbstverurteilende und selbstschädigende Denk- und Verhaltensweisen zu zeigen. Und allein damit, dass Sie bestimmte Schemata bei sich erkennen und sich diese immer wieder bewusst machen, ist schon viel gewonnen.

Jeffrey Young, der Begründer der Schematherapie, hat 18 verschiedene Schemata identifiziert. Die Schemata „Versagen/Unzulänglichkeit/Scham" und „Soziale Isolierung/Entfremdung", aber auch „Unterwerfung" treten bei Menschen mit Sozialer Phobie auf. Ebenso kommen auch „Überhöhte Standards" bei sozial ängstlichen Menschen häufig vor, wobei das Streben nach Perfektion sowohl eine der Ursachen als auch eine Folge der Sozialen Angst sein kann.

Die Schematherapie arbeitet mit dem sogenannten Modusmodell. Nach diesem wird unterschieden zwischen

- Elternmodi,
- Kindmodi,
- Bewältigungsmodi und
- Gesunden Modi.

Dysfunktionale Elternmodi (fordernder und strafender Elternmodus) kommen dadurch zustande, dass Menschen oftmals das überkritische Verhalten der Eltern oder anderer Bezugspersonen verinnerlichen und sich selbst genauso behandeln, wie sie früher von diesen behandelt wurden. Die Elternmodi treffen dann auf die sogenannten Kindmodi (verletzliches oder wütendes Kind). Ist ein Mensch im Kindmodus, werden Gefühle aktiviert, die durch die Vernachlässigung der Grundbedürfnisse in der Kindheit entstanden sind. Die Sozialen Ängste beispielsweise werden dem verletzlichen Kind (dem „kleinen Ralf" oder der „kleinen Lisa") zugeordnet. Auf das verletzliche Kind treffen dann Forderungen der Elternmodi (z. B. „Du musst erfolgreich sein, um es im Leben zu etwas zu bringen!", „Streng dich an, sonst wird aus dir nichts!", „Du darfst nicht unsicher sein, sondern musst stark sein!", „Du musst alles alleine schaffen!" „Du musst locker und entspannt oder extrovertiert wirken, sonst bist du unsympathisch!"). Weil der Druck der Elternmodi auf das verletzliche Kind so stark ist, entwickelt es Bewältigungsmodi. Diese kennen Sie bereits als Schutzstrategien, wie das Vermeidungs- und Sicherheitsverhalten, die Unterordnung, aber auch die Überkompensation (Flucht nach vorne). Die Bewältigungsmodi haben dem Kind oder Jugendlichen zunächst geholfen, mit den Unsicherheiten zurechtzukommen. Später sind sie nicht mehr hilfreich, sondern zum eigenständigen Problem geworden.

Die Schematherapie identifiziert und benennt die unterschiedlichen Modi, reduziert die Bewältigungsmodi und entkräftet die dysfunktionalen Elternmodi (vgl. Abbildung 9.1). Schließlich stärkt sie die gesunden Modi: den Modus der gesunden Erwachsenen und den des glücklichen Kindes.

Das verletzliche Kind ist der „Ort" der Schematherapie: Es geht darum, die Gefühle zu versorgen, zu trösten, sicherzustellen und die Bedürfnisse des Kindes zu erfüllen. So können im Laufe der Therapie der gesunde Erwachsenenmodus und der glückliche Kindmodus und damit insgesamt die gesunden Modi gestärkt werden.

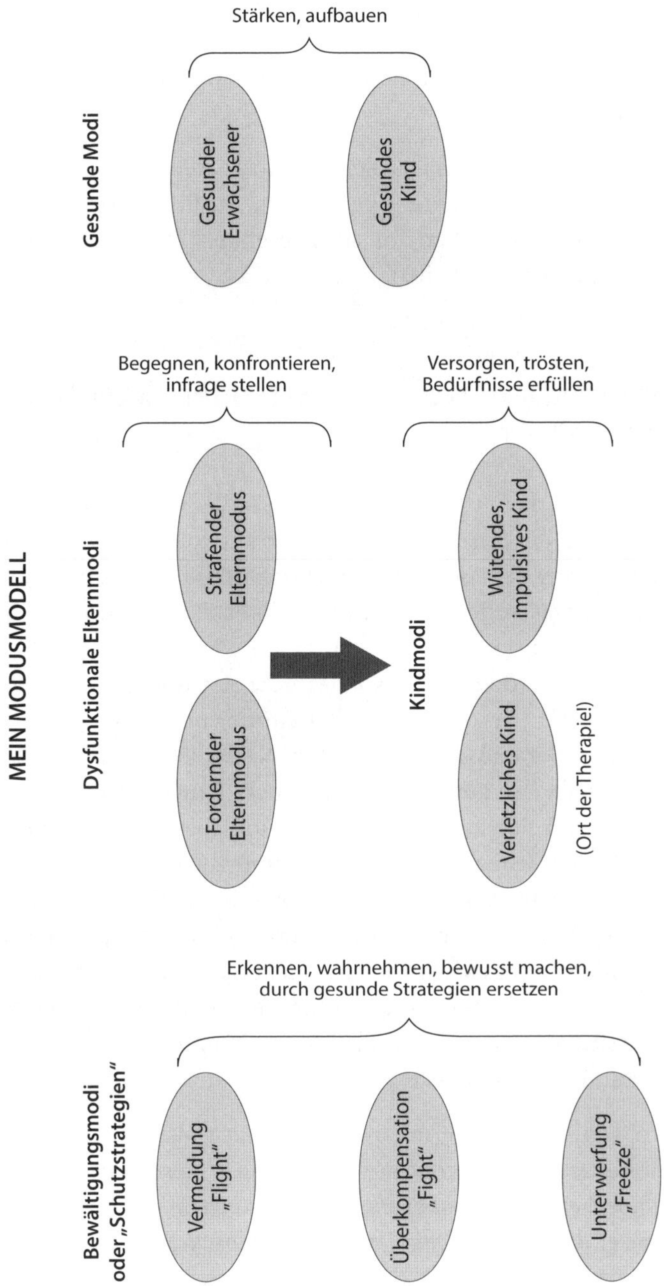

Abbildung 9.1: Das Modusmodell aus der Schematherapie im Überblick

Wie Sie hier sehen, geht es bei den dysfunktionalen Modi oder Schemata nicht um etwas grundsätzlich Neues. Vielmehr ist das, was Sie oben schon ausführlich in Zusammenhang mit Vermeidung und Sicherheitsverhalten oder Ihren Glaubenssätzen und Grundannahmen lesen konnten, hier noch einmal stärker mit Ihrer Biografie und Ihren Emotionen verknüpft.

Die therapeutische Arbeit bedient sich aller Möglichkeiten und Techniken aus der Verhaltenstherapie und ihren Weiterentwicklungen. Insbesondere möchte ich hier den Einsatz von Achtsamkeit und erlebnisaktivierenden Zugängen wie Stuhlarbeit und Imaginationsübungen hervorheben.

9.7 Soll ich meine Denkweise ändern oder akzeptieren, wie ich denke?

Der kognitive Ansatz geht davon aus, dass die Denkfehler und Grundannahmen für das hartnäckige Bestehen der Sozialen Angst mitverantwortlich sind. Neuere Ansätze, die ich auch schon unter der sogenannten dritten Welle aufgeführt habe (vgl. Seite 15), schlagen einen etwas anderen Ansatz vor: Danach sollen die NAGs wie auch die Grundannahmen akzeptiert und angenommen werden. Das heißt, dass nicht die Gedanken verändert werden sollen, sondern die Art und Weise, wie mit ihnen umgegangen wird. Am stärksten wird diese Annahme von der sogenannten Akzeptanz- und Commitmenttherapie (ACT) vertreten. Nach diesem Ansatz löst man sich von dem Willen und teilweise auch von dem Druck, Dinge verändern zu müssen. Stattdessen orientiert man sich an dem, was man im Leben möchte, und sogar weitergehend daran, *wie* man leben möchte. Die Hauptrolle dabei spielen die eigenen *Werte*. In der Therapie macht man sich bewusst, was man im Leben als wertvoll und besonders wichtig ansieht und orientiert sich daran. Das heißt, dass man sich durch seine Ängste oder andere psychische Probleme nicht davon abhalten lässt, bestimmte Dinge zu tun, die einem wichtig sind. Vielmehr tut man sie *trotz* der Ängste und trotz bestimmter dysfunktionaler Gedanken. Man akzeptiert, dass man die Ängste hat und lässt sich von ihnen nicht beeinträchtigen.

Ein wichtiger Wert von Jonas ist beispielsweise Freundschaft. Ihm sind seine Freunde sehr wichtig. Er hängt an ihnen und sorgt dafür, dass sie sich regelmäßig sehen. Er möchte seine Freunde treffen, obwohl er mittlerweile auch Angst davor hat, dass diese mitbekommen, dass es ihm schlecht geht. Wenn er sich an dem Wert Freundschaft orientiert, kann er zu der Entscheidung kommen, dass dieser Wert wichtiger ist als die Angst. Er kann entscheiden, dass er eine Verabredung trifft, obwohl es ihm schlecht geht.

Darüber hinaus kann er erkennen, dass es nicht zu Freundschaft passt, sich zu verstecken und zu verheimlichen, wie er sich fühlt, auch wenn es gerade mal nicht positiv ist.

In der Therapie wird für diese Dynamik oft das Bild vom Monster am Wegesrand (Wengenroth, 2016) bemüht: Stellen Sie sich vor, Sie gehen Ihren Weg und Ihnen stellt sich ein Monster in den Weg. Das Monster ist als „inneres Monster" zu verstehen und symbolisiert Ihre Angst und Unsicherheit. Welche Möglichkeiten haben Sie, auf das Monster zu reagieren? Sie können weglaufen (Vermeidung), Sie können kämpfen, aber das Monster ist größer und stärker als Sie. Sie können ausweichen, aber das unwirtliche Gelände ist auch keine gute Alternative. Akzeptanz dagegen bedeutet, die Vermeidung und die Kontrollbemühungen aufzugeben und das Monster in Ihrem Rucksack oder Bollerwagen mitzunehmen. Das ist zwar anstrengender, als seinen Weg ohne Monster fortzusetzen, aber Sie lassen sich wenigstens nicht abhalten. Sie gehen Ihren Weg trotzdem weiter. Vielleicht entscheidet sich das Monster ja auch unterwegs dazu, Sie zu verlassen und eigene Wege zu gehen, aber möglicherweise kommt nach einiger Zeit ein anderes Monster auf Sie zu. So ist es im Leben: Es gibt Krisen, Krankheiten, schwere Lebenssituationen und Herausforderungen. Schwierige Gefühle und Empfindungen kommen und ändern sich wieder. Sie dauern mal kürzer und mal länger, aber alles ändert sich. Wenn wir bei dem Beispiel vom „Monster am Wegesrand" bleiben, heißt das: Die schwierigen Gefühle, also die Angst, die sich Ihnen in den Weg stellt, will zunächst noch eine Zeit bei Ihnen bleiben, lässt sich aber mitnehmen. Dadurch gehen Sie Ihren Weg unabhängig von den Ängsten, auch wenn es etwas beschwerlicher ist, sie „im Gepäck" zu haben. Vielleicht gehen diese irgendwann wieder weg, vielleicht bleiben sie länger, aber sie sollen Sie nicht daran hindern, ein gutes Leben entsprechend Ihrer Werte zu führen.

Welcher Ansatz ist der richtige?

Nun stellt sich die Frage: Welche Vorgehensweise ist die richtige – der auf Veränderung ausgerichtete, also der übungsorientierte und der kognitive Ansatz oder die Akzeptanz? Aus psychotherapeutischer Sicht sind beide Herangehensweisen richtig. Sie können erkennen, dass die Schutzstrategien wie Vermeidung, Sicherheitsverhalten und Angstunterdrückung nicht hilfreich sind und reduzieren sie. Dadurch werden Sie in sozialen Situationen mehr Angst erleben. Sie lassen die Angst zu (vgl. „Zehn goldene Regeln", Seite 106 ff.). Dadurch bekommen Sie die Möglichkeit, dass sich die Angst abbaut. Das ist aber nicht das erklärte Ziel der Übung. Wichtiger ist, dass Sie die Übung durchführen, also das Monster mitnehmen.

Und wie ist es mit den Gedanken? Man sagt auch: Wer heilt, hat recht. Das bedeutet in der Praxis einerseits, dass die oben vorgestellten Techniken zur Veränderung der Gedanken wirkungsvoll sind. Sollten Sie aber nicht genügend helfen, kann es entlastend sein, sich zu sagen, dass es in Ordnung ist, dass gewisse Angstgedanken bleiben. Wichtig ist vielmehr, sind von den Gedanken nicht Ihr Verhalten und letztlich Ihren Lebensweg diktieren zu lassen, also nicht zuzulassen, dass die Denkweise Ihre Ängste verstärkt und aufrechterhält. Es kann eine große Entlastung sein, zu akzeptieren, dass die Dinge so sind, wie sie sind und dass man sie manchmal nicht oder nicht so sehr, wie wir uns das wünschen würden, ändern kann. Dann nimmt man sie wahr, registriert sie und sagt sich: „Okay, das ist jetzt ein Angstgedanke in Form von Erwartungsangst." Oder: „Okay, das ist jetzt ein Gedanke, der mir meinen Übungserfolg schmälern oder zunichte machen will. Ich erlaube diesen Gedanken und lasse ihn los, ich denke nicht weiter über diesen Gedanken nach, sondern akzeptiere ihn, sage mir vielleicht: Aha, da ist der Gedanke wieder. Interessant. Mal sehen, wie aufdringlich er heute ist."

Mehr zum Thema Achtsamkeit und Meditation erfahren Sie in Kapitel 12. Meine Empfehlung an Sie ist: Setzen Sie die Technik ein, die Ihnen hilft, die eine, die andere oder beide.

Weiterführende Literatur

Zur Kognitiven Therapie:

Stavemann, H. (2018): *Im Gefühlsdschungel. Emotionale Krisen verstehen und bewältigen* (3. Auflage). Weinheim: Beltz.

Willson, R. & Branch, R. (2017): *Kognitive Verhaltenstherapie für Dummies* (3. Auflage). Weinheim: Wiley.

Zur Schematherapie:

Young, J. & Klosko, J. (2006): *Sein Leben neu erfinden. Wie Sie Lebensfallen meistern. Den Teufelskreis selbstschädigenden Verhaltens durchbrechen und sich wieder glücklich fühlen.* Paderborn: Junfermann.

Jacob, G., van Genderen, H. & Seebauer, L. (2017): *Andere Wege gehen. Lebensmuster verstehen und verändern. Ein schematherapeutisches Selbsthilfebuch.* Weinheim: Beltz.

Zur Akzeptanz- und Commitmenttherapie (ACT):

Wengenroth, M. (2016): *Das Leben annehmen.* Göttingen: Hogrefe.

Harris, R. (2010): *Wer dem Glück hinterherrennt, läuft daran vorbei. Ein Umdenkbuch.* München: Kösel.

10. Wie schließe ich das Selbsthilfeprogramm ab? – Langfristig weiter üben und am Ball bleiben

Nun sind wir am Ende des Hauptteils zur Bewältigung Ihrer Sozialen Phobie angekommen. Toll, dass Sie bis hierhergekommen sind! Ich freue mich über Ihr Interesse und hoffe, dass ich Sie im Text mit Anregungen und Übungen mitnehmen konnte. Sie haben ein Verständnis für Ihre Sozialen Ängste entwickelt und gesehen, welche Faktoren zur Entwicklung Ihrer Unsicherheiten beigetragen haben. Im nächsten Schritt haben Sie durch die Psychoedukation wichtige Bausteine, die Ihnen bei der Angstreduktion helfen, kennengelernt. Sie haben das Übungsprogramm zur Bewältigung der Sozialen Angst mit Standardübungen und mit „eigenen Übungen" durchgeführt. Schließlich haben Sie Ihre negativen Gedanken und Grundannahmen in Angriff genommen und Techniken gelernt, um sich künftig weniger durch negative Gedanken behindern zu lassen.

Sie haben schon viel erreicht, wenn Sie die Selbsthilfe verstanden und erprobt haben. Sie wissen aber sicher auch: Das Lesen der Übungen ist einfacher als die Umsetzung! Dass eine dauerhafte Veränderung, also eine Flexibilisierung Ihres Verhaltens und Ihrer Denkweisen, Geduld und ein langfristiges Üben erfordert, habe ich immer wieder betont. Und auch jetzt möchte ich Sie dazu motivieren: Bleiben Sie am Ball, denn „steter Tropfen höhlt den Stein". Das sage ich auch meinen Patientinnen, wenn sie ungeduldig werden oder zu viel von sich erwarten. Welche Schritte können Sie jetzt durchführen, damit Sie den Erfolg Ihres Selbsthilfeprogramms ausbauen und verfestigen können?

10.1 Die Abschlussphase des Selbsthilfeprogramms

In der verhaltenstherapeutischen Praxis legen wir besonderes Augenmerk auf die Abschlussphase der Therapie. Wie kann die Behandlung so zu Ende gebracht werden, dass die Erfolge stabil bleiben, dass der Transfer aus dem Gelernten in das Alltagsleben gelingt? Wie können wir einem Rückfall vorbeugen? Ich bespreche mit meinen Klienten rechtzeitig, dass die Abschlussphase beginnt. Das heißt, dass wir jetzt keine neuen Themen mehr behandeln und die therapeutischen Sitzungen, die in der „Kernphase" der Therapie meistens wöchentlich stattfinden, „ausschleichen". Ich lade meine Klientinnen ein, sich auch im Anschluss an die Therapie zu einem

Sprechstundentermin anzumelden. So können wir gemeinsam sehen, wie es weiter gegangen ist. Auch Ihnen empfehle ich einen Plan, wie Sie das Übungsprogramm „ausschleichen". Einen wöchentlich wiederkehrenden Termin für Ihre Übungen und Reflexionen habe ich Ihnen schon zu Beginn des Programms empfohlen. Vereinbaren Sie auch jetzt einen Termin mit sich selbst für die nächste „Sitzung" und tragen sie ihn in Ihrem Kalender ein, als hätten Sie einen Termin bei Ihrem Therapeuten. Die Abschlussphase der Therapie orientiert sich an bestimmten Punkten, die hilfreich sind, um das Therapieende einzuleiten: Zusammenfassung und Bilanzierung, Positivtagebuch, Ausblick und Rückfallprophylaxe. Diese Punkte möchte ich Ihnen im Folgenden vorstellen und sie auf Ihre Selbsthilfe übertragen.

10.2 Zusammenfassung und Bilanzierung

Im Anschluss an die Verhaltensübungen habe ich Ihnen gezeigt, wie Sie mithilfe von Zwischenbilanzen die bisherigen Effekte überprüfen können (vgl. Abschnitt 8.3). Wenn Sie bis jetzt systematisch mit diesem Buch gearbeitet haben, ist es jetzt Zeit für eine Art Gesamtbilanz. Dabei können Sie zurückschauen, mit welchen Wünschen und Erwartungen, mit welcher Motivation Sie begonnen haben, mit diesem Buch an Ihren sozialen Ängsten zu arbeiten. Ihre Protokolle und Ihr Übungsmanual, das Sie seit Beginn der Selbsthilfe geschrieben haben, hilft Ihnen dabei. Es lohnt sich, in Ihrem Heft zurückzublättern und zu schauen, wie sich Ihre Soziale Phobie vor Beginn der Selbsthilfe geäußert hat und wie stark und wie sie sich jetzt gestaltet.

- Welche Ziele haben Sie sich gesteckt? Haben Sie die Ziele so konkretisieren können, dass sie „messbar" sind, sodass Sie jetzt auswerten können, inwieweit Sie sie erreichen konnten?
- Nehmen Sie Ihr Angstbarometer zur Hand und überprüfen Sie, inwieweit sich die Angstwerte aus der Zeit vor dem Übungsprogramm reduziert haben. Tragen Sie die aktuellen Werte ein.
- Erinnern Sie sich daran, worin Ihre Motivation bestand, an sich zu arbeiten. Sind Sie Ihrem Hauptwunsch inzwischen nähergekommen?
- Überprüfen Sie, was sich in Ihrem sozialen Umfeld verändert hat und was nicht. Überlegen Sie, wie Sie weitermachen wollen.
- Gestehen Sie sich dabei auch ein, was nicht besser geworden ist.

Wenn Sie diese „Standortbestimmung" vorgenommen haben, helfen Ihnen die folgenden Fragen dabei, weiter Bilanz zu ziehen.

Fragen zur Bilanz des Selbsthilfeprogramms

1. Mit welchen Problemen sind Sie in dieses Selbsthilfebuch gestartet? Worunter haben Sie gelitten, was hat Ihnen Schwierigkeiten bereitet?
2. Welches Modell haben Sie aus der Lebensgeschichte entwickelt, welche Hypothese hatten Sie, vor welchem Hintergrund sich Ihre Soziale Phobie entwickelt hat? Gab es bestimmte Auslöser? Was hat die Soziale Phobie aufrechterhalten? Welches Vermeidungsverhalten, welche Sicherheitsverhaltensweisen hatten Sie?
3. Welche Ziele haben Sie sich für das Selbsthilfeprogramm vorgenommen? Wie haben Sie die Ziele konkretisiert?
4. Welche Angsthierarchie haben Sie entwickelt?
5. Wie haben Sie das Selbsthilfeprogramm umgesetzt? Welche Erfahrungen haben Sie gesammelt?
6. Was hat Ihnen geholfen? Was waren Ihre Erfolge? Was davon ist schon stabil geblieben?
7. Welche Ziele sind noch offen oder neu hinzugekommen?
8. Was nehmen Sie sich für die Zukunft vor?

Vielleicht sind während der Arbeit und Ihren Übungen neue Themen aufgetreten oder Ihnen bewusst geworden oder bereits vorher vorhandene Probleme stellen sich jetzt anders dar. Nehmen wir zum Beispiel an, dass Sie wegen Ihrer Schüchternheit Schwierigkeiten hatten, Menschen kennenzulernen und Freundschaften aufzubauen. Mittlerweile haben Sie möglicherweise einen Bekanntenkreis. Nun spüren Sie aber stärker den Wunsch nach einer Partnerschaft. Dann ist das ein neues Thema für Sie. Oder Sie waren sehr unzufrieden mit Ihrem Arbeitsplatz und haben sich dort unwohl und zu wenig wertgeschätzt gefühlt, dies aber wegen Ihrer Sozialen Phobie toleriert. Nun merken Sie, dass Sie etwas verändern und einen neuen Job suchen müssen. Dies stellt Sie aber vor neue Schwierigkeiten, weil damit vielleicht ein Wechsel Ihres Wohnortes verbunden sein kann. Diese Herausforderungen sind aber auf einem „höheren Niveau" – sie hätten sich ohne eine Veränderung Ihrer Sozialen Ängste gar nicht in dieser Form dargestellt.

Auch wenn Sie vielleicht jetzt erst einmal eine Pause machen wollen, macht es Sinn, diese Bilanz zu ziehen. Sie können dann jederzeit, wenn Sie so weit sind, weitermachen und wieder darauf zurückgreifen.

Gestalten Sie sich ein Deckblatt für Ihr Selbsthilfemanual. Hier können Sie Ihre zehn wichtigsten Punkte, die Sie besonders in Erinnerung halten möchten, notieren. Was waren die wichtigsten Erfahrungen im Rahmen Ihrer Selbsthilfe und was wollen Sie sich unbedingt merken? Machen Sie sich ein Memo mit den wichtigsten Punkten, die Ihnen weitergeholfen haben, sogenannte Mitnahmebotschaften, kurz und knapp.

Ich kann nicht oft genug betonen, wie wichtig es ist, dass Sie sich selbst loben und anerkennen für das, was Sie schon geschafft haben. Vielleicht überlegen Sie sich etwas, womit Sie sich belohnen und eine Freude machen können. Es muss gar nichts Großes, Spektakuläres sein. Wenn Sie gerne Blumen mögen, kaufen Sie sich einen schönen Blumenstrauß. Oder Sie überlegen sich ein Symbol, dass Sie an Ihr Selbsthilfeprogramm erinnert. Das kann eine Karte sein, die Sie sich irgendwo aufhängen, oder die zehn goldenen Regeln zur Angstbewältigung, die Sie in Ihrer Brieftasche haben oder in Ihrer Nachttischschublade aufbewahren.

10.3 Einen Brief an mich schreiben

Eine schöne Möglichkeit, das Erreichte zu bilanzieren, ist, einen Brief an sich selbst zu schreiben und anhand dieses Briefes die Zeit der Arbeit an der Sozialen Phobie zusammenzufassen. Dieser Brief könnte in etwa so lauten:

Liebe …,

vor einem halben Jahr hast Du Dir das Selbsthilfemanual zur Sozialen Phobie gekauft. Dein Problem war damals … Es war aber nicht so gravierend, dass Du deshalb eine Therapie gesucht hättest, aber Du wolltest trotzdem etwas daran ändern. Am Anfang musstest Du erst einmal verstehen, was eine Soziale Phobie ist und wie sie sich bei Dir darstellt. Dann hast Du überlegt, wie sie entstanden ist. Du hast versucht, mithilfe der Unterlagen Dein eigenes Störungsmodell zu verstehen, also was die Ängste ausgelöst und was sie aufrechterhalten hat. Das war bei Dir so: …

Dann hast Du Dir Ziele für Deine Selbsthilfe aufgeschrieben. Du hast eine Angsthierarchie erstellt. Am schlimmsten war … Leichtgefallen ist Dir dagegen …

Dann hast Du mit den Standardübungen angefangen … Dabei passierte Folgendes: …

Es war gar nicht so leicht, dass …

Eindrucksvoll war …

Dabei ist Dir aufgefallen, dass …

Am wichtigsten war jedoch …

Jetzt geht es Dir …

Immerhin hast Du …

Und inzwischen gelingt Dir …

Klar geworden ist Dir außerdem …

Du hast das toll gemacht!

Ich empfehle Dir für Deine Zukunft: Mach weiter! Du musst nicht ständig mit der gleichen Intensität an Deinem Übungsprogramm arbeiten, aber setze Dir Termine in Deinen Kalender, an denen Du Dich damit beschäftigen willst. Mache immer mal wieder eine richtige Expo. Und setze Dir kurz-, mittel- und langfristige Ziele. Du schaffst das, da bin ich ganz sicher!

Dafür packe ich Dir in Deinen symbolischen Therapierucksack: …

Liebe Grüße,

Deine …

Diesen Brief können Sie sich immer mal wieder anschauen und ergänzen.

10.4 Positivtagebuch

In die Verhaltenstherapie kommen Menschen, denen es nicht gut geht, weil sie psychische Probleme haben. Und auch Sie haben das Selbsthilfeprogramm begonnen, weil Sie unter Sozialen Ängsten oder Unsicherheiten litten und vielleicht noch immer diverse Beschwerden haben. Wir haben bisher vorwiegend Ihre Defizite betrachtet. Wir haben uns angeschaut, worin Ihre Schwierigkeiten und Probleme bestehen, und Ihre Ängste in ihren verschiedenen Ausprägungen betrachtet und quantifiziert.

Das alles war wichtig und hilfreich. Genauso nützlich und wichtig sind jedoch die Fragen nach Ihren Stärken: Was gibt es an Positivem in Ihrem Leben? Was tut Ihnen gut? Was ist gesund und heil?

Wir werden im Teil III noch ausführlicher über diese Aspekte sprechen. An dieser Stelle möchte ich Ihnen eine Übung vorstellen, mit deren Hilfe Sie sich tagtäglich klar machen können, was am jeweiligen Tag gut gelaufen ist.

Lassen Sie abends, bevor Sie schlafen gehen, den Tag Revue passieren und notieren Sie das Positive anhand folgender Fragen:

- Was ist mir heute gut gelungen?
- Was ist mir heute Positives widerfahren?
- Was hat mir heute gutgetan?

Diese Fragen können Sie entweder ganz allgemein oder in Bezug auf Ihre Soziale Phobie beantworten. Wichtig ist dabei, dass Sie sich auch auf Kleinigkeiten konzentrieren, die Ihnen vielleicht normalerweise selbstverständlich erscheinen und gar nicht mehr groß auffallen. Zum Beispiel, wenn Sie etwas Leckeres gekocht haben (allgemein) oder wenn Sie einkaufen gegangen sind, obwohl der Supermarkt voll war. Eine Tätigkeit, die Sie früher gemieden haben, weil Sie Angst hatten, in einer Schlange an der Kasse zu stehen (Soziale Phobie). Sie könnten notieren, dass der Paketbote Ihnen das Bestellte pünktlich abgeliefert hat (allgemein) oder die Kassiererin Sie freundlich angelächelt hat (Soziale Phobie). Ebenso wäre erwähnenswert, dass Sie sich verwöhnt und nach einer ausgiebigen Dusche eingecremt haben (allgemein) oder dass Sie einem Arbeitskollegen erzählt haben, dass es Ihnen nicht leichtfällt, sich bei einem Meeting zu Wort zu melden (Soziale Phobie).

10.5 Rückfallprophylaxe

Eine Hauptangst im Anschluss an die Übungen ist bei vielen Soziophobikerinnen, dass es einen „Fehlschlag" geben könnte, der alle bisherigen Bemühungen wieder zunichtemacht. Es ist wichtig, sich klarzumachen, dass es natürlich sowohl gute als auch schlechte Tage und auch Krisen geben kann. Ein Veränderungsprozess in positive Richtung verläuft niemals nur stetig nach oben, sondern ist auch von Rückschlägen begleitet. Kein Lernprozess verläuft linear, egal, ob es sich um das Erlernen einer Fremdsprache, eines Musikinstruments oder einer Sportart handelt. Manchmal hat es auch den Anschein, als machte man gar keine Fortschritte. Und selbst eine Verschlechterung ist keine Katastrophe! Ein guter Weg, um einem Rückfall vorzubeugen, besteht darin, sich von vornherein darauf einzustellen. Dabei können Sie einen „Vorfall" von einem „Rückfall" unterscheiden. Ein Vorfall wäre es zum Beispiel, wenn es Ihnen, aus welchen Gründen auch immer, schlechter geht und die Sozialen Ängste wieder zuzunehmen scheinen. Vielleicht haben Sie einen Misserfolg bei einer Übung erlebt oder Sie hatten, vielleicht auch aus körperlichen Gründen, eine stärkere Symptomatik (z. B. Erröten oder Zittern). Oder Sie hatten beruflichen oder privaten Stress und merken, dass dadurch auch die Angstbereitschaft wieder zunimmt. Lassen Sie sich davon nicht entmutigen!

Manchmal sind psychische Symptome wie ein Signalfähnchen am Meer, das darauf aufmerksam macht, dass man sich beim Schwimmen besonders in Acht nehmen muss. Was könnten wieder stärker werdende Ängste Ihnen signalisieren?

- Überlegen und analysieren Sie ganz genau, was passiert ist. Machen Sie sich klar, welche möglichen Gründe für den Angstanstieg in Betracht kommen. Wie sieht Ihr Leben im Moment aus? Was hat sich verändert? Vor welche Probleme sehen Sie sich gestellt?
- Erinnern Sie sich an das Stressmodell (Seite 96 ff.) und beschließen Sie, für eine Zeit lang einen Gang runterzuschalten und Ihre Anforderungen zu reduzieren.
- Grenzen Sie die Verschlechterung ein. Nehmen Sie sich vor, Ihre Übungen für die nächsten zwei Wochen zu intensivieren. Planen Sie Ihre nächsten Vorhaben. Beginnen Sie wieder mit leichteren Übungen und gehen Sie dann nach und nach wieder zu schwierigeren Übungen über.
- Wenn es möglich ist, suchen Sie sich einen Gesprächspartner, eine Person Ihres Vertrauens.
- Nehmen Sie sich die Liste mit den Denkfehlern (Seite 140 f.) vor und achten Sie darauf, dass Sie den Rückschlag nicht verallgemeinern oder generalisieren („Weil ich heute gezittert habe, als ich ans Flipchart schrieb, wird das jetzt wieder immer so sein").
- Wenn Sie sich jetzt nicht beeindrucken lassen und weiterüben und Ihre Angstbewältigungsstrategien weiter ausbauen, ist die Wahrscheinlichkeit groß, dass es bei einem „Vorfall" bleibt, der sich nicht zu einem Rückfall entwickelt, also zu einer Situation, die so festgefahren erscheint wie vor der Durchführung des Selbsthilfeprogramms.
- Loben Sie sich für Ihre Bemühungen und aktivieren Sie Ihre Ressourcen, indem Sie vor allem das beachten, was Ihnen schon gut gelingt.

Teil III

Was kann mir sonst noch helfen?

In Teil III dieses Buches wollen wir uns damit beschäftigen, was Sie über die konkrete Angstbewältigung hinaus noch unterstützen kann. Was sich viele Menschen nicht klar machen, ist die Rolle, die eine gesunde Lebensführung für ein insgesamt verbessertes Lebensgefühl spielen kann. In meiner Praxis besteht ein Baustein der Therapie darin, über die Lebensführung zu sprechen und zu schauen, wie es darum bestellt ist. Häufig nutzen wir unser wöchentliches Treffen dazu, „Stellschrauben" zu finden, mit denen das Alltagsleben gesünder gestaltet werden kann. Ich möchte Ihnen in Kapitel 11 vorstellen, was diesbezüglich in meiner Praxis thematisiert wird. Wir nennen diesen Therapiebaustein die „sieben Säulen gesunder Lebensführung".

Im Anschluss daran möchte ich Sie in die Praxis der Achtsamkeit und Meditation einführen (Kapitel 12). Diese Elemente liegen mir besonders am Herzen. Danach stelle ich Ihnen die bekanntesten Entspannungsverfahren vor. Diese sollen Ihnen dabei helfen, die Grundanspannung, die die Angstbereitschaft insgesamt erhöht, zu verringern.

Wir haben bereits einige Male darüber gesprochen, dass Schwierigkeiten im Umgang mit anderen Menschen zur Entstehung von Sozialen Ängsten beitragen können und dass mangelnde soziale Kompetenz auch eine Folge der Sozialen Phobie sein kann. In Kapitel 13 möchte ich Ihnen daher ein Soziales Kompetenztraining vorstellen.

Gefühle und die Emotionsregulation (Kapitel 14) spielen eine große Rolle bei der Angstbewältigung und sind bedeutsam für eine gesunde Psyche. Die gute Wahrnehmung der Emotionen ist auch eine Grundlage für soziale Kompetenz. Da der Selbstwert auf komplexe Weise mit dem Bestehen der Sozialen Phobie zusammenhängt, wird ihm das Kapitel 15 gewidmet. Im selben Kapitel schauen wir uns auch Ihre „Ressourcen" an, die Sie für ein besseres Wohlbefinden aktivieren können.

Am Ende dieses Buches möchte ich Ihnen abschließend Tipps geben für den Fall, dass das Selbsthilfeprogramm Ihnen nicht ausreichend geholfen hat und Sie merken, dass Sie doch professionelle Hilfe und die Unterstützung durch eine Psychotherapeutin benötigen. In dem Zusammenhang werde ich auch noch darauf eingehen, ob und welche Medikamente helfen können, wenn Sie durch die Sozialen Ängste zu stark beeinträchtigt sind und noch keinen Therapieplatz gefunden haben.

11. Die sieben Säulen gesunder Lebensführung

Die Angstbewältigung mit dem im Teil II vorgestellten Selbsthilfeprogramm stellt das Kernstück der Behandlung einer Sozialen Phobie dar. In meiner Praxis mache ich jedoch immer wieder die Erfahrung, dass eine gesunde Lebensführung die Grundlage für eine stabile Psyche ist, die frei von psychischen (und möglichst auch von „vermeidbaren" körperlichen) Beschwerden ist.

Das im Folgenden dargestellte „Basisprogramm" stelle ich in vielen Therapien an den Anfang der Behandlung. Denn ohne eine solide und gesunde Basis lassen sich psychische Probleme kaum oder nur sehr schwer in den Griff bekommen. Sie können selbst entscheiden, ob Sie es (ganz oder in Teilen) anwenden möchten. Sie können das Basisprogramm auch vor der Angstbewältigung durchführen oder es einplanen, wenn Sie merken, dass Sie mit der Angstbewältigung noch Schwierigkeiten haben oder nicht gut genug vorankommen. Jederzeit besteht die Möglichkeit, die Punkte durchzugehen und zu überprüfen, wie es um Ihre eigene gesunde Lebensführung bestellt ist. Vielleicht gibt es ja bei dem einen oder anderen Punkt noch Verbesserungsmöglichkeiten.

Vielleicht klingt das, was ich im Folgenden vorschlage, banal oder möglicherweise sogar etwas streng. Doch ich stelle immer wieder fest, dass zunehmend mehr Menschen Schwierigkeiten damit haben, Struktur in ihren Alltag zu bringen. Das digitale Zeitalter ist davon geprägt, dass sich Strukturen auflösen: Die Mobilität sorgt für häufige Umzüge an verschiedene Orte oder Länder, teilweise über Zeitzonen hinweg. Wir sind immer und überall über unser Smartphone erreichbar, fast ständig über Nachrichten oder soziale Netzwerke verbunden. Regelmäßige Mahlzeiten gehören bei vielen Berufstätigen der Vergangenheit an. Viele Menschen, besonders wenn sie in den Städten wohnen und arbeiten, essen unterwegs eine Kleinigkeit, auf dem Weg zur Arbeit oder am Schreibtisch oder sie bestellen sich etwas beim Lieferservice. Die Arbeitszeiten sind unregelmäßig geworden, das Homeoffice wird spätestens seit der Coronakrise immer häufiger möglich, was ja auch erhebliche Vorteile mit sich bringt. Früher war der Tag spätestens mit der „Tagesschau" und den Nachrichten zu Ende, dann begann der Feierabend. Insgesamt hat das Fernsehen, ob man es gut findet oder nicht, den Tag oft entlang bestimmter Sendungen strukturiert. Durch das „smarte" Filmeschauen über Mediatheken, Netflix und andere Streamingdienste sind wir von bestimmten Sendezeiten unabhängig. Viele Menschen sehen abends Serien, können nicht damit aufhören und kommen dann nur schwer in den Schlaf.

Morgens stehen sie dann zu spät auf und fühlen sich wie gerädert. Alle diese Punkte werden bei der Etablierung einer gesunden Tagesstruktur in Betracht gezogen.

Ich stelle Ihnen im Folgenden die Punkte vor, die ich für eine gesunde Lebensführung und Psyche für besonders wichtig halte:

1. ausreichend Schlaf,
2. Verzicht auf Drogen und Alkohol,
3. geregelte Tagesstruktur,
4. Sport und Bewegung,
5. gesunde Ernährung,
6. bewusster und angemessener Medienkonsum,
7. Pflege sozialer Kontakte.

Ich könnte jetzt noch wertebewusstes Leben und Wahrnehmung von Positivem sowie Dankbarkeit hinzufügen. Die sieben Säulen sehe ich jedoch als zunächst dringende Aspekte des Basisprogramms gesunder Lebensführung an.

11.1 Ausreichend Schlaf

Ein gesunder Schlaf ist für eine stabile Psyche unverzichtbar. Wir erinnern uns an das in Kapitel 6.1 besprochene Stressmodell, das im Rahmen der Entstehung einer Angststörung eine wichtige Rolle spielt. Wissenschaftler haben herausgefunden, dass die meisten Menschen in den Städten zu wenig schlafen und das, obwohl sie eigentlich über viel mehr Zeit verfügen als frühere Generationen, die noch eine Sechs-Tage-Woche hatten und weniger moderne Technik, die den Haushalt erleichterte. Dabei kommen die wenigsten Menschen mit einer Schlafzeit aus, die weniger als acht Stunden beträgt. Ein guter Schlaf stellt sich meistens dann ein, wenn wir die Voraussetzungen dafür schaffen. Das bedeutet als erstes: täglich acht Stunden Zeit, die wir im Bett zum Schlafen verbringen. Außerdem benötigen wir regelmäßige Schlafenszeiten. Wenn Sie sich dazu entschließen, dass Ihre „Bettzeit“ täglich von 23 bis 7 Uhr sein soll, ist es hilfreich, sich rechtzeitig vorher dafür fertig zu machen und eine gute Umgebung zum Schlafen herzustellen: ein gelüftetes, nicht zu kaltes und nicht zu warmes Schlafzimmer, das möglichst dunkel und ruhig sein sollte. Ein gemütliches Bett, in dem Sie sich wohlfühlen. Möglichst keinen PC, kein Smartphone oder Tablet in der Nähe des Betts. Gehen Sie rechtzeitig offline! Das ist vor allem dann relevant, wenn Sie nicht gut einschlafen können. Dann sollten Sie am besten zwei Stunden vor dem Schlafen nichts Anregendes mehr tun, also kein Medienkonsum. Auch wenn Sie nachts aufwachen, sollten Sie Ihr Handy im Flugmodus lassen und der Neugier widerstehen, es kurz auf Nachrichten zu checken. Auf Alkohol- und Drogenkonsum kommen wir weiter unten noch zu sprechen. Bei Schlafproblemen jedoch ist ein entsprechender Konsum tabu. Hilfreicher ist es, eine ärztlich verordnete Schlafmedikation einzunehmen als unkontrolliert per Selbstmedikation, z. B. mit Alkohol, einen besseren Schlaf herbeiführen zu wollen. Und auch ärztlich verschriebene Schlaftabletten sind nur für einen sehr kurzen Zeitraum von ein paar Tagen vertretbar, weil ihr Suchtpotential sehr hoch ist.

Wenn Schlafprobleme bei Ihnen bestehen, wäre es am besten, die festen Schlafenszeiten sogar am Wochenende und im Urlaub einzuhalten. Aber wie schon an verschiedenen Stellen gesagt: Ausnahmen bestätigen die Regel. Wenn Sie mit Freundinnen einen schönen Abend verbringen, müssen Sie nicht vorzeitig nach Hause fahren, damit Sie Ihre Schlafhygiene einhalten können. Wenn Sie dies in der Regel tun, reicht es meistens schon aus.

11.2 Verzicht auf Drogen und Alkohol

Der Verzicht auf Drogen versteht sich eigentlich von selbst. Trotzdem sei an dieser Stelle daran erinnert, dass das, was sich im Folgenden schwerpunktmäßig auf den Konsum von Alkohol und Cannabis bezieht, selbstverständlich auch alle anderen Drogen meint. Dazu gehören auch Schlaftabletten und freiverkäufliche Beruhigungsmittel. In Teil I habe ich den Konsum von Alkohol und Drogen als ein oft mit einer Sozialen Phobie verbundenes Problem beschrieben. Wenn Sie selbst konsumieren, empfehle ich Ihnen als erstes, sich bewusst zu machen, was Sie wann zu sich nehmen. Gerade bei diesem Thema ist es wichtig, ehrlich zu sich zu sein. Das fällt vielen Menschen – auch denen, die keine Sozialen Ängste haben – schwer und die Neigung, den eigenen Konsum zu bagatellisieren oder herunterzuspielen, ist groß. Viele Menschen trinken zu viel Alkohol und das Trinken ist in unserer Kultur weitestgehend gesellschaftlich akzeptiert. Für die meisten wäre eine kritische Reflexion der Häufigkeit und Menge sinnvoll. Dabei muss auch beachtet werden, dass bei Frauen rein genetisch gesehen bereits mehr als ein kleines Glas Wein (0,2 Liter) oder Bier (0,33 Liter) täglich Körperzellen schädigen kann.

Unabhängig von der Schädigung des Körpers ist es an dieser Stelle hilfreich, sich – möglichst ohne Bewertung – Klarheit zu verschaffen: Was konsumieren Sie, wann und wie viel genau?

Dabei geht es nicht darum, ob Sie Alkoholiker sind oder „riskant“ oder „schädlich“ konsumieren. Viele Angstpatienten trinken Alkohol oder nehmen regelmäßig Cannabis und sehen den Konsum nicht im Kontext ihrer Sozialen Phobie. Auch wenn Sie außerhalb sozialer Situationen konsumieren, stellt der Gebrauch ein Problem dar.

Jeder Konsum kann eine Form von Vermeidungsverhalten darstellen, auch wenn er bewusst vielleicht nicht diese Funktion erfüllt. Oft wird er eingesetzt, um unangenehme Gefühle zu neutralisieren und sich selbst in einen entspannten oder fröhlicheren Zustand zu versetzen. Wenn jemand, der keine psychischen Probleme hat, zu sozialen Anlässen oder zum Feiern konsumiert, ist dagegen zunächst nichts einzuwenden. Bei psychischen Problemen und insbesondere bei Sozialen Ängsten besteht eine komplexe Interaktion zwischen Unsicherheit, Vermeidung, Konsum und weiterem, vielleicht sogar gesteigertem Unwohlsein in sozialen Situationen. Viele Menschen trinken ja bei geselligen Anlässen, um in Stimmung zu kommen und ausgelassener feiern zu können. Das berühmte Glas Sekt bei Einladungen, noch bevor es etwas zu essen gibt, dient als „Eisbrecher". Insbesondere Soziophobikern hilft der Alkohol, die Unsicherheit zu reduzieren und lockerer zu werden. Viele wissen schon gar nicht mehr, wie sich gesellige Situationen ohne Alkohol anfühlen, weil sie meistens trinken, wenn sie mit anderen Menschen zusammenkommen. Wenn sie „mehr" trinken, kann es auch schon bei geringem Konsum nachts oder am nächsten Tag zu leichten, kaum bemerkten Entzugssymptomen mit Schwitzen und Zittern kommen. Diese Symptome können dann wiederum Ängste auslösen oder verstärken. Oft ist es schwer, die Funktionen des Konsums ganz genau herauszufinden. Das einfachste ist: Verzichten Sie am besten während der Durchführung des Selbsthilfeprogramms ganz auf jedweden Konsum. Für viele stellt ein alkoholfreies Bier oder ein anderes leckeres Getränk eine gute Alternative dar. Außerhalb des Programms rate ich Ihnen, Alkohol höchstens in kleinen Mengen zu trinken und an mehreren Tagen in der Woche ganz auf den Konsum zu verzichten. Sollten Sie an dieser Stelle bemerkt haben, dass es Ihnen schwerfällt, nicht oder weniger zu trinken oder zu kiffen, empfehle ich Ihnen, mit Ihrer Ärztin zu sprechen. Sie können auch einen Termin in der Sprechstunde eines Psychotherapeuten ausmachen, um sich beraten zu lassen, ob der Konsum ein Problem darstellt und welche Alternativen es dazu gibt.

11.3 Geregelte Tagesstruktur

Neben regelmäßigen Schlafenszeiten spielen weitere feste Zeitstrukturen und Alltagsrituale für die psychische Gesundheit eine wichtige Rolle. Gönnen Sie sich zum Beispiel morgens nach dem Aufstehen etwas Zeit, sei es, um sich in Ruhe fertig zu machen, zu frühstücken oder in Ruhe ein Heißgetränk zu sich zu nehmen, Zeitung zu lesen, zu meditieren oder noch etwas aufzuräumen, damit es gleich schöner ist, wenn Sie abends nach Hause kommen? Starten Sie rechtzeitig und in Ruhe in den Tag oder hetzen Sie sich bereits morgens ab, weil Sie nicht pünktlich aufgestanden sind? Stellen Sie den Wecker mehrfach in den Snooze-Modus, weil es im Bett noch so gemütlich ist?

Gibt es eine Mittagspause? Wo essen Sie während des Tages und nehmen Sie sich bewusst Zeit dafür? Wie sieht Ihr weiterer Tag aus? Nehmen Sie sich Zeit, wenn Sie nach Hause kommen oder „arbeiten" Sie gleich weiter, indem Sie Einkäufe auspacken, aufräumen, sich um die Kinder kümmern? Haben Sie ein Zeitfenster für sich?

Durchforsten Sie Ihren Alltag, besprechen Sie Punkte, die verbesserungsbedürftig sind, mit Ihrem Partner und der Familie und versuchen Sie, eine für alle möglichst günstige Struktur zu schaffen. Diese betrifft den einzelnen Wochentag, aber auch die Woche insgesamt, die Gestaltung des Wochenendes und der Ferien. Gerade, wenn Sie dabei sind, neues Verhalten einzuüben, ist es wichtig, feste Termine für die Aktivitäten, die Ihnen wichtig sind, einzuplanen. Das meint in der Phase, in der Sie das Selbsthilfeprogramm durchführen, zuallererst die Zeiten, in denen Sie sich selbst reflektieren, beobachten und schriftlich Fragen beantworten, die Übungen planen und durchführen. Das betrifft aber auch feste Zeiten für den Sport oder Ihre Hobbys, für Treffen mit Freundinnen und die Pflege sozialer Kontakte. Wenn Sie eine Soziale Phobie haben, treffen Sie sich möglicherweise zu wenig mit anderen Menschen oder haben zu wenig Freunde und Bekannte. Gerade dann ist es wichtig, sich Zeiten zu reservieren, in denen Sie sich mit anderen Menschen verabreden wollen oder sich zu Aktivitäten anzumelden, bei denen die Möglichkeit besteht, neue Kontakte zu knüpfen. Auch wenn Sie einen Sportverein ausprobieren oder einen Kurs belegen wollen, benötigen Sie Zeit für die entsprechende Recherche und Planung. Führen Sie also spätestens jetzt einen Kalender und planen Sie Schreibtischzeit ein für Ihre Termine, auch die mit sich selbst. Je regelmäßiger diese in Ihrem Wochenplan verankert sind, umso leichter wird es Ihnen fallen, das Geplante auch auszuführen und zu einer Gewohnheit zu machen, die Sie vielleicht irgendwann nicht mehr missen wollen.

11.4 Sport und Bewegung

Es ist wissenschaftlich nachgewiesen, dass Ausdauersport einen positiven Effekt auf die psychische Gesundheit und insbesondere auf depressive und Angststörungen hat. Man sagt, dass regelmäßiger Ausdauersport die Einnahme von Antidepressiva sogar halbiert (z. B. Müller, 2013). Wenn Sie sich das oben beschriebene Stressmodell der Angststörungen (Seite 93 ff.) in Erinnerung rufen, wird der Zusammenhang zwischen Stressabbau und einer Verringerung des körperlichen und psychischen Angsterlebens deutlich. Durch den Ausdauersport kommt es zunächst zu einer Erhöhung des Pulses und im Lauf der Zeit zu einem niedrigeren Puls. Die Atmung wird zunächst aktiviert und auch diese beruhigt sich später. Stress und Angstsymptome werden regelrecht ausgeschwitzt. Es werden körpereigene Hormone ausgeschüttet, die Schmerz lindern. Dabei wird sogar von körpereigenen Cannabioiden (also einem körpereigenen Cannabissystem) gesprochen. Dass Endorphine zu dem Glückseffekt führen, ist wissenschaftlich jedoch umstritten. Stattdessen wird von einem Mix aus Dopamin, Adrenalin und Noradrenalin gesprochen. Vor allem Läufer berichten von einem *Runners High*, einem Flow-Effekt, bei dem sich auch der Rhythmus und die Regelmäßigkeit der Bewegung und der Atmung positiv auswirken. Die Belastbarkeit des Organismus nimmt durch die sportliche Betätigung insgesamt zu. Außerdem steigt das Selbstwertgefühl durch den Sport, insbesondere, wenn man sich Ziele setzt und diese erreicht und die eigene Belastbarkeit erhöht.

Sie müssen jedoch nicht zum Marathonläufer werden, damit der Ausdauersport einen angstlindernden Effekt hat. Sie müssen noch nicht einmal joggen. Wichtiger ist, dass Sie sich einen Sport aussuchen, der Ihnen Spaß macht und den Sie auf Dauer ausüben möchten. Auch dabei ist es wichtig, nicht zu hohe Anforderungen zu stellen, sondern klein anzufangen. Wenn Sie eine Sportart einmal in der Woche regelmäßig ausführen, sei es das Krafttraining im Fitnessstudio, Einheiten auf dem Laufband oder Ergometer oder ein Mannschaftssport in einem Verein (was einen zusätzlichen positiven Effekt auf die sozialen Unsicherheiten hat), stellt das schon einen guten Anfang dar. Auch ein regelmäßiges Workout zu Hause, zu dem Sie nicht einmal die Wohnung verlassen müssen, ist eine Option, wenn es für Sie zu aufwändig ist, zu Ihrem Sporttermin fahren zu müssen. Im Internet gibt es sehr gute Angebote (auch von Krankenkassen), die Sie zum Beispiel bei YouTube finden. Dabei kann auch Yoga schweißtreibend betrieben werden und es hat zusätzlich einen entspannenden Effekt. Wenn Sie zusätzlich einmal in der Woche einen langen Spaziergang machen oder schnell gehen, zählt das auch als Ausdauersport. Damit sind Sie schon bei zwei Einheiten wöchentlich. Wenn sich diese etabliert haben, können Sie sich weiter steigern.

11.5 Ausgewogene Ernährung

Beim Thema gesunde Ernährung kann man zurzeit schon fast von einem Modethema sprechen. Dabei scheint die Gesellschaft immer weiter auseinanderzuklaffen: Während die einen möglicherweise mit ihrer veganen Ernährung, der Diät, dem Intervallfasten und bestimmten Nahrungsmitteln, die nicht mehr gegessen werden, übertreiben, haben andere kaum einen Plan, wann sie was essen möchten. Sie holen sich unterwegs etwas aus einem Laden, vom Bäcker oder aus Selbstbedienungsrestaurants. Dabei ist die Ausgewogenheit wichtig: Wenn Sie sich insgesamt einigermaßen abwechslungsreich und gesund ernähren, ist auch nichts dagegen einzuwenden, wenn Sie sich mal einen Burger gönnen oder ein Fertiggericht essen. Wichtig ist die Regelmäßigkeit, also eine bestimmte Routine in Ihrer Ernährung zu entwickeln. Dabei wären drei Mahlzeiten täglich sinnvoll. Planen Sie ein, wann Sie Mahlzeiten zu sich nehmen wollen und geben Sie sich Zeit dafür. Sei es, um sich morgens ein Müsli oder einen Smoothie zuzubereiten und sich dafür an einen Tisch zu setzen, sei es, sich einen gesunden Mittagsimbiss mitzunehmen und eine ruhige Zeit einzuplanen, um diesen einzunehmen. Das ist gesünder und auch preisgünstiger, als sich etwas aus der Dönerbude zu holen. Außerdem erhöht die Zubereitung von Mahlzeiten die Lebensqualität. Dabei müssen Sie nicht zum Kochprofi werden und aufwändige Mahlzeiten zubereiten. Es gibt auch einfache und gesunde Gerichte. Beachten Sie, dass Sie möglichst viel Gemüse- und Obstportionen zu sich nehmen. Gegen Kartoffeln, Reis und Nudeln ist dann nichts einzuwenden. Für den Eiweißbedarf reichen Milch, Joghurt und ein bis zweimal wöchentlich Fisch. Sie müssen nicht zum Vegetarier werden, sondern können wenig Fleisch essen.

11.6 Bewusster Medienkonsum

Unter Säule 1 „Ausreichend Schlaf" habe ich schon darauf verwiesen, dass es wichtig ist, rechtzeitig vor der Schlafenszeit offline zu gehen, damit Körper und Geist zur Ruhe kommen und sich besser auf den Schlaf vorbereiten können. Ein bewusster Umgang mit Medien ist jedoch nicht nur für den Schlaf wichtig, sondern für ein gesundes Leben insgesamt. Häufig entscheiden wir gar nicht selbst, wie viel Zeit wir mit dem Schauen einer Serie oder dem Surfen im Internet verbringen wollen, sondern lassen uns von den Impulsen „treiben". Wir klagen, dass wir zu wenig Zeit haben und schaffen es nicht, die Dinge zu tun, die wir uns vorgenommen haben. Die meisten Menschen verbringen zu viel Zeit mit Medien. Sie „daddeln" quasi vor sich hin, schauen Serien oder Videos auf YouTube, surfen in sozialen Netzwerken, schauen sich an, was andere gepostet haben, chatten mit Bekannten und verlieren dabei die Zeit und sich selbst aus dem Blick. Ist es das, was Sie machen wollten? Haben Sie sich dazu entschieden, dieses oder jenes Zeitfenster im Internet oder am Handy zu verbringen? Vermutlich nicht. Und dann stellen Sie fest, dass Sie keine Zeit mehr haben für das, was Sie eigentlich tun wollten. Das heißt nicht, dass es nicht in Ordnung wäre, auch mal zu „daddeln" oder Filme zu schauen. Wenn der unachtsame Medienkonsum aber häufig praktiziert wird, führt er zu Unzufriedenheit und Prokrastination. Ganz davon abgesehen, dass er für Menschen mit Sozialen Ängsten auch die Funktion erfüllt, die Zeit eben nicht außer Haus oder mit anderen Menschen zu verbringen. Er stellt auch eine Vermeidung dar. Für Sie als Soziophobiker ist das Thema Medienkonsum daher besonders wichtig: In der Zeit, die Sie vor dem Bildschirm verbringen, müssen Sie keine sozialen Kontakte pflegen! Sie können sich mit Filmen oder Computerspielen leicht von Ihren Sorgen vor einem Treffen ablenken und Gefühle von Einsamkeit und mangelnder Verbundenheit unterdrücken. Vielleicht kommt Ihnen das aus dem Selbsthilfeprogramm bekannt vor. Sich unangenehme Gefühle wegzumachen ist eine Form indirekter Vermeidung.

Wegen des ungesteuerten Medienkonsums klagen viele Menschen über Einsamkeit und das Fehlen von Freunden, auch wenn sie nicht unter Sozialen Ängsten leiden. Wie bei den anderen Säulen auch, geht es nicht darum, den Medienkonsum insgesamt zu verteufeln. Vielmehr ist es wichtig, selbst zu entscheiden, wie viel Zeit Sie womit verbringen wollen. Was ist Ihnen wichtig? Und dann zu beobachten und wahrzunehmen, was Sie wann tun und wie viele Minuten oder Stunden es kostet. Sie können beispielsweise eine Woche lang protokollieren, wie viel Zeit Sie am PC oder Smartphone verbringen. Das wird nicht einfach sein, weil das kurze Checken von E-Mails häufig parallel zu anderen Aktivitäten geschieht. Dadurch kommt es auch zum Multitasking, auf das viele Menschen stolz sind. Der Nachteil ist jedoch, dass wir unaufmerksam sind, weil wir durch die Beschäftigung nebenbei stark abgelenkt sind. Eine Alternative zum Protokollieren des Medienkonsums stellt die bewusste Entscheidung dar: Wie oft am Tag möchten Sie Ihre E-Mails checken? Ist es sinnvoll, die E-Mails auch auf dem Smartphone zu erhalten? Wie ist es mit WhatsApp? Macht es Sinn, das Smartphone zu bestimmten Zeiten des Tages wegzulegen und / oder den Ton auszustellen, um nicht über jede eingehende Nachricht informiert zu werden? Tut es Ihnen gut, bei Facebook oder Instagramm angemeldet zu sein und Nachrichten regelmäßig zu verfolgen oder beschädigt das Ihren Selbstwert und raubt Ihre Zeit? Wenn Sie Filme schauen, dient das Ihrer Belohnung und ist es eine bewusste und begrenzte Aktivität nach Feierabend? Entscheiden Sie die Dauer selbst? Inwieweit lassen Sie sich treiben?

11.7 Pflege sozialer Kontakte

Über die Notwendigkeit, gute soziale Kontakte zu anderen Menschen zu pflegen, haben wir bisher noch nicht ausführlich gesprochen. Es gehört zum Wohlbefinden und zur psychischen Gesundheit dazu, dass die zur Alltagsbewältigung notwendigen sozialen Kontakte einigermaßen gut laufen und nicht zu anstrengend sind. Bekanntschaften und Freundschaften jedoch sind nicht notwendig für die Alltagsbewältigung, wohl aber für das psychische Wohlbefinden. Geselligkeit, ein eher lockerer Kontakt zu Menschen, mit denen Sie die gleichen Interessen teilen, oder ein näherer Kontakt zu Freunden, mit denen Sie sich austauschen und darüber sprechen können, wie es Ihnen geht, stabilisiert und kräftigt uns.

Wenn Sie unter einer Sozialen Phobie leiden (oder gelitten haben), gehören Sie zu der Gruppe, denen soziale Kontakte eher nicht leicht „von der Hand“ gehen. Nun haben

Sie mithilfe des Selbsthilfeprogramms Anregungen und Übungen mit auf den Weg bekommen, wie Sie Ihre Sozialen Ängste abbauen können. Ein wichtiger weiterer Schritt ist, Ihren Bekannten- und Freundeskreis zu erweitern, soziale Kontakte zu knüpfen und zu pflegen. Hier können Sie gleich am Ball bleiben und weiterüben. Auch wenn Sie immer noch das Gefühl haben, dass Sie niemals so extrovertiert sein werden wie manche Menschen, die Sie kennen, wird es auch Ihnen guttun, zumindest eine kleine Zahl von vertrauten Personen in Ihrem Leben zu haben. Aber wie soll Ihnen das gelingen? Wie können Sie zu mehr Menschen Kontakt bekommen oder zu einigen die Beziehung intensivieren?

Zunächst einmal: Sie haben im Rahmen der Expos gelernt, dass es wichtig ist, den Fokus nach außen zu richten und sich für die andere Person zu interessieren. Was interessiert Sie an dem Menschen, den Sie kennengelernt haben? Was wissen Sie bereits von der Person und woran können Sie vielleicht anknüpfen? Wenn Sie irgendwo eingeladen sind und mit anderen Gästen ins Gespräch kommen wollen, fragen Sie, woher die andere Person die Gastgeberin kennt und was sie miteinander verbindet. Es ist auch wichtig, von sich und eigenen Bezügen zu erzählen und sich auszutauschen, um mögliche Gemeinsamkeiten zu finden. Wenn Sie sich unsicher fühlen, ist es manchmal sogar einfacher, sich zu erkundigen und Fragen zu stellen, wobei es natürlich nicht in ein Frage-Antwort-Spiel ausarten soll.

Wenn Sie nicht die Möglichkeit haben, andere Menschen über einen gemeinsamen Bekanntenkreis kennenzulernen, können Sie erst einmal schauen: Wen kennen Sie denn eigentlich schon? Wer ist da in Ihrem Umfeld, bei der Arbeit, über Ihre Kinder oder einen Sport, den Sie ausüben? Als Nächstes können Sie überlegen, welche Themen Sie interessieren und wie Sie über diese Themen andere Menschen kennenlernen können. Wenn es gemeinsame Aktivitäten (Sprachkurs, Volkshochschulkurs, politisches oder gemeinnütziges Engagement, Sport) gibt, könnten Sie initiieren, nach der Aktivität einmal gemeinsam etwas trinken zu gehen. Sie können vorschlagen, dass sich die Nachbarn, die in Ihrem Haus wohnen, einmal treffen. Wenn Ihnen das alles zu schwierig ist und Sie unter Einsamkeit leiden, kann es hilfreich sein, dass Sie sich um andere „kümmern". Das mag vielleicht etwas merkwürdig klingen, weil Sie sich wünschen, dass andere sich mit Ihnen beschäftigen oder sich um Sie kümmern. Wenn Sie sich selbst unsicher und ängstlich fühlen, kann es trotzdem eine gute Möglichkeit sein, beispielsweise eine Patenschaft zu übernehmen: Sie können in Alten- oder Pflegeheimen anrufen und anbieten, sich um einen alten Menschen zu kümmern, ihn einmal wöchentlich zu besuchen, etwas vorzulesen, zu spielen oder Kaffee zu trinken. Sie können recherchieren, ob es irgendwo eine Familie gibt, die Unterstützung benötigt, etwa in Form von Babysitting. Sie können Menschen, die die deutsche Sprache nicht gut beherrschen, anbieten, sie bei Behördengängen zu begleiten. Durch diese Angebote kommen Sie in die Rolle desjenigen, der dem anderen etwas „gibt". Sie werden gebraucht und sind dadurch im Kontakt und können üben, sich mit anderen auszutauschen.

Wie können Sie Kontakte, die Sie bereits haben, vertiefen oder intensivieren? Zunächst einmal ist es gut, wenn Sie sich bestimmte Dinge merken, die im Leben des anderen stattfinden. Sie können sich beispielsweise Geburtstage oder Jahrestage im Terminkalender notieren und dann anrufen oder eine Nachricht schreiben. Wenn Sie gehört haben, dass ein wichtiger Termin ansteht oder die Person aus dem Urlaub zurückkommt, können Sie sich erkundigen, wie es war. Dadurch werden Sie im Leben des anderen präsenter und es besteht die Möglichkeit, dass perspektivisch auch etwas zurückkommt. Im Übrigen ist der Griff zum Telefon eine gute Alternative zum Schreiben von Kurznachrichten. Ich vermute, dass das Telefonieren schwieriger ist als das Schreiben. Das geht heutzutage auch vielen Menschen so, die keine Sozialen Ängste haben. Üben Sie, einfach mal Ihre Bekannten anzurufen und Hallo zu sagen, ganz ohne Grund. Lassen Sie sich nicht entmutigen, wenn nicht sofort etwas zurückkommt.

Weiterführende Literatur

Borowiak, S. (2007): *ALK. Fast ein medizinisches Sachbuch.* Frankfurt: Eichborn.

Carnegie, D. & Hänseler, H. (2011): *Wie man Freunde gewinnt.* Berlin: Fischer.

Lambrou, U. (2017): *Familienkrankheit Alkoholismus. Im Sog der Abhängigkeit.* Reinbek: Rowohlt.

Riemann, D. (2016): *Ratgeber Schlafstörungen.* Göttingen: Hogrefe.

12. Achtsamkeit, Meditation und Entspannungsverfahren

Eigentlich könnten Achtsamkeit, Meditation und Entspannungsverfahren zu den sieben Säulen gesunder Lebensführung hinzugerechnet werden. Jedoch sind mir diese Elemente so wichtig, dass ich sie in einem separaten Kapitel vorstellen möchte.

12.1 Achtsamkeit und Meditation

Achtsamkeit und Meditation beziehe ich in meiner therapeutischen Arbeit regelhaft mit ein. Dabei versuche ich, meine Klientinnen dazu zu motivieren, eine regelmäßige Übungspraxis in den Alltag zu integrieren.

Wir haben bereits von den vielen Ablenkungen und Unachtsamkeiten gesprochen, die starker Medienkonsum mit sich bringt. Das führt dazu, dass verschiedene Aktivitäten gleichzeitig ausgeführt werden wie beim sogenannten Multitasking. Sie ertappen sich bestimmt selbst dabei, dass Sie parallel zum Fernsehen mit Ihrem Smartphone beschäftigt sind und Nachrichten ansehen oder beantworten. Dadurch leben wir in „Parallelwelten". Die Folge ist, dass wir manches gar nicht richtig mitbekommen und unaufmerksam sind. Dadurch nimmt der Raum für Interpretation, kognitive Fehleinschätzungen und Missverständnisse enorm zu. Gerade Sie als Soziophobikerin wissen um die Macht Ihrer Gedanken und Zuschreibungen. Sie glauben Ihren angstbesetzten Befürchtungen, weil Sie nicht mehr richtig hinschauen und Ihre Ängste nicht an der Realität auf ihren Wahrheitsgehalt überprüfen. Sie bleiben in Ihren eigenen Mustern verfangen und können keine neue Erfahrung machen.

Ich kann in der Therapie und auch in diesem Buch viele wichtige Hinweise geben, den Hintergrund der Störung erarbeiten und verstehbar machen, Wege aufzeigen, um aus der Krise herauszukommen. Wie Sie schon im Übungsteil gelesen haben, ist die nicht wertende, also möglichst objektive Selbstbeobachtung ein zentraler Punkt, wenn es darum geht, etwas in Ihrem Leben zu verändern. Aber wie soll das geschehen, wenn man nicht gut wahrnimmt oder nicht bemerkt, was vor sich geht? Wenn man festgefahren ist in Grübeleien und Gedanken, die nicht in eine konstruktive Richtung gehen? Achtsamkeit und Meditation sollen dabei helfen, genau das zu bemerken, was gerade jetzt, in diesem Moment, in Körper und Geist sowie in der Umgebung stattfindet. Die Wahrnehmung ist eine Hauptvoraussetzung für Veränderung oder auch Akzeptanz.

Was genau sind Achtsamkeit und Meditation und gibt es zwischen ihnen Unterschiede?

Achtsamkeit, Mindfulness, Meditation, Achtsamkeitsmeditation … Es hat in den letzten Jahren einen regelrechten Hype um diese Begriffe gegeben. Durch die Digitalisierung und die damit einhergehende Ablenkung „leiden" immer mehr Menschen unter einem unruhigen Geist und es fällt ihnen schwer, sich zu konzentrieren. Da ist es kein Wunder, dass nach Möglichkeiten, mehr zur Ruhe zu kommen und bei sich zu sein, gesucht wird. Die unterschiedlichen Begriffe werden oft synonym gebraucht. Tatsächlich laufen all diese Techniken auf Ähnliches hinaus: Konzentration, Wahrnehmung, Beruhigung unseres so sprunghaften Geistes. Es gibt trotzdem Unterschiede, die ich im Folgenden kurz klären möchte.

Was ist Achtsamkeit (engl. *Mindfulness*)?

Achtsamkeit ist zunächst einmal eine Wahrnehmungsschulung. Es geht darum, im aktuellen Moment zu sein, seinen Körper, seine Gedanken, Gefühle und Sinneseindrücke wie Gerüche, Geräusche, optische Reize wahrzunehmen. Zum Beispiel könnten Sie sich mit all Ihren Sinnen darauf konzentrieren, eine Tasse Tee zu trinken, den Duft zu riechen und die warme Tasse in den Händen zu spüren. Es geht darum, präsent zu sein, nicht abwesend in Gedanken oder überwältigt von Gefühlen. Achtsamkeit kann immer und überall praktiziert werden. Dafür muss man nicht irgendwo in einer stillen Ecke auf einem Kissen sitzen. Das bewusste Wahrnehmen des Moments mit all seinen Facetten wird informelle Praxis genannt. In der formellen Achtsamkeitspraxis geht es auch darum, einen bestimmten Fokus für die Achtsamkeit auszuwählen. Das kann die Atmung sein, aber auch beispielsweise die Welt der Geräusche oder der sogenannte Body Scan. Achtsamkeit wurde vor allem durch den Arzt Jon Kabat-Zinn im Westen bekannt gemacht. Er brachte es aus asiatischen Ländern von buddhistischen Klöstern mit und baute in den USA eine Klinik für Stressbewältigung auf. Dort wies er nach, dass eine regelmäßige Achtsamkeitspraxis einen positiven und heilenden Einfluss auf viele körperliche und psychische Erkrankungen hat. Achtsamkeitsbasierte Verfahren wurden immer mehr in die Verhaltenstherapie integriert und als Teil der dritten Welle der Verhaltenstherapie angesehen.

> „Achtsamkeit bedeutet, sich dem unmittelbaren Augenblick mit einer nicht wertenden, annehmenden Haltung zuzuwenden – dem, was wir gerade tun, ohne in Grübeleien, Erinnerungen oder Zukunftsplänen gefangen zu sein. Man ist einverstanden mit dem, was gerade ist – unabhängig davon, ob eine Situation gerade angenehm oder unangenehm ist."
>
> (Jon Kabat-Zinn, 2013a)

Was ist Meditation?

Mediation ist eine Art Überbegriff für verschiedene Techniken, die ähnliche Auswirkungen haben: Der Geist wird beruhigt, Konzentration und Ausgeglichenheit werden gesteigert. Es gibt unzählige Arten von Meditation, die nicht immer leicht voneinander abzugrenzen sind: Zen, Transzendentale Techniken, Mantra-Singen oder intensives Beten. Meditation beinhaltet immer eine Art Konzentrationsschulung und damit eine Schulung der Fähigkeit, Gedanken und Empfindungen ziehen zu lassen und den Geist zu beruhigen. Man zieht sich zum Meditieren zurück und nimmt sich Minuten oder sogar Stunden Zeit dafür. Manche Formen kommen aus dem Buddhismus und transportieren entsprechende spirituelle Werte. Somit ist der Begriff Achtsamkeit neutraler als der Begriff Meditation. Man kann sagen, dass Achtsamkeit eine Voraussetzung für Meditation ist, aber nicht umgekehrt.

> „Meditation ist aktives Nicht-Tun. Die Meditation ist eine Art von Beschäftigung, wenn nicht gar die einzige, bei der es nicht darum geht, etwas zu erreichen oder irgendwohin zu gelangen, sondern darum, vollkommen da zu sein. Es geht im wahrsten Sinne des Wortes um Da-Sein."
>
> (Jon Kabat-Zinn, 2013b)

Was ist Achtsamkeitsmeditation?

Wenn Achtsamkeit die Themen *präsent sein* und *wahrnehmen* in den Mittelpunkt stellt und Meditation auf *Konzentration* aus ist, dann bedeutet Achtsamkeitsmeditation eine Kombination aus beidem: Sie nehmen sich einige Minuten Zeit und konzentrieren sich auf den aktuellen Moment, auf Ihre Gefühle, den Körper oder auf den Atem. Dabei geht es nicht darum, etwas ändern zu wollen, sondern rein ums Beobachten, ums Nicht-Bewerten, ums Akzeptieren. Dadurch wird Ihre Fähigkeit gesteigert, den aktuellen Moment wahrzunehmen, ohne ständig abwesend in Gedanken zu sein.

Zusammengefasst werden die drei Begriffe Achtsamkeit, Meditation und Achtsamkeitsmeditation oft synonym verwendet und überlappen sich auch in vielerlei Hinsicht. Für die tägliche Meditationspraxis spielt die genaue Bedeutung keine große Rolle. Wenn ich also im Folgenden die Begriffe synonym verwende, meine ich im Wesentlichen die Achtsamkeitsmeditation.

Was ist der Unterschied zu Entspannungsverfahren?

Achtsamkeit und Meditation unterscheiden sich von üblichen Entspannungsverfahren (Progressive Muskelentspannung, Autogenes Training oder auch Atementspannung, siehe Seite 178 ff.): Erklärtes Ziel ist hierbei nämlich nicht das Erreichen von Entspannung und der Abbau von Anspannung oder Angst. Vielmehr ist das Ziel, nichts anderes zu erreichen, als im augenblicklichen Moment gegenwärtig zu sein.

12.2 Die Achtsamkeitsmeditationspraxis im Alltag

Während Sie bei Sport und Bewegung eine regelmäßige Routine entwickeln, sich um die Gesundheit Ihres Körpers zu kümmern, basieren Achtsamkeit und Meditation darauf, einen gesunden und aufmerksamen Geist zu kultivieren. Dabei versteht sich von selbst, dass ein gesunder Körper auch einen wachen und aufmerksamen Geist und ein achtsamer und gesunder Geist einen gesunden und gut versorgten Körper zur Folge hat.

Entscheidend ist bei der Achtsamkeitsmeditation, ähnlich wie bei den anderen beschriebenen Säulen einer gesunden Lebensführung, die Routine, also das regelmäßige Üben. Am wichtigsten ist dabei, einen festen Termin täglich oder an fünf Tagen in der Woche, wenn Sie das Wochenende nicht mit einplanen möchten, zu finden. Dieser Termin sollte in den Tagesablauf integriert und dann möglichst zuverlässig wahrgenommen werden, damit er nicht vergessen wird oder immer wieder neu geplant werden muss. So ein Termin kann z. B. direkt nach dem Aufstehen oder Duschen sein, vor oder nach dem Frühstück oder direkt als erstes, wenn Sie nach Hause kommen. Wenn Sie nicht alleine leben, muss das jedoch abgesprochen sein, damit Sie ungestört sein können. Wenn Sie einen Termin etabliert haben, lassen Sie sich nicht abhalten. Viele Menschen geben schon nach kurzer Zeit wieder auf, weil sie nicht schnell genug Effekte spüren. Oder sie denken, dass es bei ihnen nicht funktioniert, weil die Gedanken zu oft abschweifen und sie sich nicht konzentrieren können oder sich langweilen. Oder sie fühlen sich nicht gut damit, weil sie negative Körperempfindungen und Gefühle, die ihnen vorher nicht bewusst waren, zu merken beginnen, was sie als zu unangenehm oder bedrohlich wahrnehmen. Ich empfehle Ihnen: Bleiben Sie trotzdem dabei! Es ist wie eine eigene kleine Therapie und die perfekte Ergänzung zu Ihrem Selbsthilfeprogramm, mit dem Sie ja auch lernen, schwierige Gefühle anzunehmen und nicht zu unterdrücken, sondern sie so sein zu lassen, wie sie sind, ohne sich davon abschrecken zu lassen.

Wenn Sie anfangen zu meditieren, üben Sie für einige Minuten und fokussieren Sie sich auf den Atem. Später lernen Sie, sich auch einen anderen Fokus zu suchen, z. B. Geräusche zu beobachten oder den Körper wahrzunehmen mit dem Body Scan. Am schwierigsten ist das Praktizieren von Achtsamkeit ohne konkreten Fokus, das sogenannte offene Gewahrsein.

Im Laufe des Tages empfehle ich auch sogenannte „Achtsamkeitshäppchen“: Sie können sich z. B. von Ihrem Handy erinnern lassen, wann es Zeit dafür ist. Dann stellen Sie sich beispielsweise ans geöffnete Fenster, sehen heraus und konzentrieren sich für zehn Atemzüge auf Ihren Atem. Dabei versuchen Sie, Ihre Gedanken kommen und gehen zu lassen und immer wieder zum Fokus zurückzukommen. Wie viele Atemzüge schaffen Sie es, präsent zu sein, ohne mit den Gedanken abzuschweifen? Das ist gar nicht so einfach. Hilfreich ist, die Atemzüge zu zählen: beim Einatmen „eins“ beim Ausatmen „zwei“ und dann insgesamt bis „zehn“ zählen. Dann fangen Sie wieder von vorne an.

Es gibt unzählige Achtsamkeitsratgeber, Meditationsbroschüren, CDs und Audiodateien (z. B. bei YouTube). Es gibt viele Anbieter, die mehrwöchige Achtsamkeitskurse durchführen und entsprechende Materialien ausgeben. Die Anbieter müssen keine Psychotherapeuten sein, um gute Kurse zu geben. Eine einfache und hilfreiche Möglichkeit ist auch, mit dem Smartphone und einer App zu üben. Sie haben Ihre App immer dabei und können sich auch mit Kopfhörern Ihre eigene Achtsamkeitsinsel schaffen. Ich persönliche empfehle zurzeit die App „Headspace“, mit der ich auch selbst Achtsamkeit übe. Da aber ständig neue Apps veröffentlicht werden, kann es Sinn machen, immer mal wieder auszuprobieren, was zu Ihnen persönlich passt.

Über die geführte, formelle Praxis hinaus ist es wichtig, die Achtsamkeit immer mehr in den Alltag zu integrieren (informelle Praxis). Das heißt, dass Sie während Ihres normalen Alltages lernen, in die Gegenwart zu kommen, indem Sie sich für einige Momente auf den Atem, Ihren Körper oder die Geräusche konzentrieren oder auf das, was Sie im Moment gerade tun (den Haushalt machen, duschen, Zähne putzen). Sie können auch achtsam gehen.

Die jetzt folgende Achtsamkeitsübung können Sie sich entweder genau durchlesen und dann aus dem Gedächtnis heraus durchführen. Oder Sie sprechen sich selbst die Anleitung auf Ihr Handy oder bitten jemanden, sie langsam für Sie vorzulesen und dabei als Audiodatei zu speichern.

Achtsamkeit für Anfänger – der Atem

Nimm dir fünf bis zehn Minuten Zeit, in denen du nicht gestört wirst. Gehe in einen ruhigen Raum und stelle dein Handy in den Flugmodus oder auf lautlos.

Mach es dir bequem, setze oder lege dich hin. Mache dir deine Motivation bewusst: Warum möchtest du meditieren? Was versprichst du dir davon?

Nimm den Raum um dich herum mit offenen Augen und einem sanften Fokus wahr. Dann atme mehrere Male bewusst durch die Nase ein und durch den Mund wieder aus. Schicke den Atem in den ganzen Körper. Nimm wahr, an welchen Stellen deines Körpers du deinen Atem besonders gut spüren kannst. Dann schließe sanft die Augen, kehre zu deinem normalen Atemrhythmus zurück und atme durch die Nase ein und aus. Nimm nun den Raum um dich herum mit geschlossenen Augen wahr. Dann höre auf die Geräusche. Suche dabei nichts, sondern lasse alles zu dir kommen. Gehe nun mit der Aufmerksamkeit zurück zum Körper. Scanne deinen Körper vom Kopf bis zu den Füßen, nimm dabei wahr, wie sich der Körper anfühlt. Versuche auch wahrzunehmen, wie deine Stimmung ist: Kannst du bestimmte Gefühle benennen? Dann konzentriere dich wieder auf deinen Atem. Spüre das Heben von Brust und Bauch bei der Einatmung und das Senken bei der Ausatmung. Versuche dabei, jeden Atemzug aufs Neue wahrzunehmen, so, als ob es der erste Atemzug deines Lebens wäre. Sei neugierig zu erfahren, wie sich der Atemzug anfühlt. Wenn deine Gedanken abschweifen, bemerke, dass du abgeschweift bist, und komme sanft wieder zum Fokus zurück. Mache dir keinen Vorwurf, sondern akzeptiere das Abschweifen als normalen Teil der Praxis. Wenn du möchtest, kannst du für dich benennen, ob es ein Gedanke oder ein Gefühl war, wodurch du abgelenkt wurdest. Mache aber keine große Sache daraus, sondern komme wieder zurück zum Fokus.

Zum Beenden der Übung bringe deine Aufmerksamkeit wieder zurück zum Körper und nimm wahr, wie du dich jetzt fühlst. Nimm wieder den Raum um dich herum wahr und beginne, die Hände und Füße leicht zu bewegen. Öffne dann in deinem eigenen Tempo die Augen und räkele dich. Bevor du dich deinen nächsten Aufgaben zuwendest, schaffe einen Übergang, indem du dir bewusst machst, was du als nächstes tun möchtest. Nimm dir vor, heute an drei Situationen des Tages achtsam zu sein.

12.3 Die Atmung

Wahrscheinlich haben Sie schon einmal die Erfahrung gemacht, dass Ihr Atem flach ist, wenn Sie angespannt und ängstlich sind. Die Atmung ist ein vegetativer und unwillkürlicher Vorgang, bei dem die Luft durch Mund oder Nase ein- und ausströmt. Damit verbunden ist die Lungentätigkeit, durch die der Gasaustausch erfolgt: Sauerstoff wird aus der Luft aufgenommen und Kohlendioxid aus dem Blut abtransportiert. Die Lunge, als solches ein passives Organ, das keine Muskeln besitzt und daher nicht selbsttätig atmen kann, wird durch die Atemmuskulatur (hauptsächlich Zwerchfell) bewegt. Die Atemmuskulatur lässt sich willkürlich aktivieren und beeinflusst somit die Atmung. Der Atemrhythmus und der Herzrhythmus bedingen einander: Bei körperlicher Bewegung oder Anspannung beschleunigt sich die Atmung und somit auch die Herzfrequenz, weil der vermehrt notwendige Sauerstoff zu den Organen transportiert werden soll.

Angst und Anspannung führen dazu, dass zu flach geatmet und nicht die gesamte Lungenkapazität genutzt wird. Dadurch kommt es zu einem rascheren, flachen Atmen, was die Herzfrequenz erhöht und dem Körper noch mehr Stress signalisiert. Diese Art der Atmung nennt man Schulter- oder Brustatmung.

Bei der Zwerchfell- oder Bauchatmung dagegen wird die Lunge ausreichend gefüllt und mit Sauerstoff versorgt. Diese Atmung entspricht der normalen Atmung im Ruhezustand. Die Zwerchfellatmung fördert eine natürliche, regelmäßige Atembewegung.

Die Zwerchfellatmung kann während der Übungen als Ressource genutzt werden. Sie hilft, Stress abzubauen, Ängste zu reduzieren und das vegetative Nervensystem zu harmonisieren. Dabei kann die Herzfrequenz gesenkt werden, was zur Beruhigung des gesamten Organismus beiträgt.

Die Zwerchfellatmung

Führen Sie die Übung entweder im Sitzen oder im Stehen durch. Im Sitzen sind eine bequeme Haltung und ein grader Rücken wichtig. Im Stehen achten Sie darauf, Ihr Gewicht gleichmäßig auf die gesamte Fläche der Fußsohlen zu verteilen. Gehen Sie ganz leicht in die Knie und lassen Arme und Schultern entspannt hängen.

Atmen Sie nun durch die Nase aus. Legen Sie Ihre Hände auf den Bauch, dabei können sich die Fingerspitzen berühren. Atmen Sie durch die Nase ein. Dabei hebt sich die Bauchdecke und die Fingerspitzen entfernen sich langsam voneinander. Beim Ausatmen senkt sich die Bauchdecke und die Fingerspitzen treffen wieder aufeinander. Lassen Sie jetzt eine Hand auf dem Bauch und legen eine Hand auf den Brustkorb. Bemerken Sie, wie sich der Brustkorb weniger bewegt als die Bauchdecke. Atmen Sie weiter durch die Nase, langsam, tief und regelmäßig.

Falls Ihnen die Atmung schwerfällt, können Sie das Ausatmen auch stärker betonen. Ziehen Sie dabei die Bauchdecke ein, bis dann das Einatmen automatisch erfolgt. Sie können auch die Bauchdecke beim Ausatmen mit der Hand sanft nach innen drücken. Beim Einatmen achten Sie dann darauf, wie sich die Bauchwand nach außen wölbt. Der Brustkorb sollte sich während der Übung kaum bewegen.

Damit Ihr Körper die Zwerchfellatmung allmählich wieder automatisiert, führen Sie diese Atmung drei bis fünf Minuten pro Tag bewusst aus. Das kann ohne großen Aufwand und ohne großes Aufsehen passieren. Dabei sind untätige Momente wie beispielsweise das Warten an der Kasse oder an der Ampel oder beim Busfahren besonders geeignet.

Sind Atemübungen oder Entspannungsübungen Sicherheitsverhalten?

Wenn das Kernstück bei den Expos als Voraussetzung für die Angstreduktion das Zulassen und Erlauben von Angst ist, sind dann das Trainieren der Atmung, die Übungen zur Außenwahrnehmung (Abschnitt 5.1) und der Einsatz von Emotionsregulationsstrategien (Kapitel 14) nicht Vermeidung oder Sicherheitsverhalten?

Zunächst einmal ist alles gut, was Ihnen hilft, Ihre Angst nicht nur kurzfristig, sondern auch langfristig zu reduzieren. Sie haben ja gelernt, dass das Sicherheitsverhalten die Angst aufrechterhält und verstärkt. Letztendlich ist die Motivation wichtig, aus der Sie etwas „einsetzen“: Setzen Sie z. B. bewusst Ihren Atem ein, damit Sie keine Angst erleben? Oder soll Ihnen die Atmung helfen, den Stress zu reduzieren und Sie dabei unterstützen, eine Übung durchzuführen und damit die Angst auf Dauer zu bewältigen?

„Wer heilt, hat recht.“ Vielleicht haben Sie diesen Satz schon einmal gehört. Somit bewegen wir uns bei den Expos und den Übungen insgesamt immer in dem Spannungsfeld zwischen Akzeptanz und Veränderung.

Der Schlüssel zur Verbesserung Ihres Befindens liegt zum einen in

- der Betrachtung Ihrer Intention („Wobei soll mir der Einsatz von Wahrnehmungslenkung oder Atemübungen etc. jetzt helfen?“)

und zum anderen in

- der „Langfristigkeit“: „Hilft mir diese Strategie auch auf Dauer bei der Bewältigung oder nur kurzfristig zur Bekämpfung der Angstgefühle?“

12.4 Progressive Muskelentspannung

Für manche Menschen mit Angstproblemen, die bisher noch wenig mit Therapie oder Selbsthilfe gearbeitet haben und die sich zu unruhig fühlen, um zu meditieren, kann zunächst das Erlernen eines Entspannungsverfahrens hilfreich sein. Während es in der Achtsamkeits- und Meditationspraxis darum geht, alles wahrzunehmen, was sich in der Gegenwart abspielt, ist das Ziel bei der Progressiven Muskelentspannung oder -relaxation (PME oder PMR), sich gezielt zu entspannen und dadurch den Stress- und Anspannungspegel zu reduzieren.

Die Progressive Muskelrelaxation (PMR) wurde von dem amerikanischen Arzt Jacobson entwickelt. Er fand heraus, dass es bei Stress oder Angst zu einer reflexhaften Anspannung der Muskulatur kommt (sympathische Reaktion des vegetativen Nervensystems). Umgekehrt gilt aber auch, dass eine Lockerung der Muskulatur zu einem Ruhegefühl führt (parasympathische Reaktion). Die Progressive Muskelrelaxation wirkt daher mit intensiver muskulärer Entspannung der Stressreaktion entgegen. Auch hier ist eine tägliche Übungspraxis wichtig, damit der Körper die Entspannungsreaktion lernen kann.

Wenn Sie PME üben, werden in der Langform Schritt für Schritt alle 17 angesprochenen Muskelgruppen zunächst angespannt und danach entspannt.

Probieren Sie die PME zunächst im Liegen. Das ist zum Lernen einfacher. Später können Sie auch im Sitzen praktizieren.

Ablauf der Progressiven Muskelentspannung: Langform im Liegen in 17 Schritten

Bei jeder Muskelgruppe wird der folgende Ablauf in fünf Phasen beachtet:

Phase I: Spüren Sie zunächst die Muskelgruppe, die Sie als nächstes anspannen wollen.
Phase II: Spannen Sie jetzt die jeweilige Muskelgruppe an und spüren Sie die Anspannung.
Phase III: Halten Sie die Anspannung ca. zehn Sekunden.
Phase IV: Lösen Sie die Muskelanspannung.
Phase V: Spüren Sie nach und bleiben mit der Aufmerksamkeit noch etwa 30 Sekunden bewusst bei dieser Muskelgruppe, bevor Sie zur nächsten Muskelgruppe übergehen.

Üben Sie nacheinander die 17 folgenden Muskelgruppen durch. Die Dauer der Übung beträgt insgesamt 20–30 Minuten.

1. Machen Sie mit der rechten Hand eine Faust. Dabei aktivieren Sie Hand und Oberarm.
2. Drücken Sie den rechten Oberarm gegen die Unterlage.
3. Machen Sie mit der linken Hand eine Faust. Dabei aktivieren Sie Hand und Oberarm.
4. Drücken Sie den linken Oberarm gegen die Unterlage.
5. Ziehen Sie die Augenbrauen hoch. Dabei aktivieren Sie die Stirn.
6. Kneifen Sie die Augen zu. Dabei aktivieren Sie die Wangenpartie und die Nase.
7. Beißen Sie die Zähne aufeinander und ziehen Sie die Mundwinkel nach außen. Dadurch werden die untere Wangenpartie und der Kiefer aktiviert.
8. Ziehen Sie das Kinn nach unten. Dadurch werden Nacken und Hals aktiviert.
9. Ziehen Sie die Schulterblätter nach hinten zueinander und drücken Sie sie auf die Unterlage. Dadurch werden Brust, Schultern und oberer Rücken aktiviert.
10. Spannen Sie den Bauch an, indem Sie den Bauch nach innen ziehen und versuchen, ihn festzumachen. Dadurch wird die Bauchmuskulatur aktiviert.
11. Kneifen Sie das Gesäß zusammen und ziehen den Beckenboden oder das Steißbein nach innen und oben. Dadurch werden die Gesäßmuskeln aktiviert.
12. Drücken Sie die rechte Kniekehle nach unten. Dadurch wird der rechte Oberschenkel aktiviert.
13. Ziehen Sie die rechte Fußspitze nach oben. Dadurch wird der rechte Unterschenkel aktiviert.

14. Krallen Sie die rechten Zehen ein und ziehen Sie sie zum Körper. Dadurch wird der rechte Fuß aktiviert.
15. Drücken Sie die linke Kniekehle nach unten. Dadurch wird der linke Oberschenkel aktiviert.
16. Ziehen Sie die linke Fußspitze nach oben. Dadurch wird der linke Unterschenkel aktiviert.
17. Krallen Sie die linken Zehen ein und ziehen Sie sie zum Körper. Dadurch wird der linke Fuß aktiviert.

Gegebenenfalls wiederholen Sie die angesprochene Muskelgruppe noch einmal.

Die Progressive Muskelentspannung, wenn sie gut gelernt und regelmäßig praktiziert wird, hilft dabei, Spannungen zu lösen und die Wahrnehmung für den Körper zu verbessern. Auch dafür ist eine regelmäßige Praxis wichtig. Es gibt Broschüren und CDs von den Krankenkassen, aber auch YouTube-Dateien, mit deren Anleitung Sie üben können. Um die PME zu lernen, sollten Sie sie für vier Wochen täglich üben. Wenn Sie sie gut beherrschen, können Sie sie auch im Sitzen durchführen. Es ist auch möglich, einzelne Muskelgruppen zusammenzufassen und dadurch die Zeit, die Sie für die PME benötigen, zu verkürzen.

Man spricht bei der langen Version von 17 Schritten und bei der verkürzten Version von sieben. Die verkürzte Form stelle ich im Folgenden so vor, dass Sie sie im Sitzen durchführen können. Die verkürzte PME dauert ca. zehn Minuten.

Ablauf der Progressiven Muskelentspannung: Kurzform im Sitzen in sieben Schritten

1. Machen Sie mit der rechten Hand eine Faust und drücken Sie gleichzeitig den rechten Oberarm an den Körper.
2. Machen Sie mit der linken Hand eine Faust und drücken Sie gleichzeitig den linken Oberarm an den Körper.
3. Runzeln Sie gleichzeitig die Stirn (Augen zusammenkneifen), rümpfen Sie die Nase und ziehen Sie die Mundwinkel nach oben (grinsen).
4. Ziehen Sie das Kinn Richtung Kehlkopf, damit sich ein Doppelkinn bildet. Die Halswirbelsäule ist dabei grade und die Muskeln auf der Halsvorderseite verkürzen sich.
5. Ziehen Sie die Schultern hoch und die Schulterblätter nach hinten, machen Sie den Bauch fest und kneifen Sie die Gesäßmuskeln zusammen.
6. Ziehen Sie im Sitzen die Zehen des rechten Beines an und heben das gestreckte Bein.
7. Ziehen Sie im Sitzen die Zehen des linken Beines an und heben das gestreckte Bein.

12.5 Autogenes Training

Abschließend möchte ich Ihnen das Autogene Training vorstellen, von dem Sie sicher schon gehört haben. Es wurde vor 90 Jahren aus der Hypnose heraus entwickelt mit dem Ziel, es selbst, ohne Anleitung von außen, erlernen zu können. Es wird auch „Selbsthypnose“ oder „Autosuggestion“ genannt. Das Autogene Training versucht, körperliche und seelische Beschwerden zu lindern und hilft dabei, sich selbst in einen Zustand der Entspannung zu versetzen.

Man unterscheidet zwischen Grund- und Oberstufe. Bei der Grundstufe, die ich im Folgenden vorstellen möchte, werden körperliche Vorgänge beeinflusst. Dabei versuchen Sie, sich ausschließlich auf Ihren Körper zu konzentrieren. Ziel ist das Erlangen physischer und psychischer Entspannung mittels einfacher autosuggestiver Formeln. Durch die mehrfach wiederholten formelhaften Sätze kommt es zu einem Entspannungszustand, Erholung, Selbstregulation gestörter Körperfunktionen, Leistungssteigerung und Reduktion des Schmerzerlebens.

Voraussetzung ist eine ruhige Körperhaltung im Liegen oder im Sitzen, in der die Muskeln völlig entspannen können. Die aus kurzen formelhaften Vorstellungen bestehenden Übungen müssen von dem Üben mehrmals konzentriert im Geiste vorgesagt werden. Dabei wird die Aufmerksamkeit in die angesprochene Region des Körpers geschickt. Die „einfache“ Version des Autogenen Trainings besteht aus sechs Übungen, die in der Regel nacheinander durchgeführt werden. Auch das Autogene Training muss regelmäßig, also im besten Fall täglich oder fast täglich, geübt werden, um den entspannenden Effekt zu erzielen.

Autogenes Training

Eine einleitende Funktion hat die Ruhetönung. Sie dient zur Beruhigung und soll die Konzentration stärken. Schließen Sie die Augen und stellen Sie sich den Schriftzug „Ich bin ganz ruhig, gelassen und gelöst und nichts kann mich stören“ vor. Sie können die Aussage auch abwandeln und sagen: „Ich bin ganz ruhig, gelassen und gelöst und fühle mich wohl und entspannt“. Diesen Satz sagen Sie sich immer im Anschluss an die Übung eines Körperteils.

Die einzelnen Bestandteile des Trainings sind folgende sechs Schritte, die Sie sich mehrfach sagen:

1. Die **Schwere-Übung** kann nach einigem Training ein Schweregefühl in den gewünschten Körperteilen auslösen.
   - **Arme**
     Sagen Sie sich gedanklich: „Die Arme sind ganz schwer."
     Wiederholen Sie diesen Satz sechsmal und konzentrieren Sie sich dabei auf das Schweregefühl in den Armen.
     Schließen Sie die Ruhetönung an.
     Wiederholen Sie den Satz „Die Arme sind ganz schwer" sechsmal.
     Schließen Sie die Ruhetönung an.
   - **Beine**
     Dann folgt die Schwereübung in den Beinen. Sagen Sie sich gedanklich: „Die Beine sind ganz schwer." Wiederholen Sie diesen Satz sechsmal und konzentrieren Sie sich dabei auf das Schweregefühl in den Beinen.
     Schließen Sie die Ruhetönung an.
     Wiederholen Sie den Satz „Die Beine sind ganz schwer" sechsmal.
     Schließen Sie die Ruhetönung an.
   - **Arme und Beine**
     Dann folgt die Schwereübung in Armen und Beinen. Sagen Sie sich gedanklich „Arme und Beine sind ganz schwer." Wiederholen Sie diesen Satz sechsmal und konzentrieren Sie sich dabei auf das Schweregefühl in den Beinen.
     Schließen Sie die Ruhetönung an.
     Wiederholen Sie den Satz „Arme und Beine sind ganz schwer" sechsmal.
     Schließen Sie die Ruhetönung an.

2. Die **Wärme-Übung** fördert die Durchblutung der Gliedmaßen.
   - **Arme**
     Sagen Sie sich gedanklich „Die Arme sind ganz warm" oder „Die Arme sind strömend warm". Wiederholen Sie diesen Satz sechsmal und konzentrieren Sie sich dabei auf das Wärmegefühl in den Armen.
     Schließen Sie die Ruhetönung an.
     Wiederholen Sie den Satz „Die Arme sind ganz warm" sechsmal.
     Schließen Sie die Ruhetönung an.
   - **Beine**
     Dann folgt die Wärmeübung in den Beinen. Sagen Sie sich gedanklich „Die Beine sind ganz warm". Wiederholen Sie diesen Satz sechsmal und konzentrieren Sie sich dabei auf das Wärmegefühl in den Beinen.
     Schließen Sie die Ruhetönung an.
     Wiederholen Sie den Satz „Die Beine sind ganz warm" sechsmal.
     Schließen Sie die Ruhetönung an.

- **Arme und Beine**
  Dann folgt die Wärmeübung in Armen und Beinen. Sagen Sie sich gedanklich „Arme und Beine sind ganz warm". Wiederholen Sie diesen Satz sechsmal und konzentrieren Sie sich dabei auf das Wärmegefühl in Armen und Beinen.
  Schließen Sie die Ruhetönung an.
  Wiederholen Sie den Satz „Arme und Beine sind ganz warm" sechsmal.
  Schließen Sie die Ruhetönung an.

3. Die **Atem-Übung** steigert die Entspannung durch gezielte Atemtechnik. Sagen Sie sich „Mein Atem fließt frei und leicht". Hierbei sollten Sie jedoch nicht gezielt länger ein- und ausatmen. Lassen Sie Ihren Atem so fließen, wie es der Rhythmus Ihres Körpers vorgibt und er wird sich ganz von alleine beruhigen.
   Wiederholen Sie den Satz „Atem fließt frei und leicht" sechsmal.
   Schließen Sie die Ruhetönung an.
   Wiederholen Sie den Satz „Atem fließt frei und leicht" sechsmal.
   Schließen Sie die Ruhetönung an.

4. Die **Herz-Übung** besteht aus der Konzentration auf das ruhige Kreisen des Herzstroms im Körper. Stellen Sie sich den Wortlaut „Mein Herz schlägt ruhig und regelmäßig" vor. Wenn Sie Probleme damit haben, sich das Herz vorzustellen oder das unangenehm für Sie ist, können Sie auch sagen „Blutstrom kreist ruhig und gleichmäßig". Wiederholen Sie den Satz sechsmal.
   Schließen Sie die Ruhetönung an.
   Wiederholen Sie den Satz noch einmal sechsmal.
   Schließen Sie die Ruhetönung an.

5. Die **Sonnengeflechts-Übung** konzentriert sich auf das Zentrum des Bauches. Sagen Sie sich „Mein Leib ist strömend warm".
   Wiederholen Sie den Satz sechsmal.
   Schließen Sie die Ruhetönung an.
   Wiederholen Sie den Satz noch einmal sechsmal.
   Schließen Sie die Ruhetönung an.

6. Die **Kopf-Übung** hilft beim Wachbleiben und zur Konzentrationsverbesserung. Sie bereitet auf das Ende der Übungssequenz vor. Sagen Sie sich „Der Kopf ist klar, die Stirn ist kühl."
   Wiederholen Sie den Satz sechsmal.
   Schließen Sie die Ruhetönung an.

Zum Abschluss der Übung sagen Sie sich: „Ich beende nun die Übungen des Autogenen Trainings und habe Entspannung und Gelassenheit bekommen." Sie können sich für den Abschluss auch einen für Sie passenden Satz auswählen, z. B. „Erfrischt und gut drauf, steh ich gleich auf". Danach sagen Sie sich einmal mit Nachdruck „Arme fest! Tief Luft holen! Augen auf!" und strecken sich kräftig. Das ist wichtig, um wieder ganz wach zu werden und aus dem tranceähnlichen Zustand zu kommen.

Wenn Sie das Autogene Training beherrschen, haben Sie die Möglichkeit, es abzukürzen, also nicht den kompletten Durchgang der einzelnen Bausteine zu wiederholen. Nach langer Erfahrung kann es sogar gelingen, dass Sie sich Ruhe, Schwere, Wärme, Atem, Herz und Kopf einfach nur vorstellen und die Reaktion des Körpers schon einsetzt.

Es gibt viele Abwandlungen des Autogenen Trainings. Wie bei der Achtsamkeit und der Progressiven Muskelentspannung ist die regelmäßige Übung notwendige Voraussetzung für die Wirkung. Es gibt es zahlreiche Ratgeber, Broschüren und Downloads (z. B. bei Krankenkassen oder YouTube. Empfehlenswert ist auch das Besuchen eines Kurses, zum Beispiel bei der Volkshochschule.)

Weiterführende Literatur

Kabat-Zinn, J. (2013a): *Achtsamkeit für Anfänger.* Freiburg: Arbor.

Kabat-Zinn, J. (2013b): *Gesund durch Meditation. Das große Buch der Selbstheilung mit MBSR.* München: Knaur.

Hainbuch, F. (2015): *Progressive Muskelentspannung.* München:Gräfe & Unzer.

Grasberger, D. (2014): *Autogenes Training.* München: Gräfe & Unzer.

Ulleitner, A. (2020): *Atme dich gesund. Wie Sie den Erfolgsfaktor Sauerstoff richtig nutzen, um Ihren Parasympathikus richtig zu unterstützen.* Independently published.

13. Soziale Kompetenz verbessern

Wir haben in diesem Buch schon an mehreren Stellen über soziale Kompetenz gesprochen. Defizite in der sozialen Kompetenz spielen eine Rolle bei der Entstehung der Sozialen Phobie und können die Folge der Vermeidung sozialer Interaktionen sein, weil diese nicht praktiziert oder geübt werden. Dadurch gehen Kontakte zu anderen Menschen nicht mehr so leicht „von der Hand". Wenn Sie Literatur zur Förderung der sozialen Kompetenz suchen, ist es gar nicht leicht, passende Titel zu finden: Die meisten verfügbaren Bücher sind für den beruflichen Kontext geschrieben und wie man „sozial kompetent erscheint" oder „andere beeinflusst" und das erreicht, was man möchte. Aber genau das wollen wir hier nicht, denn es geht ja darum, authentisch und ehrlich sich selbst und anderen gegenüber zu sein. Bei den komplexen Expos, die ich Ihnen in Teil II dieses Buches vorgestellt habe, handelte es sich auch schon um Übungen, die ebenfalls eine Verbesserung der sozialen Kompetenz zur Folge haben. Bei dem, was ich Ihnen im Folgenden vorstelle, kann ich meistens nur beschreibend bleiben, weil die Arbeit an der sozialen Kompetenz so individuell ist, dass es unmöglich ist, auf jede relevante persönliche Fragestellung einzugehen. Sie können bei der Lektüre aber für sich überprüfen, ob das Thema für Sie relevant ist und Sie sich weiter vertieft damit auseinandersetzen wollen. Ich werde Ihnen am Ende des Kapitels wieder Literaturtipps geben.

13.1 Was ist soziale Kompetenz?

Psychisches Wohlbefinden ist neben vielen anderen Faktoren besonders davon abhängig, wie gut es gelingt, befriedigende Kontakte zu anderen Menschen aufzunehmen und in sozialen Interaktionen eigene Bedürfnisse und Wünsche zu äußern und erfüllt zu bekommen. Unter sozialer Kompetenz verstehen wir die Verfügbarkeit von Verhaltensweisen, um angemessene Kompromisse zwischen eigenen Ansprüchen und sozialer Anpassung zu finden. Das klingt vielleicht erst einmal etwas kompliziert. Einfacher gesagt: Soziale Kompetenz heißt, dass wir unsere Bedürfnisse im Umgang mit anderen Menschen einbringen und manchmal auch durchsetzen, gleichzeitig aber auch die Wünsche und Bedürfnisse anderer Menschen wahrnehmen und uns selbst zurücknehmen können. Dabei geht es also weder darum, nur die eigenen Interessen zu sehen und durchzusetzen, noch darum, immer nur nachzugeben, sondern einen möglichst „geräuschlosen" und befriedigenden Umgang mit anderen Menschen zu finden. Das ist gar nicht so einfach und es sind viel Fingerspitzengefühl, Einfühlungsvermögen, Selbstvertrauen und Übung nötig! Sind diese

Fertigkeiten nicht stark oder umfassend genug ausgeprägt, können Missverständnisse und Konflikte auftreten oder der Kontaktaufbau zu anderen Personen erschwert werden. Viele Menschen beschäftigen sich sehr mit ihren Beziehungen zu anderen und sie denken oft darüber nach. Dass zwischenmenschliche Beziehungen wichtig sind, werden wohl die meisten bestätigen, unabhängig davon, ob sie psychische Probleme haben oder nicht. Seien es Bekanntschaften, Freundschaften, Partnerschaften oder der Kontakt zu verschiedenen Familienmitgliedern, zu Kolleginnen oder zu Nachbarn: Überall haben wir mit anderen Menschen zu tun. Und geglückte Kontakte welcher Art auch immer, können uns erfreuen; genauso, wie „misslungene" Interaktionen uns die Laune verhageln können. Manchmal fragen wir uns, was wir falsch gemacht haben, wenn sich die Atmosphäre zwischen uns und anderen Bezugspersonen plötzlich abgekühlt hat. Besonders wichtig sind uns natürlich unsere *Significant Others:* Auf die sind wir nämlich in unserem Wohlbefinden besonders angewiesen. Meistens jedoch können wir Probleme mit anderen oder Konflikte klären, indem wir sie ansprechen und sie durch Absprachen und gegenseitiges Entgegenkommen aus dem Weg räumen. Und wenn wir das nicht alleine schaffen, gibt es zumeist andere Menschen, die wir um Rat fragen können und die uns einen Tipp geben. Denn von außen hat man oft einen unverstellteren Blick, als wenn man selbst betroffen ist und den Wald vor lauter Bäumen nicht mehr sieht. Sind die sozialen Kontakte zu schwierig, zu konfliktreich, laufen wir immer in dieselben Fallen, beginnen uns zurückzuziehen, um uns zu schützen. Wir ordnen uns unter, stellen eigene Anliegen zurück und setzen die Interessen des anderen (z. B. des Arbeitgebers) an erste Stelle und geraten in eine Überforderungssituation. Oder wir sehen rot, fühlen uns übersehen, gemaßregelt oder ungerecht behandelt. Vielleicht reagieren wir dann, indem wir wütend werden, Streit suchen und uns um jeden Preis durchsetzen wollen. Dabei verlieren wir die Perspektive des anderen aus dem Blick. Je nachdem, wie oft unlösbare Konflikte auftreten oder chronisch werden, kann es zu psychischen Folgeproblemen kommen. Das bekannteste Beispiel dafür ist das sogenannte Burnout-Syndrom. Wenn jemand „ausbrennt", hat das oft den Grund, dass er sich nicht abgrenzen kann und bei der Arbeit oder in anderen Anforderungssituationen mehr übernimmt, als er kräftemäßig zu leisten imstande ist. Dann können psychische Symptome, wie zum Beispiel depressive Störungen, verschiedene Arten von Ängsten, wie beispielsweise die Soziale Phobie, oder psychosomatische Störungen auftreten.

13.2 Wie hängen soziale Kompetenz und Soziale Phobie zusammen?

Was ist nun der Unterschied zwischen Soziophobikerinnen und Menschen, die Defizite in ihrer sozialen Kompetenz haben? Während die ersteren Angst vor bestimmten sozialen Interaktionen haben, wissen Menschen, deren soziale Kompetenzen nicht ausreichen, nicht, wie ein bestimmtes Verhalten „geht", ohne sich deshalb automatisch in sozialen Situationen ängstigen zu müssen. Sie wissen quasi nicht, wie sie sich in bestimmten sozialen Situationen verhalten sollen. Manchmal sind es nur ganz vereinzelt Situationen, die schwer fallen, vielleicht einfach deshalb, weil man sie noch nicht geübt hat, weil sie selten vorkommen. Wer zum Beispiel plötzlich befördert und Führungskraft wird und in der Folge Mitarbeiterinnen anleiten, an sie delegieren und sie auf konstruktive Weise kritisieren soll und dabei noch eine gute Arbeitsbeziehung aufbauen möchte, stößt schnell an seine Grenzen. Für solche Situationen gibt es dann Coachings oder Führungskräftetrainings. Es lässt sich eine Vielzahl von sogenannten Schwellensituationen im Leben aufzählen, in denen man durch eine neue Rolle vor Herausforderungen gestellt wird, in die man erst einmal hineinwachsen muss. Davon können auch „frisch gebackene" Eltern erzählen, die mit ihren Kindern mitwachsen und parallel zu der Entwicklung ihrer Kinder ihre eigenen Kompetenzen im Umgang mit immer neuen Herausforderungen weiter entwickeln müssen. Und ganz nach dem Motto „Man lernt nie aus" oder „Leben heißt lernen" werden dann die sozialen Kompetenzen durch Übung und durch gute Ratgeber in der Familie oder im Freundeskreis nach und nach aufgebaut. An jeder „Schwellensituation" oder bei neuen Herausforderungen ist jedoch auch immer ein Risiko gegeben, dass die eigene Fähigkeit, Neues dazuzulernen, überstrapaziert werden kann. Dann kann es zu psychischen Problemen verschiedener Natur kommen.

Der Zusammenhang zwischen der sozialen Kompetenz und der Sozialen Phobie ist komplex: Sie können eine Soziale Phobie haben und trotzdem über gute soziale Kompetenzen verfügen. Das ist möglicherweise bei Ihnen der Fall, wenn Sie nur in bestimmten Situationen mit sozialen Ängsten reagieren (beispielsweise bei Präsentationen oder öffentlichen Reden). In Ihren Kontakten und Beziehungen zu anderen Menschen haben Sie keine Probleme oder jedenfalls keine größeren als die meisten anderen Menschen auch. Jeder Mensch ist auch mal sozial unbeholfen und weiß manchmal nicht, wie er sich in bestimmten Situationen verhalten soll.

Defizite in der sozialen Kompetenz können aber auch eine Rolle spielen und für die Entwicklung der Sozialen Phobie der „Nährboden" sein. Das ist zum Beispiel dann der Fall, wenn jemand nicht Nein sagen oder sich nicht abgrenzen kann und dadurch in eine Überforderung und chronischen Stress gerät und dann Ängste entwickelt.

Oder wenn eine Person nicht weiß, wie sie mit anderen Menschen ins Gespräch kommen kann und in der Folge beispielsweise Angst bekommt, auf Partys zu gehen.

Soziale Kompetenzdefizite können auch durch die Vermeidung sozialer Situationen sekundär entstehen. Ein bestimmtes sozial kompetentes Verhalten wird daher nicht geübt und dadurch entweder nicht gelernt oder wieder verlernt.

Soziale Kompetenzdefizite spielen nicht nur bei der Entstehung oder bei den Folgen einer Sozialen Phobie eine Rolle, sondern sind auch auf vielfältige Weise bei allen anderen psychischen Störungen oder Erkrankungen, wie depressiven Störungen und anderen Angststörungen, ein Problem. Deshalb wurden soziale Kompetenztrainings entwickelt.

Die Unterscheidung zwischen selbstsicherem, unsicherem und aggressivem Verhalten

Viele Menschen haben auch Angst davor, „aggressiv" rüberzukommen, wenn sie ehrlich ihre Interessen vertreten. Sie können nicht unterscheiden: Welches Verhalten ist unsicher, welches ist selbstsicher und welches ist aggressiv.

Anhand von Tabelle 13.1 können Sie selbst schauen, wie Sie sich in den entsprechenden Situationen einschätzen. Wenn Ihnen das schwerfällt, versuchen Sie, jemanden in Ihrer näheren Umgebung zu fragen, wie er oder sie Sie wahrnimmt.

	sicher	unsicher	aggressiv
Stimme	angemessen laut, klar und deutlich	leise und zurückhaltend	unangenehm laut oder bedrohlich leise
Formulierung	eindeutig	unklar, vage	drohend, beleidigend, unempathisch
Inhalt	präzise Begründungen, eigene Bedürfnisse werden berücksichtigt, Gefühle können klar ausgedrückt werden	überflüssige Erklärungen, eigene Bedürfnisse und Gefühle werden nicht (direkt) geäußert, es wird eher von „man" als von „ich" gesprochen	keine Erklärungen, Rechte anderer werden ignoriert
Gestik, Mimik	entspannt, Blickkontakt, unterstreichende Gesten	angespannt, kein Blickkontakt	kein Blickkontakt oder anstarren

	sicher	unsicher	aggressiv
Wirkung	Gegenüber fühlt sich auf gleicher Augenhöhe	Gegenüber fühlt sich überlegen oder bemitleidet die Person sogar	Gegenüber fühlt sich eingeschüchtert oder provoziert

Tabelle 13.1: Kriterien für sicheres, unsicheres und aggressives Verhalten (nach Hinsch & Wittmann [2010])

Vielleicht haben Sie ja auch bei sich feststellen können, dass Sie befürchten, aggressiv zu wirken, wenn Sie sich selbstsicher und sozial kompetent verhalten. Allein das ist schon eine wichtige Beobachtung.

13.3 Soziales Kompetenztraining

Weil der Aufbau sozialer Kompetenzen bei allen psychischen Störungen eine wichtige Rolle spielt, wurden viele entsprechende Programme, die auch standardmäßig in psychiatrischen oder psychosomatischen Kliniken durchgeführt werden, entwickelt. In den Anfangszeiten der Verhaltenstherapie wurden auch Soziophobiker schwerpunktmäßig mit einem Sozialkompetenztraining (SKT) behandelt.

Zunächst geht es beim SKT um den Aufbau von Basisfertigkeiten. Diese haben Sie bereits im Rahmen des Selbsthilfeprogramms durch die Übungen kennengelernt: Blickkontakt aufnehmen und halten, Ansprechübungen, ein Gespräch beginnen und ein Gespräch wieder beenden – all das sind sogenannte Basisfertigkeiten im Aufbau sozialer Kompetenzen. Nur ist der Blickwinkel beim SKT ein anderer als bei der Angstbewältigung: Beim SKT wird gelernt, wie bestimmte Verhaltensweisen „gehen" oder funktionieren, und bei der Expo geht es darum, sich mit den eigenen Ängsten auseinanderzusetzen und das Vermeidungs- und Sicherheitsverhalten abzubauen. Wahrscheinlich ist Ihnen durch die Durchführung des Selbsthilfeprogramms auch schon bewusster geworden, an welcher Stelle Sie, auch unabhängig von den Ängsten, Schwierigkeiten haben. Wenn Sie beispielsweise Ansprechübungen machen sollten, haben Sie sich vielleicht gefragt, welche Worte Sie wählen können und es ist Ihnen einfach nicht der „passende" Text eingefallen.

Petra hatte ausgesprochen starke Schwierigkeiten, in Beziehungen ihre Bedürfnisse wahrzunehmen und zu äußern. Im Beruf gelang ihr das ganz gut, weil das von ihr erwartet wurde. Da konnte sie eine bestimmte Rolle einnehmen: Es handelte sich ja nicht um ihre eigenen Interessen, sondern um die der Firma, bei der sie arbeitete.

Besonders schwierig war es für Petra, sich von ihrer Mutter, die ihr bei der Kinderbetreuung half, abzugrenzen. Die Mutter war sehr übergriffig und wusste alles besser. Wenn die beiden zusammen waren, musste alles so gemacht werden, wie die Mutter es wollte. Auch von ihrem Mann forderte sie keine Unterstützung bei der Betreuung der gemeinsamen Tochter. Sie wusste nicht, wie sie das machen konnte. Für Petra war es also wichtig, zusätzlich zur Bewältigung ihrer Ängste an ihren sozialen Kompetenzen zu arbeiten.

Schwieriger als die Basisfertigkeiten sind aber für die meisten Menschen komplexere soziale Kontakte oder Interaktionen mit anderen. Denn dabei geht es darum, eigene Wünsche und Gefühle zum Ausdruck zu bringen, Bedürfnisse zu äußern, eigene Ziele zu erreichen und sich dabei auch einmal durchsetzen zu können. Gleichzeitig ist es aber für ein gelingendes soziales Zurechtkommen erforderlich, die Gefühle anderer wahrzunehmen und gegebenenfalls die eigenen Wünsche und Bedürfnisse zurückzustellen und Kompromisse zu schließen. Beim Einfühlungsvermögen in Bezug auf andere Menschen sprechen wir von einer wichtigen emotionalen Kompetenz, der Empathie. Wir haben beim Übungsprogramm in Kapitel 4 viel von Innen- und Außenwahrnehmung gesprochen. In dem Zusammenhang habe ich betont, dass die Wahrnehmung eigener Gedanken und Gefühle ein Schlüssel für deren Veränderung und Überwindung sozialer Ängste darstellt.

Petra konnte ihr Gefühl von Ärger und Wut nicht empfinden. Das hatte sie sich im Laufe ihrer Biografie abgewöhnt, weil es in der schwierigen familiären Situation besser war, sich unterzuordnen, um nicht auch noch zum Streit der Eltern beizutragen. Um sich in ihrer Ehe durchzusetzen, sind aber die Gefühle von Ärger und Wut wichtig, weil diese Petra signalisieren, dass ihre „rote Linien“ überschritten wurden.

*

Michael, dem es wichtig war, cool und lässig zu wirken, hatte wenig Gespür für sein Bedürfnis nach Nähe in Beziehungen zu Frauen. Er nahm seine anhängliche, nach Nähe suchende Seite nicht gut wahr und konnte dementsprechend auch keine wirkliche Nähe zu Frauen aufbauen, etwa, indem er mitteilte, wie er sich in der Beziehung fühlte.

Bei der Empathie geht es um die Wahrnehmung und das Erspüren der Gefühle anderer. Je besser und genauer dies gelingt, je mehr Sie verstehen, wie Sie andere Menschen „lesen“ können, desto frühzeitiger können Sie Ihr Verhalten damit in Einklang bringen, für welche Richtung auch immer Sie sich im konkreten Fall entscheiden. Wichtig ist dabei eine möglichst „neutrale“ und nicht bewertende Sicht auf sich und andere einzunehmen, um so wenig wie möglich durch Fehlinterpretationen und die eigene missglückte Zuschreibung oder Fehlinterpretation beeinträchtigt zu sein. Auch das haben Sie bereits im Rahmen der Übungen des Selbsthilfeprogramms geübt.

Je nach Art einer Beziehung zu anderen Menschen sind unterschiedliche soziale Kompetenzen erforderlich. Bei fremden Menschen ist der soziale Kontakt meist auf Basisfertigkeiten begrenzt, weil Gefühle und Bedürfnisse in der Beziehung eine weniger entscheidende Rolle spielen.

Steffi und ihr Partner bauten mit einer Bauunternehmungsfirma ein Haus. Es ging jede Menge schief und sie mussten sich selbst um die Handwerker kümmern. Steffi war nicht in der Lage, ihre Interessen durchzusetzen. Sie war viel zu nett zu den Handwerkern, die das nicht honorierten, sondern ihr auf der Nase herumtanzten und ihre Aufträge nicht nach Absprache ablieferten.

Je näher, bedeutsamer und enger eine Beziehung ist, umso stärker spielt das Bedürfnis, die Beziehung zu erhalten und sogar zu verbessern und zu intensivieren, eine wichtige Rolle. Trotzdem darf es zum Beispiel in einer Partnerschaft nicht darum gehen, es dem anderen immer nur rechtzumachen und sich unterzuordnen oder einen notwendigen Streit aus Angst vor Ablehnung zu vermeiden. Ein gutes Beispiel dafür ist das oben erwähnte Problem von Petra, Wut und Ärger zu empfinden und angemessen zu kommunizieren. Konflikte gibt es überall da, wo Menschen enger miteinander zu tun haben, indem sie zusammenarbeiten, über ein Hobby oder bestimmte Interessen miteinander verbunden, wenn sie befreundet oder Nachbarn sind. Zu einer Interaktion gehört es, die eigene Meinung und eigene Interessen zu vertreten, unterschiedlicher Meinung zu sein oder sich zu streiten, aber auch, sich wieder zu versöhnen. Es ist ein komplexes Zusammenspiel verschiedener Fähigkeiten.

Soziophobikerinnen verfügen oft über gute Fertigkeiten in nahen Beziehungen und pflegen diese auch besonders, weil es ihnen schwerfällt, neue Kontakte zu knüpfen und zu anderen Menschen Kontakt aufzunehmen. Das ist in Ihrem Fall vielleicht eine gute Nachricht.

Auch wenn Ihre sozialen Kompetenzen ausreichend sind, möchte ich im Folgenden ein Soziales Kompetenztraining vorstellen, das in Deutschland sehr bekannt ist und vielfach Verwendung findet. Es ist in vielen Kliniken Teil des Behandlungsprogramms und findet sowohl in Form von Einzel- als auch von Gruppentherapie Anwendung. Es gibt viele Varianten davon und wird auch für Kinder und Jugendliche oder in Schulen im Rahmen des Trainings der Gewaltfreien Kommunikation eingesetzt.

Nach Hinsch & Wittmann (2010) bedeutet soziale Kompetenz, seine Rechte durchzusetzen, soziale Beziehungen aktiv zu gestalten und eigene Gefühle und Bedürfnisse sympathisch zu äußern (vgl. Abbildung 13.1). Viele Menschen haben allerdings bei mindestens einem dieser Punkte Schwierigkeiten und je nach Situationstyp sind unterschiedliche Fertigkeiten erforderlich, um das Gewünschte zu erreichen. Hier setzt das Soziale Kompetenztraining an.

Typ R – Recht durchsetzen: ich groß – du klein
Typ B – Beziehungen: beide sind gleich groß
Typ S – Sympathie werben: ich klein – du groß

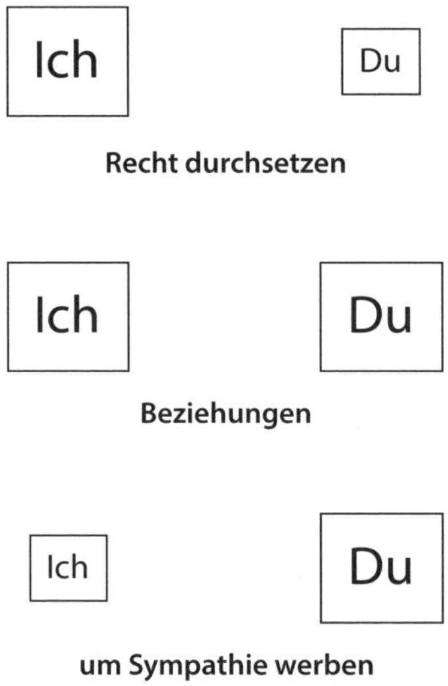

Abbildung 13.1: Drei Situationstypen im Sozialen Kompetenztraining

Sie können bei den drei Gruppen selbst prüfen, wie es bei Ihnen ist: Fallen Ihnen Beispiele ein, bei denen Sie Schwierigkeiten haben, Ihr Recht durchzusetzen, in Beziehungen Ihre Gefühle anzusprechen oder mit Menschen, die Ihnen sympathisch sind, in Kontakt zu kommen?

1. **Recht durchsetzen**
   Das Ziel ist vorrangig die Erfüllung der eigenen Forderung innerhalb gängiger gesellschaftlicher Normen wie beispielsweise das Umtauschen von Mangelware im Geschäft.
   Es geht beim Rechtedurchsetzen darum, von der anderen Person etwas zu bekommen, worauf man ein Recht hat. Wenn Sie zum Beispiel einen bestimmten Artikel bestellt haben und Ihnen wurde zugesagt, dass dieser geliefert wird, haben Sie ein Recht darauf. Die Angelegenheit ist klar. Das heißt, dass Sie beim Rechtedurchsetzen eher „groß“ sind und die andere Person „klein“ (siehe Abbildung 13.1). Auf das Recht zu „pochen“, fällt vielen jedoch sehr schwer.

Steffi hatte Schwierigkeiten damit, ihre Rechte gegenüber der Bauunternehmungsfirma und den Handwerkern durchzusetzen. In der Einzeltherapie haben wir Beispielsituationen herausgegriffen und im Rollenspiel Gespräche mit Handwerkern geübt. Dabei bin ich in die Rolle eines Handwerkers geschlüpft und Steffi hat versucht, mir zu sagen, wann ich die Arbeit fertigstellen soll. Dann wurde die Übung ausgewertet:

- *Was ist gut gelungen?*
- *Was war schwierig?*
- *Was könnte ich (= Steffi) besser machen, weiß aber nicht, wie es geht?*

Im Anschluss übten wir es erneut, auch in vertauschten Rollen. Steffi konnte in der Rolle des Handwerkers gut spüren, dass er sie nicht ernst nahm. Mit zunehmender Übung merkte sie, dass sie sich besser und ernst genommener fühlte. Dafür waren nicht nur die Worte wichtig. Sie musste auch lernen, ihr „Dauerlächeln" abzulegen und ernster zu gucken, wenn es der Situation angemessen war. Auch das Erleben von Ärger und Wut war ein Thema. Diese für Steffi schwierigen Gefühle musste sie kennenlernen, sie sich erlauben und erleben, wie es sich anfühlte, um dann zu überlegen, wie sie sie angemessen zum Ausdruck bringen konnte.

Wenn Sie ähnliche Situationen kennen, die Ihnen schwerfallen, können Sie sie, vielleicht mit einem Freund oder Familienmitglied, im Rollenspiel üben. Zögern Sie dabei nicht, andere um Hilfe oder um Rückmeldung zu bitten. Fragen Sie, wie der oder die andere sich in der Situation fühlen und dann verhalten würde. Überlegen Sie dann, ob diese Reaktion auch für Sie vorstellbar wäre und probieren Sie ein neues Verhalten aus. Wie Sie diese Übungen mit guter Vorbereitung planen können, haben Sie ja bereits gelernt.

Welche Rechte hat denn jeder Einzelne in einer sozialen Interaktion? Nach meiner Erfahrung mit unsicheren und sozial ängstlichen Menschen können diese sich oft gar nicht vorstellen, bestimmte Rechte im Zusammensein mit anderen zu haben. Sie sind manchmal ganz erstaunt, wenn sie hören, dass sie beispielsweise das Recht haben, ihre Meinung zu ändern.

Assertivität bedeutet „Selbstbehauptung". Dabei geht es natürlich nicht darum, dass Sie sich immer „behaupten", also sich durchsetzen müssen. Wie wir schon oben gesehen haben, besteht die Kunst der sozialen Kompetenz darin, Kompromisse zwischen eigenen Bedürfnissen und den Bedürfnissen der anderen zu finden, was bedeutet, sich auch einmal zurücknehmen zu können. Wie geht es Ihnen damit, wenn Sie um etwas bitten oder etwas fordern wollen, beispielsweise bei einer Reklamation, bei einem Umtausch oder beim Umgang mit einem Handwerker? Können Sie Nein sagen und etwas ablehnen, das Sie nicht möchten?

Meinen Klientinnen gebe ich immer die Liste der assertiven Grundrechte als Option, einmal anders über sich und die eigenen Rechte nachzudenken. Schauen Sie doch auch für sich, ob Sie diese „Rechte" als angemessen für sich empfinden können.

Die zehn assertiven Grundrechte

(Angelehnt an die „Bill of Assertive Rights", Smith, 1975)

1. Das Recht, sich selbst eine Meinung über eigenes Verhalten, Gedanken und Gefühle zu bilden.
2. Das Recht, das eigene Verhalten nicht erklären oder entschuldigen zu müssen.
3. Das Recht, selbst zu bestimmen, ob man für die Probleme eines anderen Menschen eine Lösung sucht oder nicht.
4. Das Recht, seine Meinung zu ändern.
5. Das Recht, Fehler zu machen und dafür selbst verantwortlich zu sein.
6. Das Recht zu sagen: Ich weiß es nicht.
7. Das Recht, unlogische Entscheidungen zu treffen.
8. Das Recht zu sagen: Ich verstehe das nicht.
9. Das Recht zu sagen: Das ist mir egal.
10. Es ist nicht nötig, von anderen sympathisch gefunden zu werden, um mit ihnen umgehen zu können.

Die Liste erhebt keinen Anspruch auf Vollständigkeit. Vielleicht gibt es noch andere Punkte, die hier nicht aufgeführt sind? Überlegen Sie doch einmal für sich, welche von den genannten Rechten Sie sich zugestehen und welche Ihnen nicht selbstverständlich sind.

2. **Beziehungen**

   Der zweite Situationstyp, der im Training von Hinsch & Wittmann unterschieden wird, bezieht sich auf Beziehungen. Das Ziel ist hier, die Beziehung zu Lebenspartner, Familie und Freunden aufrechtzuerhalten, zu intensivieren und zu verbessern. In einer Situation vom Typ „Beziehungen" sind beide gleich groß (siehe Abbildung 13.1), das heißt, sie kommunizieren auf Augenhöhe. In einer Beziehung muss zwischen den eigenen Interessen und den Wünschen und Interessen des anderen abgewogen werden. Die Kompetenz in Beziehungen besteht darin, dem Gegenüber die eigenen Gefühle und Bedürfnisse mitzuteilen und dafür zu werben, dass er sie verstehen und nachvollziehen kann. Das Entgegenkommen des anderen basiert auf Freiwilligkeit, denn es besteht kein Recht darauf, die Wünsche erfüllt zu bekommen.

   Wie schon erwähnt, ist die soziale Kompetenz in „Beziehungen" zu Menschen, die uns wichtig sind, am schwierigsten, denn wir wollen die Beziehung erhalten und verbessern. Und wenn wir uns etwas vom anderen wünschen oder sogar fordern, haben wir Sorge, dass der andere uns in Zukunft weniger mag. Kennen Sie das Problem? Ich vermute schon, denn es gibt wahrscheinlich niemanden, der sich noch nicht den Kopf darüber zerbrochen hat, wie er bestimmte für ihn schwierige Themen in der Partnerschaft oder mit einer Freundin thematisieren soll. Wichtig ist für Sie, dass Sie das Thema an dieser Stelle schon einmal gehört haben und dass Sie sich damit beschäftigen und es vielleicht sogar ausprobieren, wichtigen Menschen Ihre Gefühle (und dabei auch die schwierigen wie Ärger oder Verletztheit) freundlich und liebevoll mitzuteilen. Hier macht auch der Ton die Musik! Sie haben ja bereits gelernt, wie Sie Verhaltensexperimente durchführen können: Probieren Sie doch auch einmal für sich aus, wie es ist, in nahen Beziehungen schwierige Themen anzusprechen. Auch hier gehen Sie ja ein Risiko ein und haben wahrscheinlich Befürchtungen. Der Vorteil ist hier jedoch, dass Sie hinterher um Rückmeldung bitten und die Person fragen können, wie es ihr damit ging, dass Sie Ihr Thema angesprochen haben. Wahrscheinlich wird dieses Gespräch die Beziehung intensivieren und zu mehr Nähe führen. Und sollte dies nicht der Fall sein, haben Sie die Übung gemacht! Auch hier ist es wie bei den anderen Verhaltensexperimenten: Sie definieren den Erfolg nicht danach, wie gut es gelaufen ist, sondern danach, dass Sie sich auf den Weg gemacht und angefangen haben, besser für sich zu sorgen.

Petra wünschte sich von ihrem Partner mehr Unterstützung bei der Betreuung des gemeinsamen Kindes. Dieser wollte aber am Wochenende ausschlafen, was dazu führte, dass Petra morgens alleine mit ihrer Tochter aufstand, sich um sie kümmerte und sogar etwas unternahm, bis ihr Mann aufstand. Wenn sie auf ihr Recht nach gemeinsamen Absprachen „gepocht" hätte, wäre es vermutlich zu einem lautstarken Streit gekommen und der Partner hätte noch mehr gemauert. Thema in der Therapie war herauszufinden, welche Gefühle Petra hatte, wenn sie nach einer anstrengenden Woche die Vormittage am Wochenende alleine mit ihrer Tochter verbrachte. Sie schilderte Überforderung, Einsamkeit, das Gefühl, im Stich gelassen zu werden, und auch Ärger. Im Rollenspiel übten wir dann, wie sie diese Gefühle ihrem Partner mitteilen konnte. Petra nahm als Therapieaufgabe aus der Stunde mit, das Gespräch mit ihrem Mann zu suchen. Dieser war bestürzt zu hören, wie es Petra ging. Das hatte er nicht gewusst. Vielmehr hatte er gedacht, dass es Petra wichtig war, die Hauptbezugsperson für ihre Tochter zu sein. Er selbst hatte oft das Gefühl gehabt, die Betreuung nicht so gut zu meistern und war zu der Meinung gekommen, dass Petra sich lieber alleine um das Kind kümmert. Durch das offene Gespräch konnte die festgefahrene Situation geklärt werden. Es kam zu der Aussprache, die eine Vereinbarung über einen anderen Umgang mit der Kinderbetreuung ermöglichte.

3. **Um Sympathie werben**
   Bei diesem Situationstyp geht es darum, von anderen Menschen gemocht zu werden und zum Beispiel durch höfliches Bitten zu erreichen, dass eigene Bedürfnisse erfüllt werden. Wichtig beim Werben um Sympathie ist es, dass in dem Moment die Bedürfnisse des anderen für wichtiger gehalten werden als die eigenen. Das bedeutet, dass man sich etwas kleiner macht, wenn man vom anderen gemocht werden möchte.

   Der bereits erwähnte Michael konnte nicht gut um Sympathie werben, weil er der Meinung war, er müsse immer cool und lässig wirken und so, als ob er vollkommen unabhängig wäre und die Beziehung zu der anderen Person nicht nötig hätte. Das führte dazu, dass die Kontakte distanziert blieben oder Michael in der übergeordneten Rolle war, in der er sich die Probleme der Frau, die er gedatet hatte, anhörte, ohne etwas Persönliches von sich selbst preiszugeben. Auch das wurde in der Therapiesitzung zum Thema, sodass Michael üben konnte, auch Schwächen und Unsicherheiten zu zeigen und zuzugeben. Er war ganz erstaunt, dass er damit sympathischer empfunden wurde und mehr Erfolg bei Frauen hatte als vorher.

   Wie geht es Ihnen mit diesem Thema? Haben Sie schon einmal versucht, sich mit jemandem zu verabreden, den Sie gerne kennenlernen wollten? Wie haben Sie das gemacht? Ist es Ihnen gelungen, „werbend“ auf den anderen zuzugehen und ihm zu sagen, wie schön Sie es sich vorstellen könnten, einen Spaziergang an einem bestimmten Ort zu machen oder dass Sie ihm gerne mal den Stadtteil zeigen möchten, in dem Sie wohnen oder in ein Café zu gehen, das Sie besonders gemütlich finden? Können Sie andere loben oder bestimmte Dinge hervorheben, die Ihnen am anderen gefallen, ein bestimmtes Kleidungsstück beispielsweise? Können Sie Ihre Freude zeigen, wenn Sie auf diesen Menschen treffen, ihn anlächeln oder sogar anstrahlen und sagen, dass Sie sich freuen? Können Sie zum Ausdruck bringen, dass Sie die Person sympathisch oder interessant finden?

Inhalte eines Sozialen Kompetenztrainings im Einzelnen

Bei den oben erwähnten Beispielen handelt es sich um die Erarbeitung von sozialer Kompetenz in der Einzeltherapie, in der wir die Möglichkeit haben, die Übungen zu individualisieren, also auf den einzelnen Betroffenen „zuzuschneiden“. Soziale Kompetenztrainings im Gruppensetting werden zunächst einmal eher standardisiert durchgeführt. Im Laufe der Gruppensitzungen kommt aber auch jede Teilnehmerin mit einem eigenen Thema dran und übt vor der Gruppe in Rollenspielen mit Unterstützung durch die Therapeuten. Rückmeldungen von den Gruppenteilnehmern runden das Ganze ab.

Wenn Sie ein SKT durchführen möchten, müssen Sie nicht unbedingt eine Psychotherapie machen. Sie können ein SKT-Gruppenangebot an ihrem Wohnort finden, indem Sie es im Internet googeln. Sollten Sie in eine psychotherapeutische Sprechstunde gehen, können Sie Tipps bekommen, bei welchen Anbietern Sie das SKT durchführen können.

Beispielsituationen für Übungen in einem SKT

- Gespräche beginnen
- Gespräche aufrechterhalten
- Gespräche beenden
- erwünschte Kontakte arrangieren
- um Gefallen bitten
- Komplimente machen
- Komplimente annehmen
- auf Kontaktangebote reagieren
- positive Gefühle offen zeigen
- die eigene Meinung sagen
- eine andere Meinung oder Vorliebe äußern
- Nein sagen
- Forderungen zurückweisen
- sich abgrenzen
- auf Kritik reagieren
- Änderung bei störendem Verhalten verlangen
- Widerspruch äußern
- Unterbrechungen im Gespräch unterbinden
- sich entschuldigen
- Schwächen eingestehen
- negative Gefühle ansprechen und zeigen können
- unerwünschte Kontakte beenden

Flexibilisierung

Ein wichtiger Aspekt der sozialen Kompetenz ist, dass dem einzelnen Menschen nicht nur eine Reaktionsmöglichkeit zur Verfügung steht, sondern mehrere. Das heißt, dass es schwierig ist, von einem einzelnen „richtigen“ oder sozial kompetenten Verhalten zu sprechen. Welches Verhalten ausgewählt wird, hängt von unzähligen Faktoren ab, wie die Beziehung der Akteure zueinander, ihre Gefühle und Bedürfnisse und die möglicherweise anderer Beteiligter, die Vorgeschichte, die sie in Bezug auf bestimmte Themen haben sowie verschiedene Ziele und Prioritäten. Das mag

Ihnen jetzt vielleicht sehr anspruchsvoll vorkommen. Gleichzeitig ist es jedoch auch hierbei wichtig zu wissen: Man kann gar nicht so viel falsch machen. Es geht ja nicht darum, in einer einzelnen sozialen Situation perfekt zu sein, sondern sich auch zu erlauben, nicht alles richtig machen zu müssen. Denn nur dann gibt es den Raum fürs Experimentieren und Dazulernen. Und der ist wichtiger als Perfektionismus oder Vermeidung, die aus Angst vor Fehlern entsteht.

Weiterführende Literatur

Birkenbihl, V. (2018): *Kommunikationstraining. Zwischenmenschliche Beziehungen gestalten* (38. Auflage). München: mvg-Verlag.

Burton, K. & Platts, B. N. (2017): *Selbstvertrauen stärken für Dummies.* Weinheim: Wiley.

Carnegie, D. & Hänseler, H. (2011): *Wie man Freunde gewinnt.* Berlin: Fischer.

Hinsch, R. & Wittmann, S. (2010): *Soziale Kompetenz kann man lernen.* Weinheim: Beltz.

14. Emotionsregulation und -kompetenz verbessern

Eine gute soziale Kompetenz setzt voraus, dass Sie sich mit Ihrem Gefühlsleben auskennen. Denn wie sollen Sie Ihre Wünsche und Bedürfnisse im sozialen Kontakt formulieren, wenn Sie sie nicht so gut oder nur teilweise wahrnehmen, spüren und benennen können? Oder wenn Sie buchstäblich von Ihren Emotionen überrollt werden? Wie sollen Sie dann mit einem Gesprächspartner reden? Das kennen Sie von der Sozialen Angst: Sie führte zu Blockaden. Dadurch fühlten Sie sich nicht mehr in der Lage, schwierige soziale Situationen zu meistern.

Bei den Übungen zur Bewältigung der Sozialen Ängste haben wir bereits mit den Gefühlen „gearbeitet". Sie haben gelernt, mit Ihrem Körper und Ihren Gefühlen durch Wahrnehmungsübungen und Achtsamkeit besser in Kontakt zu kommen. Sie haben darüber hinaus geübt, die unterschiedlichen „Angstqualitäten" zu beobachten und graduelle Unterschiede oder „Quantitäten" zu bemerken und in Ihrem Angstbarometer zu notieren. Während der Übungen haben Sie feststellen können, dass es nötig ist, die Unsicherheit und Angst wahrzunehmen, zu erlauben und zuzulassen, damit Sie sie bewältigen können. Damit haben Sie bereits zentrale Strategien zur Emotionsregulation gelernt: das achtsame Wahrnehmen, also das Bemerken und das Zulassen und Erlauben Ihrer Gefühle. Darüber hinaus haben Sie mit Achtsamkeit und Meditation einen Weg gefunden, der Ihnen hilft, in den gegenwärtigen Augenblick zu kommen und Gedanken als Gedanken und Gefühle als Gefühle zu registrieren. Damit haben Sie die Möglichkeit der Akzeptanz und des Loslassens kennengelernt und damit bereits einen wichtigen Faktor der Regulation von starken Gefühlen ausprobiert. Schließlich haben Sie Ihren Atem als Ressource kennengelernt, um Angst positiv zu beeinflussen und zu mehr Ausgeglichenheit beizutragen. Diese Fertigkeiten haben Sie bereits bei der Vorbereitung und Durchführung der Übungen gelernt.

Genau dieser Mechanismus des Beobachtens, Wahrnehmens und Zulassens bezieht sich jedoch nicht nur auf Ängste, sondern auch insgesamt auf alle Gefühle.

Eine Gruppe von Menschen mit Sozialer Phobie möchte ich im Folgenden besonders ansprechen: Das sind diejenigen, die ihre Gefühle nicht so gut bemerken und die sich eher gehemmt und angespannt fühlen. Wenn Sie wenig Kontakt zu Ihren Emotionen haben, ist es nötig, dass Sie Ihre Gefühle besser wahrnehmen und zuordnen lernen.

Wir haben oben gesehen, dass Steffi und Petra Schwierigkeiten mit den Gefühlen von Ärger und Wut hatten und es weder empfinden, noch angemessen äußern konnten.

Sie haben sich vielleicht in Ihrer Vorgeschichte bemüht, Ihre Gefühle zu unterdrücken, weil Sie sie als hinderlich angesehen haben. So war es bei Petra gewesen, die wegen des aggressiven häuslichen Klimas angefangen hatte, eigene ärgerliche Gefühle wegzuschieben. Es gibt also mehrere Gründe dafür, dass wir uns im folgenden Kapitel das Thema Gefühle etwas grundsätzlicher anschauen werden.

Zunächst wollen wir sehen, welche Emotionen es überhaupt gibt, und dabei zwischen negativen und positiven Gefühlen unterscheiden. Dann möchte ich auf die Funktion und die Bedeutung der Emotionen eingehen und dabei auf den Zusammenhang von Gefühlen und Bedürfnissen zu sprechen kommen.

14.1 Welche Emotionen gibt es?

Die Basis soll also zunächst die Kenntnis des eigenen Gefühlslebens sein. Einigen Klienten in meiner Praxis fehlen die Worte für ihre Gefühle und sie wissen nicht, wonach sie suchen sollen. Da hilft es, sich die Namen für die Gefühle anzuschauen wie ein Vokabular. Zudem ist die Wahrnehmung von Gefühlen auch mit einer körperlichen Reaktion verbunden. Das kommt Ihnen jetzt sicherlich bekannt vor aus den Situationsanalysen mit den vier Erlebnisebenen (Abschnitt 5.2). Immer, wenn Sie „nachschauen" möchten, wie Sie das augenblickliche Gefühl nennen wollen, können Sie gleichzeitig erspüren, wie die körperliche Reaktion auf das Gefühl ist.

Zunächst einmal unterscheiden wir positive und negative Gefühle.

Positive Gefühle

Wir alle möchten gern positiv gestimmt sein und versuchen daher, so oft wie möglich positive Emotionen herzustellen. Positive Gefühle sorgen dafür, dass wir entspannt und gut gelaunt sind, uns anderen Menschen verbunden fühlen, unsere beruflichen Ziele verfolgen und Freude am Leben haben. Durch positive Gefühle können wir Stress besser standhalten und psychisch und körperlich gesund bleiben.

Es gibt eine ganze Palette an Gefühlen, die in unterschiedlichen Abstufungen auftreten können. Man geht von sogenannten Grundgefühlen aus, die jedoch viele verschiedene Varianten und Facetten haben.

Positive Grundgefühle sind Freude, Liebe und Zuneigung, Interesse, Stolz, Zufriedenheit. Die vielen anderen positiven Gefühle sind meistens Facetten dieser Grundgefühle:

Positive Gefühle von A–Z

Anteilnahme
Ausgefülltsein
Befriedigung/ Befriedigt sein
Begehren
Begeisterung
Beruhigtsein
Beschwingtheit
Dankbarkeit
Engagiertheit
Ehrfurcht
Erfülltheit/ Erfüllung
Erleichterung
Euphorie
Freude
Friedlich sein
Fröhlichkeit
Geborgenheit
Glück
Heiterkeit
Hoffnung
Leidenschaft
Liebe
Lust
Mitgefühl
Neugierde
Rührung
Sicherheit
Staunen
Stolz
Triumph
Übermut
Verehrung
Vergnügen
Vertrauen
Wärme
Wohlbefinden
Wohlwollen
Zärtlichkeit
Zufriedenheit
Zuneigung
Zutrauen

Negative Gefühle

Sogenannte negative Gefühle sind Angst und Unsicherheit, Trauer, Einsamkeit, Ärger, Scham und Schuld sowie Ekel. Auch hier sind die folgenden Facetten Variationen der Grundgefühle.

Negative Gefühle von A–Z

Abneigung
Abscheu
Angst
Ärger
Ausgeliefertsein
Bedauern
Bedrückung
Besorgnis
Betrübtheit
Beunruhigung
Eifersucht
Eingeschüchtertheit
Einsamkeit
Ekel
Entmutigung
Entsetzen
Enttäuschung
Erniedrigung
Frustration
Furcht
Gekränktheit
Gereiztheit
Groll
Hass
Hoffnungslosigkeit
Kälte
Kummer
Langeweile
Leere
Minderwertigkeit
Missfallen
Missstimmung
Misstrauen
Neid
Nervosität
Niedergeschlagenheit
Panik
Ratlosigkeit
Reue
Scham
Schmerz
Schreck
Schuld
Schwermut
Sorge
Trauer/ Traurigkeit
Überdruss
Ungeduld
Unlust
Unruhe
Unsicherheit
Verachtung
Verdruss
Verlassenheit
Verlegenheit
Verstimmtheit
Verzweiflung
Widerwille
Wut
Zorn

Es gibt aber auch gemischte Gefühle, die weder positiv noch negativ empfunden werden. Vielleicht werden Sie an der einen oder anderen Stelle anderer Meinung sein, was das Empfinden von positiver oder negativer Gefühlstönung angeht. Die Einschätzung ist individuell und nicht allgemein gültig.

Gemischte Gefühle von A-Z

Ergriffenheit	Mitleid	Trotz	Verwunderung
Erregung	Schadenfreude	Überraschung	Wehmut
Heimweh	Sehnsucht	Verlangen	
Kampflust	Spannung	Vermissen	

Sie werden sicher auch festgestellt haben, dass bei einigen Gefühlen die körperliche Beteiligung stärker ist als bei anderen (z. B. bei Wut oder Kampflust). Ergriffenheit und Erregung sind schon fast eher körperliche Empfindungen. Den Unterschied zwischen Gefühlen und körperlicher Reaktion haben Sie ja inzwischen gut kennengelernt, aber es gibt auch hier Überschneidungen.

Experten gehen von einer bestimmten Anzahl (8–12) von Grundgefühlen aus, die uns sehr vertraut sind und die in verschiedenen Varianten auftreten.

Vertrautheit mit Gefühlen

Die Übung, die ich Ihnen im Folgenden vorstelle (Tabelle 14.1), soll Ihnen helfen, sich Ihr „Gefühlsrepertoire" bewusster zu machen. Welche Gefühle sind Ihnen vertraut und welche weniger? Und war das in der Vergangenheit anders? Das Ziel dieser Übung besteht darin, dass Ihnen alle wichtigen Gefühle vertraut sind und Sie auch die als positiv erlebten Emotionen häufiger wahrnehmen. Ich habe diese Übung ausgewählt, weil es bei Menschen mit einer Sozialen Phobie vorkommen kann, dass sie ihre Emotionen nicht so gut kennen. Oder aber Sie merken, wenn Sie dieses Arbeitsblatt ausfüllen, dass manche Gefühle über- und andere unterrepräsentiert sind. Sollte dies der Fall sein, lohnt es sich, über die Gefühle, die Ihnen wenig bekannt sind, nachzudenken und zu überlegen, woran das liegen könnte. Emotionen wiederum, die zu stark sind, können durch diese Übung bewusster gemacht werden. Dadurch besteht in der Folge die Möglichkeit, diese besser zu regulieren.

Versuchen Sie, das folgende Arbeitsblatt auszufüllen, indem Sie eine Situation wählen, die zuverlässig ein bestimmtes Gefühl auslöst und versuchen Sie, den Grad der Vertrautheit der Emotion einzuschätzen.

Arbeitsblatt

Gefühl und dessen Auswirkung	Beschreibung einer typischen Situation aus dem Lebensalltag oder der Vergangenheit	Grad der Vertrautheit 0 = nicht vertraut/ nicht wahrgenommen 10 = sehr vertraut/ oft wahrgenommen
Zuneigung		
Freude		
Trauer		
Ärger		
Abneigung		
Scham		
Angst		
Schuld		

Tabelle 14.1: Vertrautheit mit Gefühlen (nach Hippler & Görlitz, 2001)

Gefühlsqualitäten

Es existieren viele Varianten von Grundgefühlen, die in ihrer Intensität sehr unterschiedlich sein können. Am Gefühlsstern (Abbildung 14.1) können Sie sich einen Überblick über die Varianten und Abstufungen verschaffen.

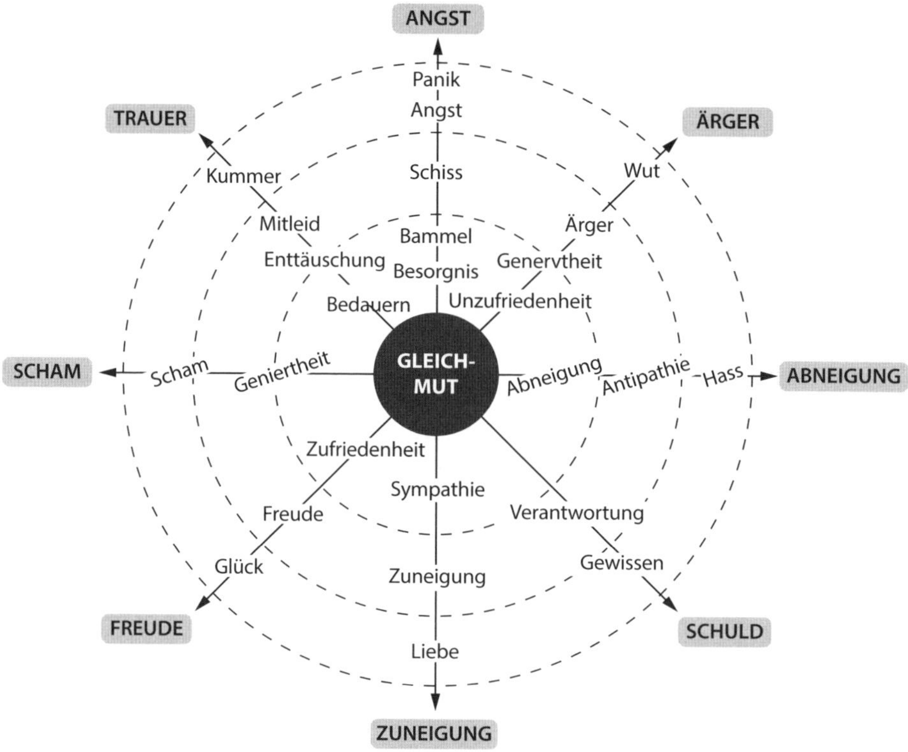

Abbildung 14.1: Der Gefühlsstern (nach Stavemann, 2018)

14.2 Gefühle und Bedürfnisse: die Funktion von Emotionen

Wozu sind die Gefühle gut, wozu brauchen wir sie? Für die meisten Menschen sind die Emotionen einfach da. Sie machen sich keine Gedanken darüber, welche Bedeutung sie haben oder welche Rolle sie spielen. Und das funktioniert bei gesunden Menschen in der Regel auch ganz intuitiv.

Negative Gefühle sind genauso wichtig wie die positiven, denn sowohl die einen als auch die anderen geben uns Informationen darüber, was wir brauchen und was unsere Bedürfnisse sind. Somit sind die Gefühle zentral für unser körperliches und psychisches Wohlbefinden. Hunger, Durst, Müdigkeit und Erschöpfung sind Empfindungen, die uns mitteilen, dass wir essen, trinken, schlafen und uns ausruhen sollen. Bei den Gefühlen gibt uns Trauer zum Beispiel die Information, dass wir das Bedürfnis nach Trost haben. Wenn wir traurig sind, drücken wir dies durch unsere Mimik, Körperhaltung und Stimmlage aus. Dadurch signalisieren wir anderen das Bedürfnis nach Anteilnahme. Das Gefühl von Einsamkeit zeigt uns, dass wir Bedürfnis nach Kontakt haben. Wenn wir Ärger, Wut oder Zorn erleben, hilft uns die Wahrnehmung dieses Gefühls dabei, uns zu wehren, für Gerechtigkeit zu sorgen und uns zu schützen. Normale Angst zeigt uns, dass wir Schutz und Sicherheit benötigen. Das Gefühl von Schuld erzeugt in uns das Bedürfnis, uns zu entschuldigen, damit der Kontakt oder die Beziehung bestehen bleiben. Langeweile schließlich signalisiert uns das Bedürfnis nach Abwechslung und positiven Erlebnissen. Auch positive Gefühle signalisieren uns ein Bedürfnis. Freude beispielsweise signalisiert uns das Bedürfnis, uns mitzuteilen und führt zu Verbundenheit mit anderen. Liebe zeigt uns das Bedürfnis nach Nähe und Innigkeit mit der geliebten Person.

Emotionen geben uns auch Informationen über das, was uns im Leben wichtig ist. Damit zeigen sie uns eine Richtung auf, helfen, Entscheidungen zu treffen und sich die eigenen Werte und Ziele bewusst zu machen. Zusammengefasst bereiten sie also darauf vor, hilfreich oder „adaptiv" zu handeln.

Darüber hinaus ist das Wahrnehmen von Gefühlen eine wichtige Voraussetzung für die soziale Kompetenz, insbesondere wenn es um den Austausch in Beziehungen geht. Denn wer nicht weiß, wie es ihm in bestimmten Situationen mit dem Gegenüber geht, ist auch nicht in der Lage, seine Bedürfnisse und Wünsche zum Ausdruck zu bringen.

Emotionen geben uns Auskunft über unsere Bedürfnisse

Emotionen, Gefühle oder Stimmungen geben uns Auskunft darüber, wie es uns geht. Die Gefühle geben uns notwenige Auskünfte über unsere Befindlichkeiten und Bedürfnisse. Sie beantworten uns die Frage, was uns in einzelnen Situationen guttut und was wir brauchen.

Deshalb helfen sie uns, dafür zu sorgen, dass wir körperlich und psychisch gesund sind und bleiben und dass es uns, soweit es möglich ist, gut geht.

14.3 Können wir unseren Gefühlen trauen? Die Problememotionen

Leider ist die Soziale Angst jedoch mit Gefühlen verbunden, die Ihnen nicht weiterhelfen. Ihre Angst bringt Sie in Aufruhr, obwohl es objektiv gesehen kaum etwas zu befürchten gibt. Wofür sollte denn dann die Angst hilfreich sein?

Das „emotionale System“ im Gehirn reagiert schneller als das rationale, bei dem bestimmte Informationen oder Außenreize erst einmal durchdacht werden müssten. Deshalb ist es eine hilfreiche Einrichtung der Natur. Wenn sich unseren Vorfahren ein wildes Tier näherte, signalisierte Ihnen die Angst in Sekundenbruchteilen, dass sie sich schnellstens in Sicherheit bringen mussten. Insofern war die Angst überlebenswichtig: Sie hat bei unseren Vorfahren das Bedürfnis nach Sicherheit ausgelöst und sie entsprechend handeln lassen. Das emotionale System kann aber auch einen Fehlalarm aufgrund alter Prägungen auslösen: Emotionale Erfahrungen aus der Kindheit werden zum Beispiel in einem Körpergedächtnis abgespeichert und bei späteren Auslösern aktiviert. Mobbingsituationen in der Schule, die in der Kindheit starke Scham und Angst ausgelöst haben, können später beim Jugendlichen oder Erwachsenen zu Sozialer Angst führen, wenn dieser in eine Lage gerät, die ähnliche Merkmale aufweist wie die Situationen in der Kindheit. Somit sind die Ängste auch das Ergebnis vergangener Lernerfahrungen. Dies haben wir, als wir Ihre eigene Lebens- und Lerngeschichte besprochen haben, bereits näher beleuchtet.

14.4 Akzeptanz und Regulation

Im Verlauf des Übungsprogramms haben Sie gelernt, das Vermeidungs- und Sicherheitsverhalten abzubauen. Dadurch und durch achtsame Wahrnehmung können Sie Ihre Emotionen wahrscheinlich jetzt besser spüren. Sie haben erfahren, dass das Erlauben von schwierigen Gefühlen dabei hilft, die Angst davor zu verlieren. Ganz zentral ist dabei die Erfahrung, dass die Gefühle, wenn sie erlaubt und zugelassen werden, sozusagen „im Fluss“ sind, sich auch wieder verändern können und dann anderen Emotionen Platz machen. Aber dies geschieht nicht, wenn die Gefühle festgehalten und kontrolliert werden.

Was ist jedoch, wenn Sie das Gefühl haben, dass die Emotionen zu stark sind und Sie sie nicht kontrollieren können? Emotionsregulation bedeutet, dass Sie bereit sind, auftretende Gefühle zu verstehen und zu akzeptieren. Im nächsten Schritt können Sie darüber nachdenken, welche Reaktion angemessen und sinnvoll erscheint. Hiermit haben Sie die Möglichkeit, Abstand von gewohnten und eingeübten Reaktionsweisen zu nehmen und ein neues, sinnvolles oder hilfreiches Verhalten auszuprobieren.

Wir haben weiter oben schon im Kontext von entgegengesetztem Verhalten („Mein Verhalten", Seite 87 f.) darüber gesprochen. Bei den Übungen konnten Sie erfahren, sich „entgegengesetzt" zu der nicht hilfreichen Angst und dem Impuls der Vermeidung zu verhalten und haben sich im Rahmen der Übungen exponiert.

Ich möchte Ihnen im Folgenden ein Arbeitsblatt vorstellen, dass ich Patientinnen gebe, wenn sie Probleme mit bestimmten Emotionen haben (das können auch z. B. Trauer oder Ärger sein). Die beschriebene Herangehensweise hilft bei der Akzeptanz schwieriger Gefühle.

Hilfreicher Umgang mit unangenehmen Gefühlen – Trösten

- Ich erlaube mir jetzt dieses unangenehme Gefühl (nicht verbieten).
- Ich gestatte mir das Gefühl (nicht ignorieren).
- Ich möchte es kennenlernen (nicht vermeiden).
- Ich möchte es erforschen (nicht so tun, als wäre nichts).
- Ich möchte erfahren, was es mir sagen möchte.
- Ich möchte das Gefühl als Freund behandeln (und nicht als Feind).
- Ich möchte das Gefühl akzeptieren (nicht wegschieben).
- Ich möchte es liebevoll behandeln (und nicht bekämpfen).
- Ich möchte es begrüßen (und nicht wegdrängen).
- Ich möchte es sich ausbreiten lassen (und nicht unterdrücken).
- Ich möchte es als Teil von mir behandeln (und nicht beschimpfen).

Diese Sätze können Sie sich selbst sagen, als würden Sie sich trösten. Nehmen Sie wahr, an welcher Stelle Ihres Körpers Sie Ihre Angst oder ein anderes schwieriges Gefühl empfinden, und legen Sie Ihre Hand fürsorglich und tröstend auf diese Stelle. Dann sagen Sie sich die nachfolgenden Sätze, so, als wären Sie eine liebevolle Mutter, die ihr Kind tröstet, und streichen mit der Hand über die Stelle Ihres Körpers.

Hilfreich ist in schwierigen emotionalen Situationen auch, die Emotionsanalyse, die Sie ja bereits gelernt haben, mit der Bedürfnisanalyse zu verbinden. Auf diese Weise können Sie lernen, Ihre Bedürfnisse zu erkennen, sie zu befriedigen oder befriedigen zu lassen.

Arbeitsblatt: Emotions- und Bedürfnisanalyse angstauslösender Situationen

(In Anlehnung an Lammers, 2007, zitiert aus Hagena & Gebauer, 2018)

1. Was ist der unangenehme Zustand / die unangenehme Emotion, habe ich einen Namen für das Gefühl?

2. Wie stark ist die Emotion (0–100)?

3. Welche Situation ging diesem Zustand voraus? (Wo war ich, was habe ich getan, wer war dabei?)

4. Was waren meine Gedanken und Bewertungen in dieser Situation?

5. Was waren meine Körperempfindungen?

6. Was habe ich konkret getan bzw. was hätte ich am liebsten getan? (Verhalten)

7. Was hätte ich in dieser Situation gebraucht oder mir gewünscht? (Bedürfnis)

8. Was wären hilfreiche Möglichkeiten gewesen, mein Bedürfnis zu befriedigen?

9. Was wäre ein ermutigender, erlaubender innerer Satz, den ich mir zukünftig sagen könnte?

Weiterführende Literatur:

Eismann, G. & Lammers, C.-H. (2017): *Therapie-Tools Emotionsregulation.* Weinheim: Beltz.

Fritsch, G. R. (2012): *Der Gefühls- und Bedürfnisnavigator.* Paderborn: Junfermann.

Görlitz, G. (2019): *Körper und Gefühl in der Psychotherapie – Aufbauübungen* (3. Auflage). Stuttgart: Klett-Cotta.

Hagena, S. & Gebauer, M. (2018): *Therapie-Tools Angststörungen.* Weinheim: Beltz.

Lammers, C.-H. (2007). *Emotionsfokussierte Psychotherapie. Grundlagen, Strategien und Techniken.* Stuttgart: Schattauer.

15. | Den Selbstwert stärken

Von den Menschen, die ich in meiner Praxis sehe, gibt es wohl niemanden, der oder die nicht von sich sagen würde: „Wenn ich mehr von mir halten würde, wenn meine Selbstachtung größer wäre, wenn ich mehr Selbstwert hätte … da wäre schon einiges für mein psychisches Wohlbefinden gewonnen!" Diese Aussage betrifft so gut wie alle meine Patienten, ob sie nun eine Soziale Phobie oder andere Probleme und Beschwerden haben.

Wir haben uns in Kapitel 9 Ihre Denkweisen angeschaut und destruktive Denkfehler entlarvt. Da ging es um Negative Automatische Gedanken und Grundannahmen, die sowohl verändert als auch akzeptiert werden sollen. Das Denken und in Ihrem Fall das selbstkritische Denken ist ein wesentlicher Teil des Selbstwertgefühls.

Was ist aber eigentlich „Selbstwert"? Es gibt verschiedene andere Formulierungen wie Selbstvertrauen, Selbstachtung, Selbstbewusstsein oder Selbstsicherheit. Wie der Ausdruck schon sagt, hat es etwas mit dem Wert zu tun, den man sich selbst zuschreibt. „Selbstwertgefühl" ist ein Gefühl, was sich dann einstellt, wenn jemand im „Großen und Ganzen" mit sich selbst einverstanden ist und sich selbst in Ordnung findet. Und diese grundsätzliche Selbstakzeptanz besteht auch unabhängig von tatsächlich erbrachter Leistung oder besonderen Attributen einer Person.

Leider haben viele Menschen nur das Gefühl, dass sie „etwas" wert sind, wenn sie Leistungen bringen und perfekt sind. Deshalb streben sie unablässig danach, attraktiv und erfolgreich zu sein. Im Beruf geben sie alles, sie definieren sich selbst über das, was sie vorzeigen können: einen großen sympathischen Freundeskreis, verschiedene kulturelle und sportliche Aktivitäten und das ganze natürlich neben einem anspruchsvollen Vollzeitjob. Leider sind diese Menschen oft an oder jenseits der Grenze ihrer Belastungsfähigkeit. Sie sind erschöpft und neigen zu Burnout und Depression. Und wenn sie all ihre Anstrengungen nicht mehr aufrechterhalten können, weil sie krank oder arbeitslos geworden sind oder sie einfach älter werden, dann bleibt wenig von dem rein an Leistung geknüpftem Selbstwert übrig. Zudem ist es bei einigen Menschen so, dass sie sogar einiges von dem oben Aufgeführten vorweisen können, aber trotzdem wenig von sich halten, ja, sich sogar abwerten, Da befinden Sie sich, wenn Sie unter sozialen Ängsten leiden, also in guter Gesellschaft mit vielen anderen Menschen. Die meisten sprechen jedoch nicht darüber und gestehen höchstens ihrem Therapeuten und vielleicht der Partnerin die Selbstzweifel.

Mit ziemlicher Sicherheit haben Sie also Probleme, Ihr Äußeres, Ihre Verhaltensweisen, Ihre Leistungen, ja, sich selbst insgesamt positiv einzuschätzen. Sie stehen sich selbst kritisch gegenüber und bewerten sich selbst negativ. Und das tun Sie im Allgemeinen und auch unabhängig von der einzelnen Kontaktsituation, die Ihre sozialen Ängste auslöst. Die Selbsteinschätzung ist also schon vor einer sozialen Situation ungünstig.

15.1 Was macht einen gesunden Selbstwert aus?

Für ein gesundes Selbstwertgefühl sind zunächst einmal die elementaren Ebenen wie Selbstachtung und Selbstwirksamkeit nötig. Dafür sind im Lebensvollzug folgende Faktoren notwendig:

- „Bewusst leben" bedeutet, die eigenen handlungsleitenden Absichten, Bedürfnisse, Werte und Ziele achtsam wahrzunehmen und entsprechend der eigenen Fähigkeiten in die Alltagsroutine zu integrieren. Dies beinhaltet die achtsame Unterscheidung von Tatsachen, Gefühlen und Bewertungen (das haben Sie bereits geübt!).
- Sich selbst mit Mitgefühl und Akzeptanz anzunehmen und sich selbst ein guter Freund zu sein, ist eine weitere wichtige Säule.
- Verantwortung für das eigene Wohlergehen und die eigene Lebensgestaltung zu übernehmen und die eigenen Bedürfnisse und Werte angemessen zum Ausdruck zu bringen und sich selbstsicher zu behaupten, sind weitere Hauptfaktoren eines gesunden Selbstwertgefühls.

Einiges davon kommt Ihnen sicher schon bekannt vor.

Die Säulen des Selbstwertgefühls

Es gibt verschiedene Sichtweisen darüber, was wichtige Säulen des Selbstwertgefühls sind. In der Abbildung 15.1 ist das Selbstwertgefühl wie ein Dach dargestellt, das auf verschiedenen Säulen ruht. Da gibt es intrapersonelle Dimensionen, also die Aspekte, die in Ihrer eigenen Person sind (Selbstvertrauen, Selbstakzeptanz, Selbstbehauptung, persönliche Integrität und emotionale Kompetenz). Die interpersonellen Dimensionen beziehen sich auf die Faktoren, die im zwischenmenschlichen Bereich eine Rolle spielen wie soziale Kompetenz, soziale Zugehörigkeit und Beziehungsgestaltung.

Selbstakzeptanz *Positive Einstellungen zu sich selbst als Person*	**Selbstvertrauen** *Positive Bewertung eigener Fähigkeiten und Leistungen*	**Soziale Kompetenz** *Erleben von Kontaktfähigkeit*	**Soziales Netz** *Eingebundensein in positive soziale Beziehungen*
Zufrieden mit sich sein	Etwas gut können	Mit Menschen umgehen können	Befriedigende Partnerschaft
Einverstanden mit sich sein	Etwas gut machen	Sich schwierigen Situationen gewachsen fühlen	Befriedigende Familienbeziehungen
Sich wertschätzen	Etwas erreichen	Flexibel reagieren können	Freunde haben
Eins mit sich sein	Etwas durchhalten	Positive Resonanz spüren	Sich verlassen können/verlässlich sein
Sich in sich selbst zu Hause fühlen	Etwas lassen können	Nähe/Distanz regulieren können	Wichtig sein für andere
Intrapersonelle Dimension		**Interpersonelle Dimension**	

Abbildung 15.1: Die Säulen des Selbstwertgefühls (nach Potreck-Rose & Jacob, 2003)

15.2 Wie kann ich meinen Selbstwert stärken?

Wie können Sie Ihren Selbstwert stärken?

Zunächst einmal: Sie sind schon dabei! Den ersten Schritt für mehr Selbstachtung sind Sie bereits gegangen, als Sie mit dem Lesen dieses Buches begonnen haben. Das taten Sie deshalb, weil Sie „es sich wert" waren, Zeit für sich aufzubringen, um sich um Ihr Wohlbefinden zu kümmern. Allein das steigert schon Ihr Selbstwertgefühl und führt zu dem Gedanken: „Ich bin es mir wert, etwas für mich zu tun." Wenn Sie mit dem Übungsprogramm gearbeitet haben, hatten Sie Gelegenheit, sich mit Ihrem Vermeidungs- und Sicherheitsverhalten auseinanderzusetzen. Sie waren ehrlich zu sich und haben sich eingestanden, wie Sie sich selbst etwas vorgemacht haben und den Ängsten aus dem Weg gegangen sind. Auch das hat Ihren Selbstwert bereits gestärkt.

Wie wir sehen, ist Selbstwertstärkung nicht nur eine einzelne Maßnahme, sondern ein ganzer Blumenstrauß von verschiedenen Dingen, die Sie für sich selbst tun können, um sich wertvoller und selbstbewusster zu fühlen. Im Folgenden möchte ich Ihnen eine Liste mit Anregungen auf den Weg geben, wie Sie Ihren Selbstwert stärken können. Vielleicht denken Sie jetzt, dass Sie noch mehr tun müssen und Sie finden die Anregungen vielleicht auch etwas streng. Vielleicht sagen Sie sich: Das liest sich ja alles ganz nett, aber ich kriege es nicht hin, es ist mir zu viel, ich schaffe es nicht. Sicherlich geht es nicht darum, alles umzusetzen und zu verändern. Sie entscheiden, welche Aspekte Sie für sich nutzen möchten und auch nutzen können. Und vielleicht lesen Sie diese Punkte nur und kommen zu einem späteren Zeitpunkt darauf zurück. Das ist völlig in Ordnung.

Schenken Sie sich selbst Zeit

Zeit, die Sie mit sich selbst verbringen und die Sie investieren, damit es Ihnen besser geht, ist gut verbrachte Zeit! Zum einen aus dem schon oben angesprochenen Gedanken heraus, dass Sie sich besser fühlen, weil Sie sich zeigen, dass Sie es sich wert sind. Sie spüren die Wechselwirkung zwischen Ihrem Tun und dem Effekt, den diese Initiativen auf Ihr Gefühl sich selbst gegenüber haben können. Vielleicht sagen Sie sich jetzt: Ich verbringe doch schon so viel Zeit, indem ich über Situationen nachgrübele. Der Unterschied ist jedoch der, dass sich die negativen Grübeleien eher selbstwertschädigend auswirken. Auf Veränderung ausgerichtete Beschäftigung mit sich selbst tut Ihnen jedoch gut.

Reduzieren Sie Aufschieben und Prokrastination

Im Übungsteil zur Bewältigung der Sozialen Phobie haben Sie die wichtige Rolle des Vermeidungs- und Sicherheitsverhaltens als wesentlichen Faktor, der Soziale Ängste aufrechterhält, kennengelernt. Dabei haben Sie zunächst die verschiedenen Varianten des Vermeidungsverhaltens beobachtet. Das Aufschieben von Dingen, die man sich vorgenommen hat, ist eine weitere Facette von Vermeidung. Meistens kommt es zum Aufschieben, wenn wir uns zu viel vorgenommen haben und der Berg von Dingen, die getan werden müssen, unüberschaubar geworden ist. Vor lauter To-do-Listen übersehen wir die Notwendigkeit von Pausen und Zeiten für uns, für Entspannung und Erholung. Wenn der Berg zu hoch ist, erscheint der Gipfel in unerreichbarer Höhe. Wie wollen wir das schaffen? Wir können den Weg gar nicht mehr genießen, nehmen uns keine Zeit, unterwegs auf einem Aussichtspunkt anzuhalten und ein Picknick zu machen. Wenn das Wetter dann noch schlecht ist, verschieben wir den Anstieg lieber auf den nächsten Tag. Das Aufschieben hat also etwas mit einer unrealistischen Menge an Aufgaben und mit unseren Ängsten zu tun. Wenn es zu viele sind, geht die Motivation, überhaupt anzufangen, verloren. Was ist denn nun der Gewinn des Aufschiebens? Bei den Sozialen Ängsten ist es so: Wenn Sie ängstigende Situationen vermeiden, kommen Sie weniger mit den Ängsten, die ja sehr unangenehm sein können, in Kontakt. Wenn man aufschiebt oder prokrastiniert, spürt man seine Versagensängste nicht. Man lenkt sich ab, beschäftigt sich mit anderen Dingen, konsumiert Medien, was sich kurzfristig angenehm anfühlt. Wer nicht tut, was er sich vorgenommen hat, kann auch nicht überprüft werden. Er kann sich in der eigenen Vorstellung daran festhalten, dass das Vorhaben bestimmt funktioniert, wenn es dann nur ausgeführt werden würde. Aufschieberitis nicht zulassen bedeutet zunächst einmal, die eigenen Ansprüche auf ein gesundes Maß zu reduzieren. Dabei hilft es, kleine und machbare Schritte zu planen, die so konkret gefasst sind, dass sie auch „messbar“ sind. Das Formulieren dieser Schritte haben Sie schon geübt, als Sie das Angstbarometer erstellt und überarbeitet haben (Abschnitte 6.3, 8.1). Im Grunde genommen funktionieren die meisten Pläne so ähnlich, ganz nach dem Motto: 1.000 Kilometer beginnen mit dem ersten Schritt. Im Übrigen kann es aus den verschiedensten Gründen immer vorkommen, dass Dinge nicht klappen. Dann seien Sie gnädig zu sich (vgl. Abschnitt „Erlauben Sie sich Fehler“, Seite 217 f., und „Gestatten Sie sich, faul zu sein“, Seite 215).

Seien Sie ehrlich zu sich selbst und zu anderen

Warum ist es wichtig, ehrlich zu sich selbst zu sein? Erinnern Sie sich an die Ausführungen zum Thema Glaubenssätze (Abschnitt 9.2). Die negativen Glaubenssätze haben dazu beigetragen, Ihr negatives Selbstbild aufrechtzuerhalten. Mehr Ehrlichkeit und Objektivität helfen Ihnen dabei, die gedanklichen Fehler zu verringern. Dabei kommen Sie sicher besser weg in Ihrer Selbsteinschätzung! Ehrlich zu sich selbst sein, heißt aber noch mehr: Es beinhaltet auch, sich nicht in Fantasien und Tagträumereien zu verlieren und unrealistisch zu sein. So kann zum Beispiel das Idealbild, das Sie von sich haben, möglicherweise gar nicht zu Ihnen und Ihren Möglichkeiten passen. Wenn Sie Ihre Stärken, also das, was Sie gut können, was Ihnen leichtfällt, sowie Ihre Schwächen ehrlich betrachten, ist das eine gute Grundlage dafür, sich selbst anzunehmen und Fehler und Fehlschläge zu erlauben. Nur so können Sie einen liebevollen und gütigen Blick auf sich selbst entwickeln (vgl. Abschnitt „Seien Sie liebevoll und selbstfürsorglich mit sich").

Ehrlich zu anderen zu sein bedeutet, dass die anderen mehr sehen dürfen, wie es Ihnen wirklich geht. Sie brauchen nichts vorzuspielen und so tun, als ob Sie überhaupt keine Probleme hätten und alles bestens wäre. Leider ist ja die Fassadenhaftigkeit im Jahrhundert der Selbstdarstellung auf Instagram und Co. sehr weit verbreitet. Dabei ist das Posten von geschönten und immer fröhlichen Menschen weder für die Darstellerinnen gut noch für die Betrachter. Wenn Sie ehrlich zu anderen sind, heißt das nicht, dass Sie alles preisgeben und Ihre intimsten Geheimnisse offenbaren müssen. In der Psychologie sprechen wir von der „selektiven" Authentizität. Das heißt, dass wir uns durchaus überlegen, wem wir welche Facetten unserer Persönlichkeit zeigen und wem wir uns anvertrauen möchten. Wir spielen aber auch nichts vor und halten es nicht für eine Katastrophe, wenn der andere Seiten an uns entdeckt, die wir lieber verstecken würden. Das bedeutet, zu sich selbst zu stehen. Und das erhöht den Selbstwert auf ganz wesentliche Weise.

Verringern Sie Ihren Perfektionismus, Ihren „Antreiber" und „Kritiker"

Ich habe schon mehrfach angesprochen, dass hohe Leistungsorientierung und Perfektionismus langfristig nicht hilfreich sind, um ein positives Selbstbild zu entwickeln. Das mag kurzfristig so scheinen, weil durch den Perfektionismus eine Fassade aufgebaut wird. Solange die Fassade stimmt, ist zumindest das an Leistung geknüpfte Selbstwertgefühl vorhanden, was sich für den Moment gut anfühlt. Es ist jedoch instabil und hat wenig mit wirklicher Selbstachtung zu tun, sondern führt zu Erschöpfung.

Wie sollen wir uns um uns selbst (siehe Punkt 1!) und unsere sozialen Beziehungen kümmern, wenn wir nicht über die entsprechende Zeit dafür verfügen? Etwa wenn die Zeit stattdessen dazu dient, sich um andere zu kümmern und deren Bedürfnisse zu erfüllen, weil wir unseren Selbstwert davon abhängig machen?

Den Antreiber und den Kritiker in uns zu reduzieren, heißt wieder einmal, sich bewusst zu machen: Inwieweit habe ich einen inneren Antreiber? Welche Texte sagt er mir? Ist mein Verhältnis zu Leistung in Ordnung oder bin ich „zu gestresst“ und unter Druck, was vielleicht gar nicht sein müsste? Übertreibe ich in meiner Leistungsorientierung? Wie sieht es mit Freizeit und Muße bei mir aus? Welche Sätze sagt mein „Kritiker“ mir? Glaube und „gehorche“ ich meinem Antreiber und Kritiker, ohne darüber nachzudenken, weil ich die Botschaften richtig finde? Was ist davon zu viel?

Und wenn ich meinen Antreiber erkannt habe: Wie kann ich ihn in seine Schranken verweisen? Welche Widerworte kann ich ihm geben? Wie kann ich dagegen argumentieren? Beantworten Sie diese Fragen gerne schriftlich, damit Sie immer wieder darauf zurückgreifen können. Ich verspreche Ihnen: Wenn Sie bei diesem wichtigen Punkt Fortschritte machen, wird es Ihnen schon viel besser gehen!

Erlauben Sie sich Fehler

Wenn Sie es schaffen, ehrlich zu sich und zu anderen zu sein und Ihren Antreiber reduziert haben, sind Sie wahrscheinlich schon so weit, dass Sie inzwischen merken, dass Sie auch Fehler machen dürfen. Kein Mensch ist perfekt, jeder hat auch Makel und Seiten, die vielleicht nicht so schön sind. „Aus Fehlern lernt man“, den Satz kennen Sie sicherlich. Das Beste ist, sich daran zu gewöhnen, dass alle Menschen fehlerbehaftet sind und ein großzügiges Auge darauf zu haben. Fehler machen auch liebenswert, weil sie menschlich sind und wir durch Fehler und Mängel „nahbarer“ werden. Wenn wir uns anstatt mit einer distanzierten Beschützerfassade – also unnahbar – mehr zeigen und Fehler erlauben, fühlen wir uns mit uns selbst wohler. Und das geht auch anderen so, weil sie uns besser spüren und einschätzen können. Dadurch fühlen sie sich eingeladen, auch mit eigenen Mängeln weniger kritisch umzugehen oder damit hinter den Berg zu halten, was wiederum den Kontakt verbessert.

Seien Sie liebevoll und selbstfürsorglich mit sich

Es ist für viele Menschen eine merkwürdige Vorstellung, liebevoll und fürsorglich mit sich umzugehen. Sie hoffen, dass jemand von außen kommt, der verständnisvoll ist und ihnen Unterstützung zuteilwerden lässt. Stellen Sie sich vor, dass Sie das selbst sein können! Sie haben mit dem Selbsthilfeprogramm schon Erfahrung damit gesammelt, Ihre „eigene Therapeutin“ zu sein. Nun stellen Sie sich vor, dass Sie Ihr eigener wohlwollender Begleiter sind. Sie können sich sogar ein Symbol überlegen oder einen Gegenstand oder ein Foto aufstellen, das diesen Begleiter darstellt. Und dann überlegen Sie sich, welche positiven, aufbauenden und liebevollen Sätze er zu Ihnen sagt. Er kann Ihnen vor Angstsituationen Mutsätze zuflüstern oder Sie loben, er kann Sie daran erinnern, dass Fehler oder Fehlschläge nicht schlimm sind. Letztendlich sind ja Sie selbst es, die diese Sätze sagt. Dadurch wird Ihr gesunder Anteil stärker. Wir haben schon an verschiedenen Stellen gesehen, dass Sie viel mehr sind als Ihre Soziale Phobie. Wie alle anderen Menschen auch haben Sie verschiedene „Anteile" und Facetten. Und der liebevolle Begleiter, dem Sie auch einen Namen geben können, kann ein Teil von Ihnen sein, der Sie durch Ihr weiteres Leben lotst, wie ein guter Freund, eine Fee oder eine weise Frau, ein Buddha oder ein Therapeut. So wie Sie oben die Sätze des Antreibers aufgeschrieben haben, können Sie sich auch eine Liste mit ermutigenden Sätzen Ihres wohlwollenden Begleiters machen. Und Sie können versuchen, diesen Begleiter auf einen Stuhl Ihnen gegenüber zu setzen und ein Zwiegespräch zu führen. Achten Sie immer darauf, welche Gefühle aktiviert werden. Erlauben Sie sich dabei, auch negative oder kritische Gedanken zu haben oder Scham zu erleben. Erkennen Sie diese Gefühle an und machen Sie die Übung trotzdem.

Gestatten Sie sich, faul zu sein

Wir haben schon über das Aufschieben und die Prokrastination gesprochen, das durch zu hohe Leistungsanforderungen und einen unbarmherzigen Kritiker in uns entsteht. Damit schützen wir uns vor Versagensängsten. Ganz wichtig ist jedoch auch, dass Sie Pausen machen, um sich zu regenerieren und zu erholen. Am besten ist es, die Pausen gleich mit in Ihren Tag einzuplanen wie in der Schule, wo es nach jeder Unterrichtsstunde eine Fünf-Minuten-Pause gibt. So können Sie auch alle eineinhalb Stunden zehn Minuten Pause machen. Sie können sich bestimmte Zeitfenster für Ihre Aktivitäten und Vorhaben einplanen und diese dann auch einhalten. Um eine bestimmte Uhrzeit sollte Feierabend sein. Dabei sind Zeiten, die gar nicht verplant sind, wichtig. Zeiten, in denen Sie alles tun können, worauf Sie gerade Lust verspüren: sich hinlegen, gammeln, dösen, lesen, einen Film ansehen, telefonieren oder chatten. Am besten ist es natürlich, wenn diese Pausen nach einer Aktivität, also nicht vorher sind. Denn nur so können sie ihren belohnenden Effekt entfalten. Wenn Sie sich Pausenzeiten garantieren und sich weniger vornehmen, werden Sie sich wundern, wie viel mehr Energie Ihnen noch zur Verfügung steht!

Praktizieren Sie Achtsamkeitsmeditation

In Kapitel 12 habe ich Informationen zu den Themen Achtsamkeit und Meditation gegeben. Warum ist es mir wichtig, diesen Punkt bei der Selbstwertstärkung mit aufzunehmen? Weil Sie sich durch die Meditations- und Achtsamkeitspraxis Zeit für sich nehmen, die kein Ziel verfolgt, sondern erst einmal eine Zeit ist, die Sie sich selbst schenken (siehe Punkt 1). Wenn Sie meditieren, konzentrieren Sie sich ohne Absicht und ohne Bewertung auf den augenblicklichen Moment. Dabei fokussieren Sie auf

Ihren Atem oder auf die Sinne, also auf das, was Sie gerade hören, sehen, auf Ihrer Haut spüren, riechen oder schmecken. Sie machen sich die Gedanken, die kommen, bewusst und üben, sie loszulassen. Die Gedanken werden ununterbrochen wiederkommen und Sie ablenken und Sie werden sich darin verlieren. Irgendwann fällt es Ihnen auf und Sie denken: „Oje, jetzt habe ich mich von meinen Gedanken davontragen lassen." Und in dem Moment, in dem Ihnen das auffällt, sind Sie bereits wieder gegenwärtig. Wir trainieren mit der Meditation einen „offenen Geist", der alles wahrnimmt, was im Moment ist. Und das kann Ihnen helfen, sich Ihre Gedanken und Bewertungen bewusst zu machen. Nur wenn Sie *bemerken*, können Sie aus bestimmten Gedanken aussteigen, und sei es nur für einen kurzen Moment. Und dadurch entsteht ein wertungsfreieres Gefühl zu sich selbst – also ein gestärkter Selbstwert.

Achtsamkeitstraining ist eine lebenslange Praxis, die nie aufhört. Aus meiner Sicht ist sie unabdingbar für den Aufbau des eigenen „inneren Therapeuten".

Denken Sie bitte daran: Es reicht nicht, sich diese Anregungen nur durchzulesen. Je mehr Zeit Sie investieren können, umso besser für Ihren Weg. Nach meiner Erfahrung beginnt Veränderung bereits damit, dass man anfängt, über sich und die Umstände nachzudenken. Schon allein dadurch, dass Sie sich die obigen Punkte vergegenwärtigen und in Ihrem Alltag beobachten, wie es um sie bestellt ist, können Sie etwas bewirken.

15.3 Was sind meine Ressourcen und Kraftquellen?

Ressourcen sind Potenziale oder Kraftquellen, die Ihnen im Leben zur Verfügung stehen. Sie sind entweder angeboren, wie bestimmte Talente, Eigenschaften und Persönlichkeitsmerkmale, oder im Laufe des Lebens erworben wie Werte, Kenntnisse, Einstellungen, Stärken. Ressourcen können Ihnen auch zugefallen sein wie ein Geschenk durch glückliche Konstellationen oder andere Menschen. All dies ist oftmals gar nicht oder nur teilweise bewusst.

Ressourcen sind Kraftquellen, die helfen, Ziele zu erreichen oder Schwierigkeiten und Krisen zu überwinden. Somit sind sie auch „Schutzfaktoren" in schwierigen Lebenssituationen und bei Herausforderungen aller Art. Sie helfen dabei, gesund zu bleiben und fördern die Resilienz, die seelische Widerstandskraft.

In der Psychotherapie geht es bei der Arbeit an den Ressourcen darum, Positives im Leben der Patientinnen zu entdecken und zu verstärken: Der Blick wird bewusst auf das gerichtet, was bereits „gut" oder „stark" ist. Dadurch können Schwierigkeiten eher „normalisiert", betrachtet und nicht nur pathologisiert werden. Letzteres geschieht in einer Psychotherapie, wenn immer nur über das Problematische und

„Gestörte" gesprochen wird. Die Schwierigkeiten sind zwar in der Regel der Ausgangspunkt einer Psychotherapie bzw. der Anlass, sich auf den Weg zu machen und sich zu verändern. Das war bei Ihnen, als Sie begonnen haben, dieses Buch zu lesen, sicher auch der Fall. Wenn man jedoch dabei stehen bleibt, den Blick auf das zu richten, was geändert werden soll, besteht das Risiko, dass das Positive und das, was bereits im Leben tragend ist, zu wenig gesehen wird.

Wir haben in diesem Buch bereits an mehreren Stellen auf das „Positive" geschaut: als Sie Ihre „Selbsthilfestunde" wöchentlich durchführten und beim „Wochenüberblick". Wir haben in der Bilanz die Fragen zum Positiven gestellt. Auch das gehört zum Ressourcenaufbau.

An dieser Stelle wollen wir Ressourcen unter einer eher globaleren Perspektive in den Blick nehmen und fragen, welche es generell gibt und wie man sie finden und weiterhin pflegen kann.

Viele Ressourcen können durch Bewusstmachung „entdeckt" und entfaltet werden, andere können aufgebaut, entwickelt und aktiviert werden. Durch die Arbeit an Ressourcen wird die Fähigkeit verstärkt, sich selbst zu helfen und mit Problemen fertig zu werden. Dadurch sind sie leichter abrufbar, wenn es zu Krisen kommt und Probleme auftauchen. Sie können Sie dabei unterstützen, Ihre eigene Therapeutin oder Ihr eigener Coach zu sein. Wenn Sie sich die Ressourcen (s. Kasten) ansehen, werden Sie Überschneidungen zum Thema „Selbstwert" finden, denn beides hängt eng zusammen.

Meine Ressourcen – eine Auswahl

Von der „Natur" mitgegebene positive Attribute (Erbgut)

- Gutes Aussehen
- Handwerkliche Fähigkeiten
- Künstlerisches (auch: musikalisches) Talent
- Sprachbegabung
- Gutes räumliches Vorstellungsvermögen
- ...

Erlernte Fähigkeiten / Möglichkeiten

- Sportliche Fähigkeiten
- Erworbene Sprachen
- Beherrschung eines Instruments
- Gute Gesundheit
- Kraft
- Belastbarkeit
- Berufliche Qualifikationen
- Finanzielle Sicherheit

- Gute Wohnsituation
- ...

Eigenschaften
- Offenheit
- Freundlichkeit
- Zuverlässigkeit
- Hilfsbereitschaft
- Ehrgeiz
- ...

Soziale Kontakte
- Knüpfen und Pflegen von Kontakten (auch sozialphobische Menschen können hier aufgrund ihrer Sensibilität Stärken haben)
- Stabile Beziehungen zu Partner, Freunden, Familienmitgliedern, Nachbarn
- Ehrenamtliche Tätigkeiten
- Politisches Engagement
- Organisieren von Veranstaltungen und Festen
- Übernahme von Verantwortung und Führungsaufgaben
- ...

Tätigkeiten / Beruf / Hobbys
- Musizieren
- Singen
- Lesen
- Handarbeiten
- Schreiben
- Fotografieren
- Arbeiten
- Sich fortbilden
- ...

Sinneswahrnehmungen
- Gutes Körpergefühl
- Guter Blick für optische Eindrücke, die andere Menschen übersehen
- Gutes Gehör
- Natur mit allen Sinnen genießen können
- Fähigkeit zu entspannen
- ...

Körperliche Bewegung
- Tanzen
- Joggen
- Wandern
- Schwimmen

- Radfahren
- Ball spielen
- Turnen
- Yoga
- Klettern
- ...

Werte
- Religion, Glaube
- Spiritualität
- Liebe
- Menschen
- Familie
- Güte
- Freundschaft
- Aufrichtigkeit
- Genuss
- Die „Poesie des Alltags“
- Humor
- Lachen
- Reden
- Sicherheit
- Frieden
- Umwelt
- Sich weiter entwickeln
- Zielstrebigkeit
- ...

Wie kann ich meine Ressourcen finden?

Sie können die Ressourcen im obigen Kasten durchgehen und überlegen, welche der aufgeführten auch bei Ihnen eine Rolle spielen oder gespielt haben und was Sie dazu beitragen können, um diese Ressourcen wiederzufinden oder zu stärken. Oder Sie bitten Menschen, die Sie gut kennen, darum, die Ressourcen, die sie bei Ihnen wahrnehmen, aufzuschreiben.

Sie können auch eine Übung machen, die „Reise zu den Stärken“ heißt. Ich führe diese Übung mit meinen Klientinnen durch, wenn wir an ihren Ressourcen arbeiten. Es ist eine „Imaginationsübung“. Das heißt, dass Sie am besten Ihre Augen schließen und dafür sorgen, dass Sie bei der Übung ungestört sind. Dann finden Sie einen anderen Zugang, als wenn Sie nur über die Fragen nachdenken und damit sozusagen „kognitiv unterwegs sind“. Dann ist diese Übung „erlebnisaktivierend“, weil Sie direkt Ihre Emotionen anspricht.

Reise zu Ihren Kraftquellen und Stärken

Bitte lassen Sie sich diesen Text von einer vertrauten Person vorlesen oder machen Sie mit Ihrem Smartphone eine Audioaufnahme, die Sie dann im Anschluss anhören können. Achten Sie dabei darauf, sehr langsam zu sprechen und Pausen zu machen, damit der Text „sacken" kann und Ihre Vorstellung Raum bekommt.

Wir machen nun eine Reise zu Ihren Kraftquellen, Stärken, Fähigkeiten, Begabungen und positiven Eigenschaften. Manche dieser Stärken sind Ihnen sicher schon bewusst, andere erkennen Sie vielleicht durch diese Besinnungsübung wieder.

Setz dich nun in einer entspannten und geraden Besinnungshaltung auf einen Stuhl, die Füße etwas auseinander, fest auf dem Boden, die Hände auf den Oberschenkeln, den Rücken gerade gegen die Stuhllehne, den Kopf in einer angenehmen Haltung.

***Besinnungshaltung.** Schließe jetzt allmählich die Augen ... und komme in dem Raum und in der augenblicklichen Situation an... Mache dir zunächst die Sinneseindrücke bewusst ... Was siehst du hinter deinen geschlossenen Augen? ... Welche Geräusche hörst du in diesem Raum und außerhalb? ... Wie fühlt sich dein Körper an, welche Empfindungen nimmst du wahr? ... Kannst du Gerüche wahrnehmen oder sogar einen bestimmten Geschmack im Mund? ... Nimm jetzt auch Kontakt zu deinem Atem auf und spüre, wie der Atem kommt und geht und wie sich Brust und Bauch mit jedem Atemzug heben und senken.*

***Reise in die Vergangenheit.** Während du all das wahrnimmst, tritt innerlich eine Reise in die Vergangenheit an, gedanklich, gefühlsmäßig, imaginativ ...lasse dich zurückfallen in deine Lebensgeschichte... Gehe in verschiedene Situationen deines Lebens, in denen du dich zufrieden ... glücklich ... stark ... selbstbewusst ... fähig ... hilfreich ... oder einfach wohl gefühlt hast ...Gehe noch weiter zurück ... für ein paar Wochen ... Monate ... oder Jahre in deinem Leben ...Wenn nicht sofort etwas geschieht, mache dir keinen Druck, sondern akzeptiere das, was gerade passiert ... Du kannst dir auch vorstellen, wie sich dein Körper anfühlt, wenn du dich stark und kraftvoll fühlst... Dann lasse dich entlang dieser Körperwahrnehmung zurückfallen... stelle dir vor, wie zufrieden du warst ... vielleicht auch, wie verbunden du dich gefühlt hast ... mit anderen Menschen ... oder mit der Natur ... oder anderen Situationen ... versuche, dir bildlich vorzustellen, was gerade passiert ... wo bist du? ... Wer ist mit dir an diesem Ort? ... Kannst du sehen, wie du aussiehst und was du tust? ... Lasse diese Situationen so ablaufen, als würden sie gerade jetzt in diesem Moment passieren ... Lass dir immer wieder persönliche Zeit, verschiedene Lebenssituationen zu finden, in denen du ganz im Vollbesitz deiner persönlichen Kraftquellen und deiner Stärke warst ...*

***Auswahl von drei Situationen.** Suche dir nun drei Situationen aus, in denen du dich stark und kraftvoll gefühlt hast und in denen du aus eigener Kraft etwas dazu beigetragen hast, dich in deiner persönlichen Art und Weise besonders fähig, zufrieden, stark und verbunden zu fühlen ... Lass dir hierfür wieder persönliche Zeit, achte darauf, wenn du abgelenkt wirst, wieder zurückzukommen, ganz liebevoll, ohne Vorwurf ...*

***Auswahl einer Ressourcen-Situation.** Such dir nun aus diesen drei Situationen eine für dich persönlich besonders wichtige Situation aus, in der du aus eigener Kraft etwas dazu beigetragen hast, dich in deiner persönlichen Art und Weise besonders stark, fähig, zufrieden oder gut zu* *fühlen. Lass dir wieder persönliche Zeit dafür. Gehe dann entlang deiner Körperwahrnehmung in diese Situation, als würde sie jetzt gerade in diesem Moment passieren ... welche Gefühle gehören dazu? Lass dir Zeit, sie dir bewusst zu machen ...*

Sinne schulen. *Versuche, deine persönliche Stärke, Kraft und Fähigkeit zu spüren und zu erforschen ... Versuche, dir selbst zuzusehen und dir ein Bild davon zu machen, wie du selbst handelst ... was du tust und was daran so stark und kraftvoll ist und sich gut anfühlt ... wie dein Gesichtsausdruck und deine Körperhaltung von außen aussehen ... welche anderen wichtigen Bilder möglicherweise mit dieser Situation verbunden sind ... Vielleicht kannst du auch hören, wie sich deine Stimme anhört ... oder die anderen Geräusche in dieser Situation ... Vielleicht verbindest du diese Situation auch mit einem bestimmten Geruch oder Geschmack ...*
Lass dir Zeit ... zu spüren ... zu sehen ... und vielleicht auch zu riechen oder zu schmecken ... welche Eindrücke mit dieser Situation verbunden sind ... Und was du dazu beigetragen hast, dich in dieser Situation im Vollbesitz deiner positiven Eigenschaften, Fähigkeiten und Stärken zu fühlen ...

Symbolischer Begriff. *Versuche nun, irgendeinen symbolischen Begriff zu finden, der stellvertretend für diese Stärke steht. Lass dir wieder Zeit dafür ... Du kannst dir auch einen symbolischen Gegenstand vorstellen ...*

Zurückkommen. *Wenn du diesen symbolischen Begriff oder auch symbolischen Gegenstand gefunden hast, atme nochmals dreimal tief durch ... Und dann komme in deinem eigenen Tempo wieder zurück in diesen Raum ...*
Dehne und strecke deinen ganzen Körper, spüre jetzt wieder deine Füße auf dem Boden, die Hände auf den Oberschenkeln, den Kontakt des Rückens mit dem Stuhl ...

... Öffnen Sie jetzt die Augen, wenn Sie so weit sind, und räkeln Sie sich wie am Morgen im Bett ...

Malen. *Schreiben Sie nun zunächst den symbolischen Begriff oben auf ein großes Blatt und versuchen Sie dann, das Symbol irgendwie mit Farben, in abstrakten Formen oder auch gegenständlich auf das vor Ihnen liegende Blatt zu malen.*

Verankern. *Für die nächsten Wochen versuchen Sie, dieses Symbol als wichtigen Anker für Ihre Stärken und positiven Eigenschaften an einem gut sichtbaren Ort aufzuhängen oder zu deponieren. Sie können das Blatt auch in Ihr Selbsthilfemanual legen, um in Situationen, in denen Sie Unterstützung benötigen, darauf zurückgreifen zu können. So können Sie sich auch in schwierigen Situationen immer wieder an Ihre Stärken erinnern.*

Weiterführende Literatur

Branden, N. (2015): *Die 6 Säulen des Selbstwertgefühls: Erfolgreich und zufrieden durch ein starkes Selbst.* Piper.

Görlitz, G. (2019): *Körper und Gefühl in der Psychotherapie - Basisübungen.* Klett-Cotta.

Neff, K. (2012): *Selbstmitgefühl. Wie wir uns mit unseren Schwächen versöhnen und uns selbst der beste Freund werden.* Germering: Kailash.

Potreck-Rose, F. (2018): *Von der Freude, den Selbstwert zu stärken.* Klett-Cotta.

16. Wann sollte ich mir professionelle Hilfe suchen und wie kann ich diese finden?

Wir haben ja weiter oben gesagt, dass Sie, auch unabhängig von dem Schweregrad Ihrer sozialen Ängste, versuchen können, mit dem Selbsthilfeprogramm zu arbeiten. Es gibt jedoch Situationen, bei denen ich Ihnen empfehle, professionelle Hilfe zu suchen.

16.1 Wenn Selbsthilfe allein nicht ausreicht

Es kann sein, dass Sie versucht haben, mit diesem Buch zu arbeiten, aber feststellen mussten, dass Sie es alleine nicht schaffen. Sollte das so sein, ist es wichtig, den ausbleibenden Erfolg nicht als eigenes Versagen zu interpretieren. Dann ist es lediglich so, dass es zu schwer für Sie allein ist und Sie Hilfe von außen benötigen. Dies kann bei folgenden Gegebenheiten der Fall sein:

1. **Ich kann mich nicht aufraffen, die Übungen zu machen oder das Buch durchzuarbeiten.**
   Das ist vielleicht dann der Fall, wenn Sie zu sehr unter Aufschieberitis oder *Prokrastination* leiden, was übrigens auch eine Form von ausgeprägtem Vermeidungsverhalten ist. Sollte das der Fall sein, ist das keine Charakterschwäche, so sehr Sie sich das auch vorwerfen, sondern Sie können nichts dafür. Es ist ein Teil Ihrer Problematik und bedarf der Hilfe von außen.

2. **Ich bin niedergeschlagen und antriebslos.**
   Es kann sein, dass Sie depressiv sind und Ihr Antrieb deswegen schwach ist. Vielleicht sind Sie unmotiviert oder haben wenig Hoffnung, dass Ihre Ängste zu bewältigen sind. Dann brauchen Sie jemanden, der Sie im Rahmen einer Therapie dabei unterstützt, an Ihren Ängsten und vielleicht auch an Ihrer depressiven Störung zu arbeiten. Wenn es ganz schlimm ist, benötigen Sie vielleicht sogar, in der Regel nur für eine Übergangszeit, Medikamente (Antidepressiva), um die Stimmung und den Antrieb zu stabilisieren.

3. **Ich habe Selbstmordgedanken.**
   In dieser Situation sollten Sie sich *unbedingt* sofort therapeutische Unterstützung suchen und sich nicht scheuen, sich mit Ihren suizidalen Gedanken anzuvertrauen. Die Psychotherapeutinnen sind heute verpflichtet, kurzfristig Sprechstunden anzubieten und die Symptomatik abzuklären. In dringenden Fällen werden unter Umgehung von Wartezeiten sogenannte Akuttherapien angeboten. Außerdem können Sie in dringenden Fällen den Arztruf unter der in Deutschland gültigen Telefonnummer 116 117 (ohne Vorwahl) anrufen und sich weitervermitteln lassen.

4. **Ich habe neben der Sozialen Phobie noch andere Beschwerden außer der Depression wie z. B. körperliche Beschwerden, Essstörungen oder Zwänge, komische Gedanken, die ich nicht einordnen kann.**
   Auch dann kann es sein, dass die Arbeit mit dem Buch nicht ausreicht und Sie eine Therapie benötigen.

5. **Ich habe ein Suchtproblem.**
   Wie schon angesprochen, ist bei einem problematischen Suchtmittelgebrauch, meistens Alkohol oder Canabis, erforderlich, den Konsum zur Angstlinderung zu beenden bzw. sehr stark einzuschränken. Wenn Sie in einer guten Psychotherapie sind, wird der Therapeut nach Ihrem Konsum fragen und mit Ihnen Wege finden, wie Sie von dem schädlichen Gebrauch oder sogar der Abhängigkeit loskommen. In der Regel wird die Bearbeitung dieses Themas der Angstbehandlung vorgeschaltet. Sollten Sie schon einmal auf Ihren problematischen Konsum angesprochen worden sein oder selber merken, dass er für Sie zum Problem geworden ist, empfehle ich Ihnen, einen Termin in einer psychotherapeutischen Sprechstunde zu vereinbaren oder eine Suchtberatungsstelle aufzusuchen.

Helfen Selbsthilfegruppen?

Für die Bewältigung der Sozialen Angst gibt es Selbsthilfegruppen. Die Adressen in Ihrer Umgebung können Sie im Internet finden. Bekannt sind z. B. die Kontakt- und Informationsstellen (KISS) von Selbsthilfegruppen, die meistens von Betroffenen geleitet werden. Die Hürde, dorthin zu gehen, ist bei einer Sozialen Phobie besonders groß. Deshalb ist sicher allein die Tatsache, eine Gruppe aufzusuchen, schon ein Übungserfolg und jedes Gespräch über die eigene Unsicherheit kann Sie weiterbringen. Ob die jeweilig konkrete Gruppe hilfreich ist, hängt von der Zusammensetzung ab und ob die Teilnehmenden sich gegenseitig zu Übungen motivieren oder sich gegenseitig in ihrem Vermeidungs- und Sicherheitsverhalten bestätigen. Sinnvoll ist es aber in jedem Fall, den Besuch einer Gruppe auszuprobieren.

16.2 Wie kann ich professionelle Hilfe finden?

Heutzutage ist der einfachste Weg, um professionelle Hilfe zu finden, einen Termin in der Sprechstunde einer Psychotherapeutin, am besten mit dem Schwerpunkt Verhaltenstherapie, auszumachen.

Woran erkenne ich eine approbierte Psychotherapeutin?

Eine Psychotherapeutin (das ist ein gesetzlich geschützter Begriff, es gibt ein *Psychotherapeutengesetz*) hat entweder ein Psychologie- oder Medizinstudium absolviert. Das heißt, dass sie über ein Diplom oder einen Master in Psychologie verfügt. Daran schließt sich eine Ausbildung in Psychotherapie an, die an staatlich anerkannten Ausbildungsinstituten stattfindet. Im Jahr 2019 ist eine Reform der Psychotherapeutenausbildung verabschiedet worden, die vorsieht, die Ausbildung und Qualifikation der Psychotherapeutinnen stärker an die Ausbildung der Fachärzte anzugleichen, damit diese vergleichbar werden. Das heißt, dass ein Teil der Psychotherapieausbildung bereits in das Masterstudium integriert wird. Im Anschluss an das Studium wird ein Praktisches Jahr (PJ) in einer psychiatrischen Klinik durchgeführt. Danach erhält die Psychotherapeutin die Approbation (staatliche Zulassung, dass sie krankheitswertige psychische Störungen behandeln darf), muss dann aber noch fünf Jahre an einem Ausbildungsinstitut weitergebildet werden. Hier behandelt sie bereits Patienten, allerdings unter Aufsicht approbierter Kolleginnen und Supervisoren. Jede Behandlung wird im Rahmen der Ausbildung regelmäßig supervidiert. Die deutsche Psychotherapieausbildung zählt zu den besten und fundiertesten der Welt.

Wie wird die Psychotherapie oder die Erstsprechstunde bezahlt?

Approbierte und anerkannte Psychotherapeutinnen bekommen ihr Geld, sofern sie einen sogenannten Kassensitz haben, von den Krankenkassen. (Natürlich kann die Psychotherapeutin auch Privatpatienten behandeln. Aber auf einem „Kassensitz" hat sie die Pflicht, eine bestimmte Anzahl von Patienten aus der gesetzlichen Krankenversicherung zu therapieren.) Für Sie bedeutet das, dass es ausreicht, mit der Krankenversicherungskarte in die Praxis eines Psychotherapeuten zu gehen. Sie finden eine Psychotherapeutin, indem Sie zum Beispiel „Verhaltenstherapie" und Ihren Wohnort oder Stadtteil in die Suchmaschine eingeben und googeln. Manche Psychotherapeuten haben Internetseiten, auf denen sie ihre Praxis und Spezialisierung vorstellen. Es ist aber nicht notwendig, dass sie eine Spezialisierung in der Behandlung Sozialer Phobie haben, weil alle Psychotherapeuten in ihrer Ausbildung lernen, wie sie eine Soziale Phobie diagnostizieren und behandeln.

Es gibt auch approbierte Psychotherapeutinnen, die keinen Kassensitz haben, sondern in Privatpraxen arbeiten. Sie haben aber trotzdem die Qualifikation, Soziale Phobien zu behandeln. Privat versicherte Patienten oder Selbstzahlerinnen können sich auch in diesen Praxen behandeln lassen. Manchmal übernimmt die Krankenkasse die Therapie bei einem privat abrechnenden Therapeuten, wenn die Patienten keinen Therapieplatz in einer kassenanerkannten Praxis finden. Diese Art der Abrechnung nennt man Kostenerstattungsverfahren. Dafür muss man nachweisen, dass man eine gewisse Anzahl von Therapeutinnen mit Kassenzulassung kontaktiert hat und von diesen wegen zu langer Wartezeiten abgewiesen worden ist. Die „Absagen" benötigen Sie u. U. schriftlich, um sie der Krankenkasse vorzulegen.

16.3 Was passiert in einer psychotherapeutischen Sprechstunde?

Die gute Nachricht ist die, dass es nicht mehr so schwer ist, überhaupt einen Termin bei einem Psychotherapeuten zu erhalten. Das geht meistens ohne nennenswerte Wartezeit, also innerhalb von wenigen Wochen. Es genügt, nach Vereinbarung eines Termins, der in der Regel 50 Minuten dauert, mit der Versichertenkarte in die Praxis zu kommen. Sie brauchen sonst nichts mitzubringen. Wenn Sie möchten, können Sie eine Auflistung Ihrer behandelnden Ärztinnen und der Medikamente, die Sie einnehmen, mitnehmen. Sie können vorher auch aufschreiben, welche Behandlungsversuche Sie bereits gemacht haben und bei wem. Es ist aber die Aufgabe der Psychotherapeutin, Ihnen die richtigen Fragen zu stellen und abzuklären, welches Problem Sie haben und ob Ihre Angst „Krankheitswert" hat. Denn nur dann übernimmt die Krankenkasse die Kosten der Behandlung. Sollte Ihre Angst keinen Krankheitswert haben, bezahlt die Krankenkasse die Sprechstunde trotzdem. Sie können bis zu drei Sprechstundentermine bei einem Therapeuten im Jahr wahrnehmen. Sollten Sie noch andere Psychotherapeutinnen aufsuchen, können Sie auch dort bis zu dreimal hingehen, ohne dass ein Antrag auf eine Psychotherapie gestellt wird. Am Ende des Gesprächs fragt der Therapeut Sie in der Regel, was Sie sich von einer Therapie erhoffen, was Sie sich wünschen. Dann gibt er Ihnen Rückmeldung und überlegt mit Ihnen, welche Schritte sinnvoll wären. Wenn er auch der Meinung ist, dass Sie eine Psychotherapie benötigen, wird die Möglichkeit einer Behandlung bei ihm und die Länge der Wartezeiten besprochen. Ob es einen Therapieplatz gibt oder nicht, hängt stark davon ab, wann Sie (in der Regel einmal wöchentlich) Termine wahrnehmen können. Je flexibler Sie sind, umso besser die Aussicht auf einen Therapieplatz. Neben den organisatorischen Punkten ist natürlich auch wichtig, ob die Chemie zwischen Ihnen und der Therapeutin stimmt. Wichtig ist, dass Sie sich in der Praxis und mit dem zunächst fremden Menschen, der Ihnen gegenübersitzt, wohlfühlen. Sie müssen das Gefühl haben, dass Sie sich hier perspektivisch anvertrauen können und dass es möglich ist, Ihre Scham und Unsicherheit überwinden zu können. Das Vertrauensverhältnis zwischen Therapeutin und Patientin ist ganz zentral für das Gelingen einer Therapie. Dass das auch wächst und nicht schon in der ersten Stunde komplett vorhanden ist, ist klar, aber wenn Sie ehrlich zu sich sind und Ihre Gefühle ernst nehmen, werden Sie spüren, ob Sie hier eine Therapie beginnen möchten oder nicht.

Übrigens lohnt es sich, die Terminfrage auch mit Ihrem Arbeitgeber zu besprechen, um gegebenenfalls einen Termin innerhalb Ihrer Arbeitszeiten wahrnehmen zu können. Sie müssen nicht unbedingt sagen, dass Sie eine Psychotherapie machen wollen. Die Offenheit gegenüber psychischen Problematiken ist in den letzten Jahren zwar durch zunehmende Aufklärung gestiegen und so ist es inzwischen gar nicht mehr ungewöhnlich, dass Therapiesuchende ihr Ansinnen transparent machen. Wenn Sie das aber nicht möchten, können Sie auch andere Gründe angeben.

Leider ist es einfacher, einen Termin in einer psychotherapeutischen Sprechstunde zu finden als einen Therapieplatz. Sollte die Wartezeit länger als sechs Monate dauern, wird es unzumutbar. Eine Möglichkeit könnte dann sein, sich Unterstützung in einer Institutsambulanz an einer psychiatrischen oder psychosomatischen Fachklinik zu suchen. Auch eine Behandlung in Privatpraxen kommt in Frage, die im Rahmen des Kostenerstattungsverfahrens eventuell sogar von den Krankenkassen übernommen wird. Leider haben Soziophobiker nicht immer die Kraft und das Durchsetzungsvermögen, teilweise über Monate Anträge einzureichen und Ablehnungen von Psychotherapeutinnen zu sammeln, die sie der Krankenkasse vorlegen können.

Es gibt jedoch ein neues Gesetz, das sogenannte Patientenrechtegesetz. Da die langen Wartezeiten unzumutbar sind, können Sie sich von einem Psychotherapeuten einen Code geben lassen, den Sie bei der Terminservicestelle der Kassenärztlichen Vereinigung Ihres Wohnortes angeben. Diese ist dann verpflichtet, Ihnen einen Therapieplatz zu vermitteln. Es liegt auf der Hand, dass dieser nicht unbedingt zu Ihrer Wunschzeit oder an Ihrem Wunschort stattfindet. Aber immerhin! Bei einer ausgeprägten Sozialen Phobie ist es notwendig, Prioritäten zu überdenken und Ihrer Behandlung Vorrang zu geben. Die therapeutische Beziehung und die oben beschriebene „Chemie" ist jedoch auch bei einem von der Kassenärztlichen Vereinigung zugewiesenen Therapieplatz wichtig. Sollte diese noch nicht im Erstgespräch gegeben sein, geben Sie sich und Ihrem Therapeuten eine Chance. Am besten ist es natürlich, wenn Sie alle Sorgen und Nöte, auch die, die sich auf die Behandlung beziehen, ansprechen, denn nur dann lassen sich Fragen beantworten und Unsicherheiten thematisieren. Sie sehen zudem, wie der Therapeut auf Ihre Einwände reagiert und können prüfen, ob Sie sich gut aufgenommen fühlen.

16.4 Helfen Medikamente bei einer Sozialen Phobie?

Ich habe den Beruf der Psychologischen Psychotherapeutin gewählt und übe ihn schon lange aus, weil ich von der Wirkung der psychologischen Interventionen überzeugt bin. Medikamente oder in dem besonderen Fall Psychopharmaka sind in der Regel den psychischen Störungen vorbehalten, die nicht oder nicht ausreichend durch Psychotherapie behandelbar sind. Es gibt von der Bundesregierung und von Fachleuten entwickelte Leitlinien zu Behandlung von psychischen Störungen. Die Praktikerinnen orientieren sich an diesen Leitlinien, um ihre Behandlung fachgerecht mit der besten Aussicht auf positive Ergebnisse durchzuführen.

Medikamente können nicht von einer Psychologischen Psychotherapeutin verordnet werden, sondern müssen von einem Arzt verschrieben werden. Fachärztinnen für Psychiatrie sind spezialisiert auf die Behandlung psychischer Störungen mit Medikamenten und daher die kompetentesten Ansprechpartner. Heutzutage ist es manchmal fast einfacher, einen Termin in der Erstsprechstunde bei einer Psychotherapeutin zu finden als einen Termin bei einem Psychiater. Daher übernehmen die Haus- und Allgemeinärzte meistens die Mitbehandlung. Sie haben Erfahrung mit Psychopharmaka, kennen ihre Patientinnen und sind daher oft die erste Anlaufstelle, wenn es um die Behandlung psychischer Probleme geht. Sie können bei schwierigen Fragen bezüglich medikamentöser Behandlung an eine Psychiaterin weiterverweisen.

Welche medikamentösen Behandlungsoptionen gibt es nun, wenn die psychologischen Methoden nicht (allein) ausreichen oder nicht direkt verfügbar sind, z. B. wegen der langen Wartezeiten oder anderer komplizierter Rahmenbedingungen?

Pflanzliche Beruhigungsmittel

Viele Menschen, die unruhig sind, kaufen sich ein pflanzliches Beruhigungsmittel wie z. B. Baldriantabletten, die auch eine leicht schlafanstoßende Wirkung haben. Sie helfen jedoch nicht bei stärkeren Ängsten.

Beruhigungsmittel – die sogenannten Tranquilizer

Das sind die Benzodiazepine, die sehr schnell und sehr gut wirken. Sie sind unter den Handelsnamen Valium, Tavor, Adumbran und andere bekannt. Sie beruhigen nicht nur, sondern sorgen für die Zeit der Wirkung sogar für Angstfreiheit und lassen die Welt freundlicher erscheinen. Die Gefahr besteht darin, dass sie in kurzer Zeit abhängig machen. Daher sollten sie nur für eine Krisensituation und dann auch nur in einer sehr kleinen Menge verschrieben werden. Dass die „Benzos" (das Wort kommt von dem Wirkstoff Benzodiazepin) abhängig machen und ein hohes Suchtpotential haben, hängt mit ihrer Halbwertzeit zusammen. Das ist die Zeit, die ein Mittel benötigt, bis es seine Wirkung entfaltet. Je kürzer die Halbwertzeit, umso höher das Suchtpotential. Deshalb sind Benzodiazepine nicht zur Behandlung der Sozialen Phobie geeignet.

Betablocker

Betablocker wurden zur Behandlung von Bluthochdruck entwickelt und sind aus der Behandlung nicht mehr wegzudenken. Sie regulieren den Herzschlag, sodass dieser ruhig und regelmäßig wird. Viele Menschen mit Sozialer Phobie haben eine sehr feine Wahrnehmung dessen, was in ihrem Körper vor sich geht und spüren die kleinsten Veränderungen. Und diese machen ihnen Angst: ein Teufelskreis aus Wahrnehmung bestimmter Körpersymptome, Angst und der Verstärkung der Körpersymptome. Da sich die Veränderung der Körpersymptome auch auf den Herzschlag bezieht, nehmen manche Soziophobiker in sozial ängstigenden Situationen Betablocker. Dadurch, dass der Herzschlag ruhiger und regelmäßiger wird, fällt ein Aspekt im Angstgeschehen weg. Das hilft besonders gut bei Vortragssituationen. So hat die Behandlung mit Betablockern eine gewisse Bedeutung bei Orchestermusikerinnen, die besonders bei Solostellen befürchten zu zittern.

Antidepressiva

Wahrscheinlich haben Sie schon davon gehört oder gelesen, dass man bei Depressionen neben Psychotherapie auch Medikamente, sogenannte Antidepressiva, einsetzt. Die modernen Antidepressiva, Serotoninwiederaufnahmehemmer oder Serotonin-Noradrenalinwiederaufnahmehemmer (kurz SSRI oder SRNI genannt), helfen, den Stoffwechsel im Gehirn positiv zu beeinflussen. Sie sind gut verträglich und haben zumeist keine oder geringe Nebenwirkungen. Sie machen auch nicht abhängig. Es gibt verschiedene Mittel und Zusammensetzungen, darunter Mittel, die schlafanstoßend oder beruhigend wirken, und Substanzen, die den Antrieb eher steigern. In der Depressionsbehandlung gilt in der Regel, dass leichte depressive Störungen nur mit Psychotherapie behandelt werden, bei mittelgradig ausgeprägter depressiver Episode nur mit Psychotherapie und optional zusätzlich mit Antidepressiva und bei schweren depressiven Episoden sollte in Kombination von Psychotherapie und antidepressiver Medikation behandelt werden.

Wie wir weiter oben gesehen haben, treten Soziale Phobien oft in Kombination mit depressiven Störungen auf. Die Depression kann hierbei die Folge der Sozialen Phobie sein, es kann aber auch im Rahmen des depressiven Erlebens zu sekundären sozialen Ängsten kommen. Oft ist der Zusammenhang in der akuten Krise gar nicht so leicht zu erkennen. In jedem Fall wird in der Regel die depressive Störung zuerst behandelt. Da das Zusammenwirken beider Störungen kompliziert ist und zur Schwere beiträgt, erscheint die Mitbehandlung durch Antidepressiva oft als eine sinnvolle Option. Bei Bestehen von sozialen Ängsten ohne relevante Depression ist die Frage nach einer medikamentösen Behandlung schwieriger. Während eine leichte depressive Phase mit oder ohne Medikamente wieder abklingen kann, verlaufen Angststörungen, wenn sie länger als ein Jahr andauern, oft chronisch. Warum das so ist, haben wir weiter oben ausführlich besprochen (vgl. Vermeidungs- und Sicherheitsverhalten).

Obwohl Antidepressiva in der Behandlung von Sozialen Ängsten Wirkung zeigen, haben sie doch einige Nachteile: Sie müssen über einen langen Zeitraum regelmäßig und zuverlässig eingenommen werden. Der Eintritt der Wirkung kann bis zu drei Wochen auf sich warten lassen. Sie haben Nebeneffekte wie Gewichtszunahme und sexuelle Probleme. Menschen mit Ängsten können von den Übungen, in denen es darum geht, sich der Angst zu stellen, weniger profitieren, weil sie die Verringerung der Angst der Wirkung der Medikamente zuschreiben. Das Rückfallrisiko ist daher nach Absetzen der Antidepressiva recht hoch. Am wichtigsten ist jedoch: Die Übungen zur Bewältigung der Sozialen Phobie haben das Ziel, mit den Ängsten und Unsicherheiten umgehen zu lernen. Dafür müssen die Ängste jedoch erst einmal auftreten dürfen, also erlaubt und zugelassen werden, wie wir oben ausführlich besprochen haben. Wenn sie nicht entstehen können, weil sie durch Psychopharmaka unterdrückt wurden, können sie schwer dauerhaft bewältigt werden. SSRI oder SNRI erleichtern die Übungen und unterdrücken die Angst nicht. Für den dauerhaften Therapieerfolg ist es aber wichtig, dass Sie eine erfolgreiche Übung nicht der Einnahme Ihrer Medikamente zuschreiben, sondern sich selbst.

Grundsätzlich bin ich der Meinung, dass Sie besser versuchen sollten, ohne Medikamente auszukommen. Sich also zuerst in psychotherapeutische Behandlung zu begeben und dann die Verschreibung von Medikamenten mit einem Psychotherapeuten zu besprechen, ist zunächst die bessere Option.

Weiterführende Literatur

Laux, G. & Dirmeier, O. (2019): *Psychopharmaka. Ratgeber für Patienten und Angehörige.* Berlin: Springer.

17. Zusammenfassung und Ausblick

Vielen Dank, dass Sie dieses Buch gelesen haben! Ich freue mich, wenn es Ihnen geholfen hat und Sie mit dem Selbsthilfeprogramm weitergekommen sind. Ich hoffe, dass ich Ihnen Impulse für Ihren Weg mitgeben konnte.

Mit diesem Buch habe ich versucht, Sie mit in meine Praxis zu nehmen und das, was ich mit meinen Patientinnen erarbeite, auf das vorgestellte Selbsthilfeprogramm zu übertragen. Bei der Arbeit an dem Buch habe ich mich noch einmal in die wissenschaftliche und die Selbsthilfeliteratur zum Thema vertieft. Besonders ist mir dabei aufgefallen, wie still und verschwiegen, ja, wie heimlich die Soziale Angst ist, und damit, wie allein sich die Betroffenen damit fühlen müssen, wenn sie keine Unterstützung haben und sich nicht trauen, nach Hilfe zu fragen. Leider ist es zudem manchmal immer noch so, dass die Soziale Angst nicht richtig erkannt und behandelt wird.

Für die Zukunft hoffe ich, dass die Fachleute noch professioneller mit der sozialen Angst umgehen, damit die Betroffenen es wagen, sich leichter zu öffnen und sich Therapeuten anzuvertrauen, um die notwendige Hilfe und Unterstützung zu erfahren. Dabei wird sicherlich die Überarbeitung der Diagnostik (ICD-11), auf die die Fachwelt schon lange wartet, helfen. Die Soziale Phobie soll künftig Soziale Angststörung heißen. Damit wird schon durch die Formulierung zum Ausdruck gebracht, dass es sich um eine komplexe Störung handelt, die tiefgreifender ist als eine reine Phobie. Vielleicht wird diese neue Wertung der Sozialen Angst auch neue Forschungsbemühungen nach sich ziehen, damit den Betroffenen noch besser und spezifischer geholfen werden kann.

Den Menschen, die unter sozialen Ängsten leiden, wünsche ich Kraft und Mut, zu ihren Problemen zu stehen und sich damit nicht mehr zu verstecken. Die meisten psychischen Störungen sind heutzutage gesellschaftlich anerkannt und es muss sich keiner mehr schämen, zur Psychotherapeutin zu gehen. Ich wünsche Ihnen, dass Sie sich trauen, über Ihre sozialen Ängste zu sprechen und sie nicht länger zu verheimlichen: im Familien- und Freundeskreis und vor Fachleuten.

Uns allen wünsche ich, dass wir im Jahr der Drucklegung dieses Buches 2021 die Coronakrise überwinden und uns wieder „frei" bewegen können. Welche dauerhaften Auswirkungen Corona auf unser Kontaktverhalten zu anderen Menschen haben wird, werden wir erst langfristig sehen. Auch ich bin gespannt, ob wir wieder Hände schütteln und uns umarmen werden. Ich wünsche Ihnen, dass Sie die Übungen in diesem Buch dann parat haben, wenn Sie im öffentlichen Raum keinen Mund-Nasenschutz mehr tragen müssen! Und dass Ihnen die Übungen und Verhaltensexperimente, sollten Sie diese Übungen noch während der Coronakrise begonnen haben, besonders helfen, wenn das gesellschaftliche Leben wieder uneingeschränkt weitergehen kann. Hoffentlich sind Sie dann auch dabei und können es wieder mehr genießen, Kontakte zu anderen Menschen zu haben. Dabei wünsche ich Ihnen von Herzen alles Gute.

Danksagung

Als mich der Junfermann Verlag ansprach, ob ich nicht Lust hätte, einen Ratgeber zum Thema Soziale Ängste zu schreiben, war mir klar: Wenn ich ein Buch schreiben möchte, dann das! Das Thema interessiert und beschäftigt mich seit Langem und so habe ich mich gleich ans Werk gemacht. Doch wie das immer so ist: ohne Unterstützung und Hilfe hätte ich es nicht geschafft. Zunächst einmal danke ich meinen Patientinnen und Patienten. Sie haben mir durch ihr Vertrauen Einblick in ihre „stille" und „heimliche" Angst gegeben und mir dabei geholfen, zu verstehen, was es bedeutet, davon betroffen zu sein. Ohne sie wäre es nicht möglich gewesen, dieses Buch zu schreiben und damit (hoffentlich) vielen anderen Betroffenen eine Unterstützung zu geben. Beim Schreiben hat mir die Rückmeldung und das Feedback meiner langjährigen Kollegin und Praxispartnerin Nicole Münchau geholfen. Meine Kollegin und Intervisionspartnerin Alexandra Gall-Peters hat mich mit wohlwollendem Blick und als Expertin für kognitives Arbeiten unterstützt. Euer Lob war Ansporn und hat mich sehr ermutigt! Danke auch an Jörg Fraßa und Alexa Lindsay für ihre frische Neugier auf das Buch. Durch die unterstützende und humorvolle Art meiner Lektorin Katharina Arnold war es ein Vergnügen, mit dem Junfermann Verlag zu arbeiten. Last, but not least hat Hartwig von Schubert es akzeptiert und gefördert, dass das Buchprojekt auch an Wochenenden und Urlauben mit im Gepäck war und meine und auch seine Zeit, unser Interesse und unsere Aufmerksamkeit beansprucht hat.

Literatur

Ambühl, H., Meier, B. & Willutzki, U. (2001): *Soziale Angst verstehen und behandeln. Ein kognitiv-verhaltenstherapeutischer Zugang.* Stuttgart: Klett-Cotta.

Abaris Angstambulanz (o.J.): *Internationale statistische Klassifikation der Krankheiten und verwandter Gesundheitsprobleme.* Einzusehen unter: ↗ https://angstambulanz.plus/psychodiagnostik/icd-10/psychodiagnostik-icd-10-icd-11.html (letzter Aufruf am 17.11.2020).

Birkenbihl, V. (2018): *Kommunikationstraining: Zwischenmenschliche Beziehungen erfolgreich gestalten* (38. Auflage). München: mvg-Verlag.

Borowiak, Simon (2007): *ALK. Fast ein medizinisches Sachbuch.* Frankfurt: Eichborn.

Branden, N. (2015): *Die 6 Säulen des Selbstwertgefühls. Erfolgreich und zufrieden durch ein starkes Selbst.* München: Piper.

Burton, K. & Platts (2017): *Selbstvertrauen stärken für Dummies.* Weinheim: Wiley.

Carnegie, D. & Hänseler, H. (2011): *Wie man Freunde gewinnt.* Berlin: Fischer.

Clark, D.M. & Wells, A. (1995): „A cognitive modell of social phobia". In R.G. Heimberg, M. R. Liebowitz, D. A. Hope & F. R. Schneier (Hrsg.), *Social phobia: diagnosis, assessment, and treatment* (S. 69–93). New York: Guilford.

Dilling, H. & Freyberger, H. (Hrsg.) (2019): *Taschenführer zur ICD-10-Klassifikation psychischer Störungen* (9. aktualisierte Auflage). Bern: Hogrefe.

Dilling, H., Mombouer, W. & Schmidt, M.H. (2016): *Internationale Klassifikation psychischer Störungen – ICD-10 Kapitel V (F): ICD-10 Kapitel V (F). Diagnostische Kriterien für Forschung und Praxis.* Göttingen: Hogrefe.

Eismann, G. & Lammers, C.-H. (2017): *Therapietools Emotionsregulation.* Weinheim: Beltz.

Fehm, L. & Wittchen, H.-U. (2004): *Wenn Schüchternheit krank macht. Ein Selbsthilfeprogramm zur Bewältigung Sozialer Phobie.* Göttingen: Hogrefe.

Fischer-Klepsch, M., Münchau, N. & Hand, I. (2018): *Misserfolge in der Verhaltenstherapie.* In: Margraf, J. & Schneider, S. (Hrsg.): *Lehrbuch der Verhaltenstherapie, Bd. 1* Berlin: Springer, 4. Aufl.

Fritsch, G. (2012): *Der Gefühls- und Bedürfnisnavigator. Gefühle & Bedürfnisse wahrnehmen.* Paderborn: Junfermann.

Görlitz, G. (2019): *Körper und Gefühl in der Psychotherapie – Basisübungen.* Klett-Cotta.

Grasberger, D. (2014): *Autogenes Training.* München: Gräfe & Unzer.

Hagena, S. & Gebauer, M. (2018): *Therapietools Angststörungen.* Weinheim: Beltz.

Hainbuch, F. (2015): *Progressive Muskelentspannung.* München: Gräfe & Unzer.

Harris, R. (2010): *Wer dem Glück hinterherrennt, läuft daran vorbei. Ein Umdenkbuch.* München: Kösel.

Hautzinger, M. (2017): *Ratgeber Depression. Informationen für Betroffene und Angehörige* (2. aktualisierte Auflage). Göttingen: Hogrefe.

Hinsch, R. & Wittmann, S. (2010): *Soziale Kompetenz kann man lernen.* Weinheim: Beltz.

Hippler, B. & Görlitz, G. (2001): *Selbsterfahrung in der Gruppe. Person- und patientenorientierte Übungen.* Stuttgart: Klett-Cotta.

Hoyer, J. & Härtling, S. (2019): *Soziale Angst verstehen und verändern.* Berlin: Springer

Jacob, G., van Genderen, H. & Seebauer, L. (2017): *Andere Wege gehen. Lebensmuster verstehen und verändern. Ein schematherapeutisches Selbsthilfebuch.* Weinheim: Beltz.

Kabat-Zinn, J. (2013a): *Achtsamkeit für Anfänger.* Freiburg: Arbor.

Kabat-Zinn, J. (2013b): *Gesund durch Meditation. Das große Buch der Selbstheilung mit MBSR.* München: Knaur.

Lambrou, U. (2017): *Familienkrankheit Alkoholismus. Im Sog der Abhängigkeit.* Reinbek: Rowohlt.

Lammers, C.-H. (2007): *Emotionsfokussierte Psychotherapie. Grundlagen, Strategien und Techniken.* Stuttgart: Schattauer.

Laux, G. & Dirmeier, O. (2019): *Psychopharmaka. Ratgeber für Patienten und Angehörige.* Berlin: Springer.

Margraf, J. & Schneider, S. (1989): *Panik. Angstanfälle und ihre Behandlung.* Berlin: Springer.

Markway, B. & Markway, P. (2003): *Frei von Angst und Schüchternheit. Soziale Ängste besiegen – ein Selbsthilfeprogramm.* Weinheim: Beltz.

Merkle, R. (2015): *So gewinnen Sie mehr Selbstvertrauen. Sich annehmen, Freundschaft mit sich schließen, den inneren Kritiker besiegen.* Mannheim: Pal.

Müller, T. (2013): „Sport hilft so gut wie Antidepressivum". In *ÄrzteZeitung,* 03.12.2013. Einzusehen unter: ↗ https://www.aerztezeitung.de/Medizin/Sport-hilft-so-gut-wie-Antidepressivum-280307.html (letzter Aufruf am 17.11.2020).

Neff, K. (2012): *Selbstmitgefühl. Wie wir uns mit unseren Schwächen versöhnen und uns selbst der beste Freund werden.* Germering: Kailash.

Potreck-Rose, F. & Jacob, G. (2003): *Selbstzuwendung, Selbstakzeptanz, Selbstvertrauen. Psychotherapeutische Interventionen zum Aufbau von Selbstwertgefühl.* Stuttgart: Klett-Cotta.

Potreck-Rose, F. (2018): *Von der Freude, den Selbstwert zu stärken.* Stuttgart: Klett-Cotta.

Reich, J. (2000): „The relationship of social phobia to avoidant personality disorder: a proposal to reclassify avoidant personality disorder based on empirically findings". *European psychiatry,* 15,151-159.

Riemann, D. (2016): *Ratgeber Schlafstörungen.* Göttingen: Hogrefe.

Smith, M. J. (1975): *When I say No I feel guilty. How to Cope – Using the Skills of Systematic Assertive Therapy.* New York: Bantam Books.

Stangier, U. & Frydrich, T. (Hrsg.) (2002): *Soziale Phobie und Soziale Angststörung.* Göttingen: Hogrefe.

Stangier, U., Heidenreich, T. & Peitz, M. (2009): *Soziale Phobien. Ein kognitiv-verhaltenstherapeutisches Behandlungsmanual.* Weinheim: Beltz.

Stangier, U., Clark, D., Ginzburg, D. & Ehlers, A. (2016): *Soziale Angststörung. Fortschritte der Psychotherapie.* Göttingen: Hogrefe.

Stavemann, H. (2018): *Im Gefühlsdschungel. Emotionale Krisen verstehen und bewältigen* (3. Auflage). Weinheim: Beltz.

Stein, M. B., Walker, J. & Forde, D. (1994): „Setting thresholds for social phobia". *American Journal of Psychiatry,* 15, 408-412.

Topf, C. & Reiter, M. (2012): *Sympathien gewinnen.* Freiburg: Haufe.

Ulleitner, A. (2020): *Atme dich gesund. Wie Sie den Erfolgsfaktor Sauerstoff richtig nutzen, um Ihren Parasympathikus richtig zu unterstützen.* Independently published.

von Consbruch, K. & Stangier, U. (2010): *Ratgeber Soziale Phobie. Informationen für Betroffene und Angehörige.* Göttingen: Hogrefe.

Wengenroth, M. (2016): *Das Leben annehmen. So hilft die Akzeptanz- und Commitment-Therapie (ACT).* Göttingen: Hogrefe.

Willson, R. & Branch, R. (2017): *Kognitive Verhaltenstherapie für Dummies* (3. Auflage). Weinheim: Wiley.

Wlazlo, Z. (1995): *Soziale Phobie. Eine Anleitung zur Durchführung einer Exposition in-vivo.* Basel: Karger.

Wolf, D. (2000): *Keine Angst vor dem Erröten. Psychologische Strategien zur Selbsthilfe.* Mannheim: PAL.

Young, J. & Klosko, J. (2006): *Sein Leben neu erfinden. Wie Sie Lebensfallen meistern. Den Teufelskreis selbstschädigenden Verhaltens durchbrechen und sich wieder glücklich fühlen.* Paderborn: Junfermann.

Hilfreiche Online-Ressourcen

psych-info.de

Eine Suchmaschine der Psychotherapeutenkammer, die hilft, nach bestimmten Stichworten die richtige Psychotherapeutin / den richtigen Psychotherapeuten für Sie zu finden. Dies gilt für die Bundesländer Berlin, Bremen, Hamburg, Niedersachsen, das Saarland und Schleswig-Holstein. Für die anderen Bundesländer gibt es einen Link von der Seite aus.

psychenet.de

Diese Internetseite ist ein Zusammenschluss aller Anbieter psychiatrischer Hilfe. Auf dieser Seite können Sie nachsehen, wenn Sie sich in einer Krise befinden und akute Hilfe benötigen und beispielsweise einen Psychiater suchen. Auf dieser Seite finden Sie eine Vielzahl von Links und Weitervermittlungsangeboten.

vssp.de

Verband Selbsthilfegruppen Soziale Phobie. Die Internetseite ist bundesweit aufgestellt und hilft bei der Suche nach einer Selbsthilfegruppe.

Kiss.de

Kontakt und Information für Selbsthilfegruppen. Hier können Sie zusätzlich Ihren Wohnort eingeben und schauen, ob es Angebote von der Kiss gibt.

Über die Autorin

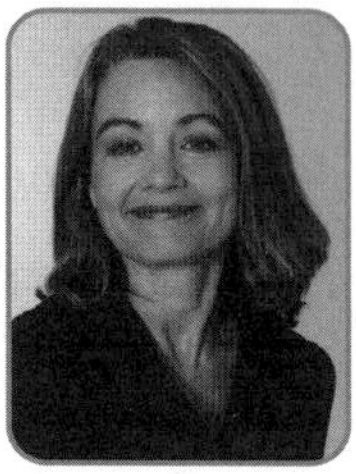

Martina Fischer-Klepsch ist niedergelassene Psychotherapeutin und arbeitet in ihrer Lehrpraxis mit dem Schwerpunkt Verhaltens- und Schematherapie. Sie hat sich auf die Behandlung von Sozialen Ängsten spezialisiert. Dabei bezieht sie den biografisch-systemischen Ansatz sowie achtsamkeitsbasierte Verfahren und Meditation ein. Seit vielen Jahren bildet sie junge Kolleginnen und Kollegen in Psychotherapie aus und arbeitet mit verschiedenen Weiterbildungsinstituten als Dozentin, Supervisorin und Selbsterfahrungsleiterin zusammen. In der Hamburger Universitätsklinik untersuchte sie die Effekte von Psychotherapie bei Angststörungen im Rahmen ihrer Promotion. Hierbei beschäftigte sie sich insbesondere mit Misserfolgen, Risiken und Nebenwirkungen in der Psychotherapie. Sie lebt mit ihrem Partner in Hamburg und hat zwei erwachsene Söhne.